突发群体伤

应急救治

孙玉发　秦洪真　高岱峰◎主编

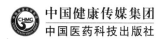

中国健康传媒集团

中国医药科技出版社

内 容 提 要

　　本书是针对突发群体伤的医疗救护指导用书。本书重点阐述在突发群体伤救治现场、转运、医院内救治所必备的医院组织管理、资源保障以及具体的医护诊治措施，以提高应对突发群体伤事件的医护救治水平。适用于医院的应急救治管理工作者、急危重症科室医务人员阅读、参考与学习。

图书在版编目（CIP）数据

　　突发群体伤应急救治 / 孙玉发，秦洪真，高岱峰主编 . — 北京：中国医药科技出版社，2021.6

　　ISBN 978-7-5214-2521-5

　　Ⅰ.①突… 　Ⅱ.①孙…②秦…③高… 　Ⅲ.①群体性－突发事件－急救－研究 　Ⅳ.① R459.7

　　中国版本图书馆 CIP 数据核字（2021）第 109070 号

美术编辑 　陈君杞

版式设计 　南博文化

出版　**中国健康传媒集团** | 中国医药科技出版社

地址　北京市海淀区文慧园北路甲 22 号

邮编　100082

电话　发行：010-62227427 　邮购：010-62236938

网址　www.cmstp.com

规格　787×1092mm $\frac{1}{16}$

印张　13 $\frac{1}{2}$

字数　314 千字

版次　2021 年 6 月第 1 版

印次　2021 年 6 月第 1 次印刷

印刷　三河市万龙印装有限公司

经销　全国各地新华书店

书号　ISBN 978-7-5214-2521-5

定价　**69.00 元**

获取新书信息、投稿、为图书纠错，请扫码联系我们。

编 委 会

主　编　孙玉发　秦洪真　高岱峰
主　审　林　虎　夏爱祥
副主编　方　勇　青祖宏　董　兵　费　阳
编　者　（以姓氏笔画为序）

马　超　王　伟　王　苏　王　丽
王　璇　王景华　方　勇　尹小磊
冯　攀　刘　强　刘文飞　刘志鹏
刘晓隗　江　枫　江宇星　江瑞若
孙玉发　李　玲　李东杰　李晓刚
张　延　张　坤　张　弦　张　琼
张旭辉　张金萍　陈秀军　青祖宏
胡　彬　胡文军　费　阳　秦洪真
夏　娴　徐　萃　高岱峰　曹　越
梁雪梅　董　兵　董　翼　韩武翔
韩泽力　焦　鹏　熊若楚　翟文慧

秘　书　汪　敏　叶　妍　胡　捷

　　群体伤具有发生突然、时间紧急、伤病员数量多、伤情复杂、抢救难度大、社会影响大等特点。我国经济发展已走上快车道，人民对健康的要求也逐步提高，对公共卫生事件以及群体伤亡事件的关注度不断提升。在应对突然发生的群体伤方面，如何结合致伤因素，快速进行检伤分类，合理调配医疗资源，实施有效的院前急救，对提高事故发生后的救治率，改善伤病员的预后具有很重要的意义。严密的组织管理、信息沟通、上下协调是抢救成功的前提条件。管理方面要有大局观：一方面注意"技术性"，另一方面要注意"时效性"。急救现场和接诊医院保持实时信息沟通，接诊医院根据前方的情报提前协调医药技护和后勤保障人员，力争做到一旦伤病员到达医院，可以迅速分流伤病员，有序救治。医生在救治过程中要体现整体观，按照对生命威胁的严重程度，根据轻重缓急制定治疗决策，力求快速决断。

　　很多医院没有经历过群体伤事件，但要居安思危，从理论学习入手，平时多演练，提前做预案，一旦遇到群体伤事件，可以快速有效调动医疗资源，本着先救命后治病、先重症后轻症的原则，首先维持生命体征平稳，兼顾为后续功能恢复创造条件；尽最大可能抢救生命、减少损失。

　　本书总结大量资料，根据不同致伤原因制定检伤分类原则，快速识别危重症伤病员，并根据不同伤情，制定院前急救、分类后送方案以及后送至医院后的紧急救治原则。希望读者在理论学习的同时，在临床工作中不断领悟，逐渐达到处变不惊、举重若轻的境界。

　　有些大型群体伤现场的第一见证人可能是消防员、交警、刑警或者军队，所以对这些人群进行简单培训具有重要的意义。本书不仅适用于综合医院急诊科、外科医生，也可用于消防救援队、学校、交警、刑警队相关医务人员培训使用。

　　本书编写人员来自于中央警卫局卫生保健处，中国人民解放军第三〇五医院，解放军总医院第一医学中心、第四医学中心、第七医学中心，北京天坛医院，上海交通大学附属瑞金医院，北京大学第一医院，北京医院，北京回龙观精神专科医院等大型三甲医院，都有承担大型群体伤事件救治任务的经验。在本书编写过程中，得到解放军总医院第一医学中心普外临床部陈凛主任和北京大学第一医院肝胆胰腺病区杨尹默主任的专科指导。在筹备之初，北京大学第一医院急诊外科刘斯副主任、上海瑞金医院急诊科车在前教授多次给予中肯的建议和指导。在编写过程中，天坛医院初君盛和解放军总医院第一医学中心神经外科学部陈晓雷教授给予中肯的修改意见。在此一并表示衷心的感谢！

编者

2021年4月

目录

第一章　突发群体伤救治体系

第一节　突发群体伤救治的信息沟通与资料收集

> **Key Points**
>
> 1.突发群体伤的特点有发生突然、时间急、伤病员数量多、伤情复杂、抢救难度大、社会影响大等。
>
> 2.突发群体伤事件中的信息沟通包括信息传播、信息控制和信息监管等方面。
>
> 3.突发群体伤救治相关资料的收集，包括预检分诊、安置疏散与后续治疗等阶段，需要统计、后勤、保卫等部门参与的协作。

一、突发群体伤救治的信息沟通

突发群体伤系指三人以上突然发生的交通事故、工伤、自然灾害、爆炸以及群体斗殴等引起的大宗伤病员伤亡，其特点是发生突然、时间急、伤病员多、伤情复杂、抢救难度大、社会影响大。在救治突发群体伤事件伤病员的过程中，高效应急预案的启动和绿色通道的开放是医疗救治成功的保障，这一系列工作必定有政府部门、国家安全部门、医疗机构、社会团体等的共同参与和协作，因而相互之间快速有效的信息沟通事关整个事件处理的成败。

（一）有效信息沟通的重要性

我国突发群体伤成功处置的经验，大致可以归结为几点，一是各级政府急救意识强，重视急救工作，伤情发生后，各级部门立即启动应急预案和组织现有人力对伤病员进行分诊分级。作为各种紧急决策的依据，第一时间的信息传递的客观性、及时性非常重要。各级部门需要信息进行事件评估，越早得到信息，越有利于对事件发展的预测和掌控。二是突发群体伤事件对医疗部门必须第一时间得到信息，并要求信息沟通准确无误，使伤病员得以快速处理。三是医护人员之间配合默契，信息传递畅通，执行力强，熟悉特殊情况下的信息传递，比如口头医嘱的执行等。

信息传递需要信息发起者，传递工具和信息接受者。那么怎么样让信息快速传递呢，首要环节是信息发起者应有危机意识，重视信息发起这一步，为确保信息传递的快速性和有效性，应在应急预案里写明、时间节点、报告具体内容等，特别是伤情相关的报告，必须准确无误。紧急状态下，信息传递工具首选电话、微信网络视频等，快速便捷准确，信息接受者要确保电话网络通畅，并且要有强大的执行力。

（二）信息传播的控制与监管

在处理突发群体伤事件中，信息的畅通是救护获得成功的关键，现代的网络通信技术让信息在各种媒体中广为传播。这类信息有时会被别有用心者炒作，产生更深层次的影响。不利于医疗秩序的维持，不利于伤病员的心理康复，更不利于社会稳定。

因此，在这种突发群体伤事件的处理过程中，有关部门到场迅速评估事件后要设立事件信息咨询台，有专人引导，具备接待功能。咨询台还要作为连接外界的桥梁，负责接待采访媒体，引导信息的传播，客观地传播事实的真相，避免信息泛滥的危害。信息咨询台工作人员应客观地评估事件，配合上级部门，及时释放和解释有效信息，引导分流人群，维护医疗秩序，还要为伤病员和家属朋友提供心理支持，要予以他们积极地引导并发动其传播正能量。

二、突发群体伤救治的资料收集

突发群体伤的救治难度往往较大，由于伤病员数量多，时间紧迫，任务繁重，抢救场面秩序失控等因素的存在，如何在突发的混乱场面中及时提取、获得有助于诊疗、抢救的第一手资料，不仅对于伤病员的救治工作来说意义非凡，也对控制事件造成的不良影响起着重要作用。

（一）救治一线各阶段的资料收集工作

1.预检分诊阶段 由于群体抢救的伤病员是集中被送入医院的，为了有效组织抢救和避免差错，预检分诊的资料收集非常重要。一般应当由医护人员共同完成，应制定专门人员负责登记与统计，以便及时向上级汇报。

（1）伤病员的登记与统计 由于大批伤病员同一时间送至医院，伤病员之间或伤病员与陪护之间互不熟悉。因此可在一人一卡的基础上进行编号，把与病卡相同的编号标牌圈套在伤病员手腕上，对暂时无法了解到确切姓名的伤病员可先予编号代替。资料收集工作早期要求基本能够完成伤病员姓名、性别、家庭住址、伤情及伤病员总人数的汇总工作，随着诊治工作的开展，收集工作应随时跟进，及时汇报新的统计结果。

（2）医师小组的预检分诊 突发群体伤病员多以外伤为主，故每组最好有骨科、胸外科、普外科、脑外科医师各1名，泌尿外科和心脏外科医师准备接受咨询，并配备护士若干。此为进入临床诊疗的首个阶段，所得的一手资料将直接决定伤病员后续诊疗方案，故要求务必迅速准确。该阶段以下资料需要重点收集：一是需紧急抢救伤病员、危重伤病员、轻伤伤病员的数量，主要伤情，生命体征等；二是每位伤病员的首诊负责科室；三是进一步需要实施的影像学或实验室检查方案及检查结果。

2.安置疏散阶段 各项检查完成后，伤病员的诊断得以明确，此时应依据主要诊断将伤病员划归相关临床科室，危重伤病员应尽量收入ICU，轻伤者可集中于一个区域便于管理。此阶段应收集以下人群的相关诊疗信息：一是需要急诊手术者；二是已安置到相关科室的危重伤病员；三是病情不明，于急诊室留观者；四是伤情较轻，在院集中管理的伤病员；五是自愿签字离院伤病员，此类人员要明确记录其去向，以便后续和其家人及单位交代。

3.后续治疗阶段 此阶段是对入院伤病员的进一步治疗，与日常的医疗工作已无实质性差别，但灾祸给伤病员心理带来的巨大伤害，短时间难以平复。因此，此时对在院病患资料的收集，除临床相关诊疗数据外，还应注意伤病员的心理健康，如运用专业测量量表等对其进行心理评估并及时记录，对心理创伤较为突出的伤病员，应聘请专业团队进行必要的心理疏导。

（二）非一线相关部门的资料收集工作

1.统计部门 统计报告工作对于政府部门了解伤情，指挥抢救、善后等工作的有序处理起很大作用。因而统计资料的收集需要全面、细致、具体、明确，并随时间推移而不断修正。该工作通常应指定由医院行政部门负责人担任，要求从预检、收治、检查、护理等诊疗过程中获得相关信息，准确地编制伤病员情况表；编辑抢救情况通报，及时向医院主要领导和抢救指挥者汇报，并定时向政府有关部门报告。统计资料收集工作持续时间较长，直至病员全部出院方能停止。

2.后勤部门 医院接到抢救任务后，后勤负责人应立即赶到抢救现场，按抢救组织者要求，做好后勤配合，准备并记录推车、担架、被服等使用数量，并调动人员准备伤病员的搬运和输送。在后续阶段，要对指定疏散病区所需的各类住院用品发放做好登记，如遇物资紧缺，应尽快协调补齐。

3.保卫部门 突发群体伤事件发生后，公安部门会迅速到场，保卫部门应与之配合，做好现场秩序维护的同时，也要准备接待伤病员家属，做好相关信息记录。对于入院后及判定死亡的伤病员，要确定尸体身份、详细登记在册并尽快转移至殡葬部门进行善后处理。

第二节 突发群体伤救治的资源保障

Key Points

1.科学应急流程，能够使急救工作快捷有序，忙而不乱，是突发群体伤急救成功的关键。

2.医院平日即要做好随时处理批量伤病员的准备，必须随时保证足够的人力参加批量伤病员的抢救。

3.制定科学系统的绿色通道保障制度是突发群体伤急救时效的保证。

突发群体伤救治的组织工作远比单个伤病员的收容、抢救、外科手术等更为重要，如能合理有效地调配人力、物资和信息等一系列资源，可使救治流程得以顺利运转，为伤病员赢得宝贵的抢救时间。因此，未雨绸缪，积极做好应对突发群体伤救治工作多方面的资源保障，具有重大的社会意义。

一、科学应急流程的保障

突发群体伤造成的人员伤亡，无法预测时间、地点、数量、伤情。建立科学规范的救治预案，能够使急救工作快捷有序，忙而不乱，是急救成功的关键。准确的预诊分诊是有效救治伤病员的重要保证。抢救初期，需要对大批伤病员进行快速分类，可根据伤病员呼吸、循环和意识等不同的危重程度将伤病员分为四类，并以四种颜色标记。其中Ⅰ类为危急组（红色）：伤病员随时有生命危险，需立即进行紧急处理且预计能得到较好的治疗效果；Ⅱ类为紧急组（黄色）：伤情较重但相对稳定，允许在一定时间内进行处理；Ⅲ类为轻伤组（绿色）：指轻伤病员，不需紧急处理，这类伤病员一般安排在普通诊区排队候诊，但要定时监测生命体征和评估伤情，如遇伤情加重，应及时提高分类级别；Ⅳ类为入院即已死亡或无存活希望的伤病员（黑色）。用编号代替伤病员姓名，在伤病员到来之前即可按伤病员数准备相应的病历本，以01号、02号、03号……为伤病员名字编写病历号，按照伤病员编号准备对应的综合记录本，使各种申请单、报告单编号一致，从而使抢救过程各个岗位以及各种申请单、报告单、X线片与伤病员对号入座，避免"张冠李戴"。参加抢救的医疗护理人员，必须熟知批量伤病员的应急流程，同时明确自身在抢救中的责任，密切配合，使各项措施落实及时到位，让抢救工作有条不紊。

二、医疗人力物资的保障

由于突发群体伤常事发突然，医院平日即要做好随时处理批量伤病员的准备。充足的物资储备和人员强化训练是快速急救的前提，医院必须保证足够的人力参加批量伤病员的抢救。一是要成立医师应急小组，备班人员保持通信畅通，随叫随到。二是要加强抢救物资的管理，要指定专用于抢救突发群体伤伤病员的救护车、抢救仪器及设备，不得任意外借、挪用。所有抢救仪器物品实行专人保管负责制、定点放置、定量供应、定期检查、定期消毒、及时维修，保证抢救仪器、医疗耗材、药品等随时处于完好备用状态。三是要做好有关急救的教学和训练，不定期进行院前院内急救实战演练，既要演练救援物资充足时的方案，也要演练救援物资匮乏时的预案，有策略、有针对性地进行训练，才能最贴近急救实战效果。从调度指挥接到命令，到出车时间，到急救车到达指定地点进行现场抢救，到途中转运伤病员、院内急救，每个细节每个关口都要逐一考核，务必使急救技能合格率达100%。

需要注意的是，地震等灾害引发突发群体伤时，事发地及周边许多医院的医疗资源遭到严重破坏，甚至完全失去救治职能。此时，我们一方面要有效整合和利用外地涌入灾区的救援人员和物资；另一方面，要积极想办法利用一些非常规的物资设备。在处理批量伤病员时，各种权宜措施都具有积极的意义，比如用布块代替绷带，用木棍及板条代替夹板等，都可起到良好的作用。在组织急救设备器材时尤其要强调优先提供充足的水、电资源，否则很多急救设备器械不能发挥有效作用，如伤口清创冲洗机、负压吸引器等是快速彻底处理伤口的有效设备，没有足够的水、电保障，无法正常工作，它们只能成为医疗救援队的负担。

三、护理人力调配机制的保障

突发性突发群体伤在短时间内伤病员人数多，情况紧急且复杂，建立灵活、快捷的人力调配机制，是保障救治工作顺利展开的重要环节。对参加救护的护理人员要实行定人定组责任制，使之明确分工、相互配合，并有条不紊地配合医师进行抢救，方能保证救治工作的顺利开展。大型突发性突发群体伤的抢救工作要求护理人员在时间上反应迅速，在技能上训练有素，护理管理上规范科学。每个参加急救的护理人员必须有较高的急救素质，过硬的急救技术。急救人员间的分工合作体现在出诊反应、现场急救、转运途中、入院抢救的每个环节，规范科学的护理管理能减少急救时护理工作的混乱和盲目，通过合理的调配，实现护理工作的快速高效，使伤病员得到准确及时的救治。

四、急救药品的保障

Key Points

1. 合理使用急救药品能显著提高抢救成功率。
2. 急救药品的选择主要以维持生命体征、减少出血和改善失血性休克为主。
3. 使用急救药品时应注意药品的注意事项。
4. 专人负责急救药品的日常管理，重点加强效期管理，实现合理、个性化和规范化用药目标。

突发事件是指突然发生的自然灾难、事故灾害、公共卫生和社会安全事件，会导致严重的社会性危害。面对各种突发事件，需采取及时、有效的应急措施进行处理。处置突发事件主要包括平时和战时两种情况，平时主要是指突发性公共卫生事件，战时指战场医疗救护，都具有突发性、危害性、不良影响和救援紧急等特征。研究表明，严重创伤者在1小时内接受有效的现场急救可显著改善预后，即"黄金1小时"，早期、及时和有效的现场急救处理能显著降低伤病员的伤残率和死亡率。因此，现场急救药品是面对突发事件现场抢救成功的关键因素，根据突发事件类型选择不同急救药品种类和数量，使用专业急救药品箱/车，能显著提高抢救成功率并减少药品资源浪费，为现场急救争取宝贵时间。

（一）突发事件所需急救药品目录

选择急救药物主要以维持生命体征、减少出血和改善失血性休克为主，包括以下几类。

（1）兴奋呼吸中枢　选择尼可刹米和洛贝林。

（2）升压　血管活性药物多巴胺、肾上腺素、去甲肾上腺素等药物，升高血压、改善脏器的血流灌注。

（3）止血　应用促凝血药物氨甲环酸，补充凝血因子。

（4）维持酸碱平衡　静脉快速补液，代谢性酸中毒可选择碳酸氢钠注射液，纠正酸碱平衡和电解质紊乱。

（5）止痛　通过疼痛评估使用镇痛药物如吗啡注射液。

（6）其他对症治疗药物　如甘露醇降低颅内压，地西泮注射液镇静和抗惊厥、癫痫，利多卡因抗心律失常等，具体用法见表1-1。

表1-1　突发事件急救药品目录

分类	药品名称	用法用量	注意事项
抗休克血管活性药	肾上腺素注射液	皮下注射，每次0.25~1mg；极量每次1mg	静注时需要稀释，注意注射速度不宜过快；避免剂量较大或皮下注射入血管，可导致血压突然升高形成脑出血
	盐酸多巴酚丁胺注射液	静脉滴注，加入5%葡萄糖注射液或0.9%氯化钠注射液中稀释后，以滴速2.5~10μg/（kg·min）给予	用药前应纠正低血容量；本品不良反应与剂量大小有关，滴注过快或剂量过大，可增加心肌耗氧量，诱发室性心律失常，引起猝死；停药时应逐渐减少剂量
	多巴胺注射液	静脉滴注，开始时1~5μg/（kg·min），10分钟内以1~4μg/（kg·min）速度递增，以达到最大疗效；危重伤病员可以5μg/（kg·min）滴注，然后以5~10μg/（kg·min）递增至20~50μg/（kg·min）以达到满意效果	滴注前必须稀释，选用粗大的静脉做滴注或静注，以防药液外溢引起组织坏死；休克纠正时即减慢滴速；突然停药可产生严重低血压，应逐渐递减
	重酒石酸去甲肾上腺素注射液	成人常用量：开始8~12μg/min速度滴注，调整滴速以达到血压升到理想水平，维持量为2~4μg/min	如出现药液外渗，应尽快给予酚妥拉明5~10mg（用氯化钠注射液稀释至10~15ml）进行局部浸润注射，避免局部组织缺血性腐烂和坏死，在12h内即可出现明显的局部充血改变
兴奋呼吸中枢	尼可刹米注射液	皮下注射、肌内注射、静脉注射，成人常用量：一次0.25~0.5g，必要时1~2h重复用药，极量一次1.25g	作用时间短暂，应视病情间隔给药；如遇变色、结晶、浑浊和异物应禁用
	洛贝林注射液	静脉注射：成人常用量一次3mg，极量一次6mg；皮下或肌内注射：成人常用量一次10mg，极量一次20mg，一日50mg	剂量偏大时会有心动过速、呼吸抑制、惊厥等不良反应
促凝血药	氨甲环酸注射液	静脉注射或滴注：一次0.25~0.5g，一日0.75~2g，用5%或10%葡萄糖注射液稀释后静脉滴注	有血栓倾向、血友病和肾盂实质病变大量血尿的伤病员慎用；同时使用其他凝血因子应注意血栓风险；本品与青霉素或输血存在禁忌

分类	药品名称	用法用量	注意事项
酸碱平衡调节药	碳酸氢钠注射液	心肺复苏抢救时，第一次1mmol/kg，以后根据血气分析结果调整用量适用于代谢性酸中毒，静脉滴注，所需剂量按下式计算：补碱量（mmol）=（−2.3−实际测得的BE值）×0.25×体重（kg），或补碱量（mmol）=正常的CO_2CP−实际测得的CO_2CP（mmol）×0.25×体重（kg）。除非体内丢失碳酸氢盐，一般先给计算剂量的1/3~1/2，4~8h内滴注完毕	对诊断干扰：对胃酸分泌试验或血、尿pH测定结果有明显影响；少尿或无尿，可能增加钠负荷；钠潴留、合并有水肿的伤病员和原发性高血压伤病员慎用
麻醉性镇痛药	盐酸吗啡注射液	皮下注射，成人常用量：一次5~15mg，一日10~40mg；极量：一次20mg，一日60mg；静脉注射，成人常用量5~10mg	疼痛原因未明确前，尽可能不用本品，防止掩盖症状，延误病情；本药注射液不得与碱性药物（如氨茶碱、巴比妥类钠盐等）、溴或碘化物、碳酸氢钠、肝素钠等接触或混合，以免发生混浊或沉淀
钙调节药	葡萄糖酸钙注射液	用10%葡萄糖注射液稀释后缓慢注射，每分钟不超过5ml。成人用于低钙血症和过敏性疾病，一次1g，需要时可重复	本品刺激性较大，不宜皮下或肌内注射，应缓慢静脉注射或静脉滴注；若注射时药液漏出血管外，应立即停用，并用氯化钠注射液局部冲洗，局部给予氢化可的松、1%利多卡因和透明质酸，热敷并抬高肢体；伤病员出现不适或心电图异常时，应立即停用；如遇本品有析出请勿使用
利尿剂	呋塞米注射液	适用于水肿性疾病，可静脉注射，开始20~40mg，必要时每2h追加剂量，直到出现满意疗效，急性肾衰竭时可用200~400mg加于100ml氯化钠注射液静注，滴速每分钟不超过4mg；高血压危象，起始40~80mg静注；高钙血症，静注，一次20~80mg	对磺胺药和噻嗪类利尿药过敏者，对本药亦可能过敏；无尿或严重肾功能损害者、严重肝功能损害者和急性心肌梗死者慎用
脱水药	甘露醇注射液	利尿：常用量按1~2g/kg，一般用20%溶液250ml静注，调整剂量维持尿量30~50ml/h；治疗脑水肿、颅内高压和青光眼：按体重0.25~2g/kg，配制15%~25%浓度于30~60分钟静注	除作为肠道准备用，均应静脉内给药；甘露醇遇冷易结晶，应注意储存温度避免过低，使用前应仔细检查是否有结晶，如有结晶应放入热水中，待完全溶解后才可使用；避免高浓度和大剂量使用

（二）急救药品的管理原则

现场急救主要以挽救伤者生命为主，通过了解不同突发事件导致伤病员损伤的特点和疾病种类，根据突发事件的类型、受灾人数和专科医疗队等情况，结合实际需求配备抢救车或急救箱的急救药品目录，选择针对性强、疗效好、预后好和不良反应少的药品，实现合理、个性化和规范化使用急救用药的要求。

在急救药品日常管理中可能会存在药品基数补充不及时、药品效期不详、药品过期和储存环境不适宜等问题，因此急救药品应进行规范化管理，在日常的管理中应遵循以下原则：①指定专人管理，建立基数卡和登记本；②定期对急救药品进行数量、效期和储存条件检查，需要避光保存的药品需配备避光盒，对于使用频率不同的药品调整数量；③对于近效期药品（1~3个月）及早和药剂科更换，避免医疗资源浪费；④定期组织药品管理知识的培训，确保医护人员使用药品时准确、快速，提高抢救成功率。

急救药品管理需要临床科室、药剂科和护理部多学科共同协作，减少医疗资源的浪费，保证伤病员安全。随着现代信息化药学的发展，将信息化药品管理系统应用于急救药品的管理，对于减轻医疗资源紧张、减少专职护士的负担和降低用药差错有重要意义，开发和配备智能化急救药箱和管理软件系统，建立创新型急救药品管理模式是未来急救药品管理发展的趋势。

五、绿色通道的保障

制定科学系统的绿色通道保障制度是急救时效的保证。应选定专人对通道的各个环节进行建设、跟踪、了解，并不断加以改进和完善等，及时总结绿色通道的运行情况，对存在的问题及时处理，切实保障通道的畅通。医院的绿色通道是生命的保障线，不能循规蹈矩，必须突出"时间第一，生命至上"，要打破常规，免去平时众多规矩条例的束缚，尽最大限度压缩入院流程，从而大大缩短伤病员就诊、治疗时间，使伤病员得到及时抢救。绿色通道要体现三个原则：先抢救，后挂号；先抢救，后交费；先抢救，后及时完善、补记医疗文书的原则，为挽救伤病员的生命赢得宝贵时间，真正打造一条"生命的绿色通道"。

第三节　突发群体伤现场急救的组织与管理

现场急救有广义与狭义之分。广义的现场急救是指伤病员在发病或受伤时，由医务人员或目击者对其进行必要的急救，以维持基本生命体征和减轻痛苦的医疗行为的总称，它既是医疗单位闻讯后赶赴现场的救治行为，也可是经过简单医学知识普及教育培训的公众的救治行为。狭义的现场急救则指有通讯、运输和医疗基本要素所构成的专业急救机构，在伤病员到达医院前实施的现场救治和途中监护的医疗行为。现场急救是整个社会保障体系的重要组成部分，它是整个急诊医疗服务体系中的一个子系统，是急救过程中的重要一环，包括由伤病员本人及其周围人员进行的自救互救，专业医疗救护团队现场急救和后送转运监护，后方医院急救中心的快速有效接诊治疗。相互之间既有分工又有联系，犹如接力赛跑，一棒接一棒，每一棒只是整个急救过程中的一个环节。现代医学告诉我们，现场急救是急危重症伤病员生命抢救的黄金时间点。突发群体伤病员随机性的现场急救条件参差不齐，并且由于现场较为慌乱，因此缺乏足够的客观资料，对急救医护人员综合素质要求极高，同时参与突发群体伤现场抢救的不仅是医疗卫生部门，还有公安、消防、交警、工程技术以及政府有关部门等。因此，一个快速、有效的现场急救组织管理体系，可使人员的伤亡减少到最低。

一、平时做好现场急救的常态和应急准备工作

首先要有一定的急救资源，并建立规章制度，进行制度化、科学化管理，遵循预防为主、常备不懈的原则，保证日常现场急救在常态下正常运转；其次要制定多种突发公共事件情况下的应急预案流程，为应急救援指挥提供科学决策，并按预案进行培训、演练，为迅速、高效、有序地应对突发公共事件做好准备；再次要求急救人员必须是训练有素，应当明确急救人员不能等同于一般的专科医生、护士，而是要求技术全面，专业急救人员应经过严格的急救训练和专科进修，不仅要有丰富的临床经验，而且要熟悉各科的急救程序，包括现场判断、伤情观察、包扎、固定、危重情况的紧急处理、搬运等环节，另外还应具备严格的组织纪律和良好的职业道德以及一定的组织管理能力。

二、确保良好的通信系统和统一的指挥调度

实施有效的现场急救，建立完善的通信指挥系统是抢救成功的前提和基础。现场急救的通信指挥系统必须处于优良状态，保持24小时值班制度和正常运转，要与各相关部门建立通畅的通信联系网络，一旦接到呼救，各部门必须协调作战，密切配合，统一指挥，集体出动。调度指挥中心接到突发群体伤事件的信息后，立即按照事件情况进行合理调度，调集离现场最近的值班急救人员和救护车赶赴现场，根据现场急救需求再增派人员和车辆。并根据现场突发群体伤事件情况及时启动相对应的应急预案，且根据事件的不断变化能做出快速有效调整。

三、确保现场急救物质的完善

急救车辆（可寻求运输工具多样化，以汽车为主，空中急救相配合）和急救设施必须随时处于良好的应急状态。做到急救车辆充足，急救设施和各种急救药品齐全，各科急救器械包括氧气、输液、复苏、辅助呼吸、除颤、搬运推车、骨折固定器、气管插管包以及各种急救药械和照明设备等配套，并做到每车一套，实行每日检查和清点，确保器械完好无缺，确保药品安全有效。

四、现场抢救

突发群体伤害急救气氛紧张，伤病员多心情急躁，都希望优先接受治疗，医护人员有限，难以满足所有病员需求。因此，科学的急救组织非常重要。

1.由具有抢救经验的医疗领导统一现场指挥抢救，负责人员调配与分工，一些外围辅助工作应由非临床人员协助，使有限的技术力量全部用于抢救伤病员。

2.由有临床经验的医护人员进行分诊救治工作，根据伤病员的临床表现与体征，快速评估病情，确定伤病员的伤情，按轻、中、重、死亡进行检伤分类，以迅速采取急救处理措施。具体程序为：①估计及清点伤亡人数；②确定伤病员的受伤类型，性质和严重程度。

3.确定事故现场对伤病员急救配备的物力、人力，以争取机会运送到最为有利的医院。

4.运送前必须检查现场伤病员是否经过妥善处理，如伤病员呼吸道是否通畅，大出血是否得到有效控制，骨折是否得到固定，危重伤病员是否得到有效的心肺复苏和输液等。

5.设置伤病员分类标志。现场伤病员经过应急处理后，应迅速在伤病员醒目的位置设置安放伤情标记，如红色-重伤；蓝色-多发伤；黄色-骨折；棕色-开放性伤；白色-死亡。

6.按照先重后轻的原则迅速准确转运伤病员，原则为：①伤病员必须经过现场处理；②必须是先重后轻；③就近转运；④选择有利医院，运转应有多部门配合（包括交警、公安、消防、工程技术等）。在现场急救中，本着先救命后治伤，先治重后治轻的原则处置，最大限度地对伤病员进行有效救治，减少死亡。对症状较轻的轻度伤病员一般对症处理即可，必要时可由1~2名护士组织进行心理疏导，稳定病员情绪，便于整体救治工作的正常进行；对不危及生命的中度伤病员及时处置并密切观察；对重度伤病员，特别是危及生命者立即进行现场抢救，病情稳定后再转送到医院，对已死亡者应移交警方处理后事。简明、快速的创伤评估，正确、有效的紧急救治是提高群体多发伤病员存活率的前提，院前突发群体伤事件的伤病员病种多以外伤为主，要重视群体多发伤，及时进行伤情评估，并进行有效救治。

五、转运监护

突发群体伤人数多，伤情变化快，伤势重、伤情复杂容易漏诊、有隐蔽性与继发性损伤的特点，现场急救条件有限，应及时将伤病员送往后方综合医院救治，并在转运途中密切监护病情，病情变化时予及时救治。能否将伤病员快速安全地送到医院，是评价一个地区急救系统是否完善的重要标志之一，在现场对伤病员检伤分类、现场处置后，根据伤情按先重后轻的原则用救护车向医院尽快转送，并通知医院做好突发群体伤的接诊准备。

1.转运风险

转运的关键是快速、稳妥、防止途中再次损伤，但转运的风险不容忽视，全面评估和判断，有利于安全转运。

（1）各种导管存在风险 伤病员携带输液管、氧管、导尿管、监护仪连线等，途中车子颠簸晃动或伤病员烦躁多动，有可能使导管脱落、扭曲、堵塞、受压，影响治疗的连续性。

（2）搬运体位的风险 伤病员上下车需要家属或护工协助，忽视搬运体位，如呼吸急促取平卧位、骨折缺乏着力点固定、脑外伤单人托抱、气胸者屏气支撑等不正确的搬运，均加重伤情。

（3）求速度、动作粗劣的风险 多人搬运动作不协调，采用拖、拉、推、过度用力，如搬运脊柱骨折伤病员，动作不一致、用力不平衡，使伤势并不严重的，造成伤情恶化或致终身残疾，或者引起骨折错位、脑压增高、神经血管损伤、导管脱落、移位、扭曲、堵塞等。

（4）缺乏预见性判断，急于搬运　对昏迷、颅脑损伤、多器官复合伤、心肺脑功能衰竭等危重病员，未在现场进行必要的救治，忽视搬运要求与技巧使伤情加重，缺乏预见性抢救准备，失去救治机会。

（5）转运前后协调工作脱节　转运前未与接诊医院联络，未将伤病员人数、伤情通知医院，未做好抢救准备，或者没有进行医患沟通，引起医患意见分歧。

（6）忽视伤病员心理活动　医护人员、旁人、家属的交谈不注意执行医疗保密制度，造成伤病员对伤情认识误解，得知自己伤势严重、愈后不乐观、导致残疾、医疗费用高等信息，加重心理负担和不安情绪。

（7）车况及车载物品的风险　救护车出现故障，车载的抢救物品出现问题等。

2.转运安全防范措施与对策　转运要遵循就地就近转送的原则，以最短时间送伤病员入院抢救。现场伤情评估完毕应立即电话通知接诊医院做好抢救准备；转运前对伤情再次评估，再次检查物品是否妥当，各导管、连线是否通畅，告知救护车司机伤病员伤情重，尽量保持车速平稳，减少颠簸；搬运伤病员上下车，遵循科学用力原则，对特殊部位伤者，注意搬运技巧及搬运体位变化，保障安全，切忌用力粗暴、拖、拉、推等现象，避免二次损伤；途中严密伤情监测，转运过程伤情稳定是转运成功的关键，一部分严重伤病员在转运前可能出现潜在的或尚未察觉的生理紊乱，影响呼吸循环功能，途中保持各种管道及伤者呼吸道通畅，密切观察意识和生命体征、吸氧、输液、出血等情况，发现伤情变化，立即处理；建立健全急救转运规章制度管理，完善车辆、器械、药品等各项配套保障机制，形成规范化、标准化、科学化的急救转运流程。促进和提高急救转运的救护质量，最大限度地降低转运途中伤者的伤、残、死亡率，为进一步实施院内救治争取时机。

六、加强现场急救工作的宣传教育和普及工作

第一目击者在急救工作者未到达之前能实施正确有效的处置，可以为医生抢救赢得时间。事故现场的急救，单靠医务人员是远远不够的，在事故前后必须依靠其他非医务人员社会力量对伤病员实施互救和自救，要采取有效措施，通过各种形式广泛宣传"120"急救系统的救护功能，对全民普及急救知识，增强群众自救、互救能力，尽快实现急救工作的社会化、全民化，同时为了减轻灾难性死亡，必须贯彻预防为主、综合治理、标本兼治的方针。

第四节　突发群体伤院内急救的组织与管理

院内急救是现场急救的延续，两者共同构成了整个急救医疗服务（EMS），两者联系紧密、不可分割。现场急救是短暂的，是应急性的，经过简单救治后伤病员还要转送到医院急诊中心继续救治，院前有效的急救是为了争取抢救时机，保证将伤病员运送到

医院得到更好的救治；院内急救是现场急救效果的巩固。医院在应对群体性伤害事件时起着至关重要作用，尤其是三级甲等综合性医院，医院内对成批伤病员的抢救治疗是整个救治体系中的关键环节。

一、做好现场急救和院内急救之间的衔接

一般认为院前与院内衔接的内容包括：院前将危重伤病员病情及时向接收医院急诊中心预报；院前与医院的信息沟通，建立指挥调度人员、现场急救人员和医院急诊中心的三方通话机制；伤病员送达医院时院前医生与院内接收人员的进行病情、器材、设备交接或互换，院前院内人员的交流和互补；以及共同参与科学研究、应急预案制定、急救演练等方面。现场急救与院内救治的无缝衔接不仅为危重伤病员争取了宝贵的抢救时间，而且能够科学、有效、合理地利用医疗资源。

二、制定周密的应急预案并不断完善、加强演练

对于推动突发群体伤伤病员救治工作的规范化、科学化和标准化，以及合理配置救护资源、优化救护流程，应立足于突发群体伤特点，结合医院的实际工作情况，加强突发群体伤病员救护管理，针对不同伤情制订相应的救护流程及应急救护预案，并根据突发群体伤伤病员人数及伤情情况来制定不同响应级别的应急预案（科级、院级），合理配置救护资源，以实现快速、安全、科学、有效救护更多伤病员的目的。为了切实提高应急反应能力，保证突发群体伤应急救治效果，防止预案成为"纸上谈兵"，平时要加强技术练兵，医院、科室及相关急救专业医护人员要定期针对常见的突发群体伤事件进行模拟演练，进行应急诊疗技术操作培训、考核，以保障应急预案流程顺畅和应急队员的急救水平，同时在演练过程不断总结问题和不足，并及时修改应急预案，使之更合理、更完善。

三、抢救流程

（一）启动

急诊值班人员接到突发群体伤急救信息后立即启动程序，电话上报医院总值班，同时电话通知急诊科主任及护士长到岗主持现场抢救；总值班上报院领导的同时，立即通知第一梯队人员到达急诊科参加抢救。

（二）分诊

突发群体伤伤病员不可能都被马上处理，需要系统的方法决定哪些伤病员需要紧急处理，利用有限的资源，挽救尽可能多的生命，这就是群伤时的分诊，即依据病情严重程度和存活的可能性对伤病员进行排序。在突发群体伤急诊急救方面，分诊是重要的一部分，当突发群体伤害事件发生时，到院伤病员数量短时间内剧增，对于突发群体伤病员入院需要快速、准确分诊。应用START（simple triage and rapidtreatment）程序，依

据伤病员呼吸、循环和意识三方面情况，使用一问二看三摸四测的方法（问伤情；看面色、呼吸、瞳孔和伤部情况；摸皮肤温度、湿度、腹部压痛、反跳痛及四肢情况；测生命体征）快速分诊，分类出红、黄、绿、黑四种伤病员，记录并贴上标识卡，送入相应的抢救场所救治。平时医院内伤病员的分诊是一种根据伤病员的主诉及主要症状、体征分清疾病的轻重缓急及隶属专科。对于突发群体伤病员需要急诊医疗专业领导负责统控全局，现场指挥，安排有丰富临床经验的急诊二线医生或高年资急诊医生分诊，同时派专人做好信息登记（包括来院伤病员总人数、姓名、性别、年龄、伤情诊断、接诊医生、伤病员转归、联系方式、地址等），迅速将伤病员分为立即处置和正常处置两组，使每个急需治疗的伤病员都能立即得到救治，轻症伤病员进入正常就诊程序，简单易行，快速分流伤病员，实战性强，可以避免了救治混乱，同时也使危重伤病员得到及时有效的救治。此外，对救护区域现场秩序的维护也不容忽视，应由保卫科人员协助将急救现场进行封闭，杜绝闲杂人员进入，以免造成混乱，影响救治工作的顺利进行。

（三）抢救

分组救治，责任到人，危重伤病员重点关注。急诊科医生负责立即处置本组的伤病员，由医护共同组成抢救小组全程负责，直到收入专科病房，医院相关专家（分内、外科组、手术组）负责对所有伤病员抢救工作的指导和监督。由于急诊科医生具有丰富的急诊抢救经验，对各种创伤、休克、中毒等临床症候群了如指掌，抢救得心应手，尤其是多发伤或生命体征不稳定的危重伤病员，必须由急诊科医生主管治疗。专科医生由于专业特点，缺乏对伤病员病情的整体认识，有时只关注本专业的疾病诊断和治疗，往往具有片面性和局限性。遇有多发伤各专科会诊处理程序有矛盾时，由急诊科主管医生负责决策。急诊科护士由于熟悉本科室的环境布局，熟悉急救药品、物品、器械等放置的位置，更熟悉危重伤病员的各种抢救流程，所以危重伤病员的护理抢救工作由急诊科护士负责。进入抢救室内的危重伤病员，一般每1例由1名医师和两名护士组成负责，实行"医生和护士首诊负责制"，每1位伤病员都有1位固定的护士全程负责陪护，完成检查、抢救、治疗等过程，并做好记录，直至送入手术室或病房，并做好伤病员交接。轻中度伤病员分别由输液室及留观室相应医护人员负责诊治，一般采用5~10伤病员1组，由1~2名护士全程陪护检查和转送。在急诊救治过程中具体人员配比安排还要根据伤病员的病情及医院的救治实力来决定。但要遵循所有突发群体伤伤病员到院后均按照先重后轻，先救命后救伤的原则，进行检查、治疗、抢救、转送及收住入院；所有参加抢救人员均在现场指挥者的统一领导下分工协作，各负其责，无条件服从领导安排的工作。由于突发群体伤的致伤因素相同，往往某一专科的伤病员相对集中，而专科的床位有限，此时由医院统一调配全院床位，充分利用医疗资源，为伤病员的成功救治提供保障。同时加强医院各部门、各科室的密切协作。面对各种原因造成的群体性伤害，在进行各项诊治活动时务必要规范操作，严格无菌观念，注意传染病的防控，加强个人防护并培养自我保护意识。

四、心理关注

随着社会的进步，人们对于医疗服务的认知和需求也是在不断发展，在对突发群体伤病员的整个救治过程中要给予适当人文化关怀和心理护理。医师和护士要尊重伤病员，平等相待，避免言语刺激伤病员，使其有安全感、信任感。对表现为恐惧、缄默不语、造成巨大的心理创伤的伤病员，护理人员利用检查、护送间隙适时与其进行交流、鼓励和安慰，减轻其心理压力。注意保护伤病员的个人隐私，避免纠纷和投诉，做好安抚及解释工作，做好伤病员及家属的心理疏导。

五、善后与总结

急诊抢救完毕，处理患者尸体，整理每一个伤病员信息，联系家属，清点用物，统计费用，分别交有关部门处理，并协助医院其他相关科室做好伤病员的后续治疗管理。总结记录，汇总上报有关部门，实事求是，如出现疏漏应如实记录上报，不能隐瞒。

第二章　突发群体伤的现场急救

Key Points

1.现场急救是提高突发群体伤情救治成功率的关键。

2.高质量的胸外按压是心肺复苏的基本。

3.多发伤出血可分为动脉出血、静脉出血和毛细血管出血三种。根据出血类型不同需要灵活选择止血措施。

4.包扎伤口时，先简单清洁创面再包扎。如有突出体腔外的内脏，切忌回纳，伤口内异物不要随意取出。

5.固定骨折部位前应先止血与包扎，固定时夹板长度须超过骨折的上、下两个关节。

6.根据伤情不同，合理选择搬运方式，避免二次损伤。

第一节　现场急救的总体原则

现场急救的主要目的是"救命"而不是"治病"，以维持生命与对症治疗为主，最大限度地救护伤病员、降低死亡率、减轻伤残率、提高抢救成功率。因此开展现场急救要遵循以下七项原则。

1.快速创建安全有效的抢救通道　根据出现突发群体伤病员的地域特点，合理设定安全有效的抢救通道，使急救人员可以顺利到达事故地点，也为伤病员的后送转运打好基础。抢救通道可以是公路、铁路、水路及空中通道。

2.先救命后治伤、先重伤后轻伤　群体性伤害事件往往出现大规模伤病员，众多的伤病员中伤情的轻重缓急各有不同。现场急救的要遵循先救后治、先重后轻的原则。应按照科学的检伤分类法将伤病员快速分类，区分出救治的优先顺序，科学分配处置每一名伤病员需要的时间，避免在处置可以延期处置的轻伤病员上消耗过多时间而延误急危重症伤病员的救治时机。尽快转运需要后送治疗的伤病员，最大限度使更多的伤病员得到救治。

3.**采取行之有效的现场急救措施，早呼救、早心肺复苏、早实施急救技术**　准确判断伤情后，对于呼吸、循环功能受损的情况，在转运之前应给予必要的支持措施。出血伤病员要及时止血，防止持续失血而造成休克。

4.**抢救的同时给予伤病员人文关怀，保存好伤病员私人物品**　伤病员遭受了群体性伤害事件后，生理和心理上都受到了创伤，在急救处置时，不能仅限于病情的判断，还要注意对伤病员的人文关怀。避免因情况紧急而举止粗鲁。在言语上对伤病员进行安慰。此外，若伤病员有随身携带的私人物品，救治的同时应该标记存放，防止乱中遗失。

5.**避免二次伤害**　在事故现场进行急救，要防止二次伤害。在地震、潮汛、火灾现场时，要有专人负责评估现场环境安全；交通事故现场，应设置警示路障，防止后续有车辆避让不及冲入现场。

6.**服从指挥**　为确保整体救治效率，现场抢救一切行动必须服从统一指挥。

7.**特殊事故及时报告相关机构。**

第二节　危重症的判定与现场急救

Key Points

1.呼吸是人体生命的重要体征，气道阻塞是危重伤病员早期死亡的重要原因之一。

2.气道评估是对伤病员伤情评估中最基本和最重要的环节。

3.气道开放技术即通气技术，是基本急救技术中的重要组成。根据实施的难易程度和具体需求，通气技术分为无创气道通气、声门上气道通气和声门下气道通气三个等级。

一、意识状态评估、生命体征检查

对急危重病伤病员的病情、危重程度进行评估，是急救工作的重要环节。对于危重症伤病员首先要进行的就是意识状态评估和生命体征检查。

（一）意识状态

意识是指人对周围环境和自身状态的认知与觉察能力，是大脑高级神经中枢功能活动的综合表现。意识活动主要包括认知、思维、情感、记忆和定向力五个方面。正常人意识清晰，反应敏锐精确，思维活动正常，语言流畅。清晰的意识活动有赖于大脑皮质、脑干网状激活系统的兴奋。清醒是指对外界各种刺激有正常的反应，对周围环境有良好的定向力，对事物有正确的判断力。凡能影响大脑功能活动的疾病均会引起不同程度的意识改变，称为意识障碍，可表现为兴奋不安、思维紊乱、语言表达能力减退或失常，情感活动异常，无意识动作增加等。临床上常见的意识障碍有嗜睡、意识模糊、昏睡、昏迷和谵妄等。

1.嗜睡　呼之能应答，刺激能唤醒，醒后能正确回答问题。反应迟钝，刺激停止后很快又入睡。

2.意识模糊　是一种较嗜睡更重的意识障碍。伤病员对周围人、事、物有反应，但定向力差，能回答问题，但不一定准确。

3.昏睡　是一种较严重的意识障碍。伤病员不能自动觉醒，但在强烈刺激下能睁眼、呻吟、躲避，可做简短而模糊的回答，但反应时间持续很短，很快有进入昏睡状态。

4.昏迷　伤病员意识丧失，是一种严重的意识障碍。

（1）浅昏迷　意识大部分丧失，生命体征无明显改变，无自主活动，对光、声刺激无反应，生理反射存在，对疼痛刺激有保护性反应，如痛苦表情、肢体退缩。大小便可出现潴留或失禁。

（2）中度昏迷　意识完全丧失，生命体征可有改变，对疼痛刺激反应迟钝。压迫眶上神经，可有皱眉或肢体抗拒动作。咳嗽和吞咽反射存在。有或无动眼神经麻痹，瞳孔对光反射存在、角膜反射存在。有大小便失禁或潴留。腱反射可亢进或减退。

（3）深昏迷　对一切刺激均无反应，全身肌肉松弛，深浅反射、吞咽反应及咳嗽反射均消失，生命体征有明显改变，呼吸不规则，血压下降。肢体无自主活动，深反射亢进或病理反射，常有大小便失禁或潴留。

5.谵妄　是一种以兴奋性增高为主的急性脑功能活动失调状态，其特点为意识模糊，定向力丧失伴有错觉和幻觉，烦躁不安，言语紊乱。可见于急性感染的发热期、颠茄类药物中毒、肝性脑病及中枢神经系统疾病等。

意识障碍有急性和慢性之分。急性意识障碍的危险因素是各种中枢神经系统疾病、心血管疾病、代谢或内分泌紊乱、手术等都可出现一过性意识、注意力、思维能力的异常。慢性意识障碍是指处于智力和人格不可逆的进行性恶化的状态，如老年痴呆。对于突发群体伤病员多为突发性伤害导致急性意识障碍。医务人员到达现场应立即全面观察受伤现场环境、了解致伤因素，便于对伤病员伤情有个预判。同时细微的观察、与伤病员的交谈和一些必要的检查是评估伤病员意识状态的主要方法。在与伤病员交谈时要注意伤病员的年龄、性别、种族、教育背景和文化程度等。

为了更客观地确定伤病员意识清晰程度，目前临床上有多种用于意识障碍评估的量表和方法，但对于急危重伤病员的初次评估，特别是对于突发群体伤病员需要快速、准确评估时多采用Glasgow昏迷评分表（GCS评分）来进行量化（表2-1）。第一次接触伤病员即常规评估，并记录在"首次评估单"中，为观察病情进展和治疗效果时，应随时评估，并估好记录。

表2-1　Glasgow昏迷评分表

评估项目	评分指标	评分结果
睁眼反应	自动睁眼	4
	呼唤睁眼	3
	疼痛刺激睁眼	2
	无反应	1
言语反应	对话判断正常	5
	回答切题，但不准确	4
	答非所问，字语不当	3
	字音模糊不清，无法理解	2
	无反应	1
运动反应	能按要求活动	6
	能辨识疼痛位置	5
	能躲避疼痛	4
	肢体异常屈曲	3
	肢体异常过伸	2
	无反应	1

总计3~15分，主要根据睁眼反应，言语反应和运动反应三项指标分别得分，然后依总分由低到高评价意识状态。最低总分为3分，最高总分为15分。一般是9分以上为清醒，分数越高，意识状态越佳。7分以下为昏迷，3分为深昏迷。

"清声痛无"（AVPU）评级是也是临床应用广泛的一种简易意识状态评估方法，也多用于急诊伤病员的初次评估。AVPU评级相对简单，不依赖医疗设备，操作人员也不需要经过严格的专业培训，可以用于现场急救中意识状态评估方法的改进。AVPU的4个字母分别代表4种不同的意识水平。A：清醒，伤病员完全醒着的，能自主睁眼，对声音有困惑但有反应，身体具有运动机能；V：对声音刺激有反应，伤病员对问话有睁眼、语言或者运动等任何一项反应，包括咕哝声、呻吟声、肢体轻微的移动等；P：对疼痛刺激有反应，伤病员对疼痛刺激有睁眼、语言或者运动等任何一项反应；U：无任何反应，对问话或疼痛刺激无任何反应。

研究表明，AVPU的四个评级中的A与GCS评分中的15，AVPU四个评级中的U与GCS评分中的3分别具有显著相关。评级为U的其GCS评分不超过5分，评级为A的其GCS评分不低于10分。评级为V和P的伤病员其GCS评分中有较多的重复。但是，评级为V的伤病员其GCS评分都大于等于8分，而GCS评分中的8分具有很强的指标意义。多个指南中指出，当GCS评分低于8分时，咽反射消失的可能性极大，气道阻塞风险高，多需要气管插管等有创操作来进行治疗。因此，AVPU评级中的V可简便地识别出病情不重的伤病员。

（二）生命体征

生命体征是用来判断伤病员的病情轻重和危急程度的指征。主要有心率、脉搏、血压、呼吸、疼痛、血氧、瞳孔和角膜反射的改变等。其中呼吸、体温、脉搏、血压，医学上称为四大生命体征。它们是维持机体正常活动的支柱，缺一不可，不论哪项异常都会导致严重或致命的疾病，同时某些疾病也可导致这四大体征的变化或恶化。

1.体温

（1）人正常体温是比较恒定的，但因种种因素它会有变化，但变化有一定规律。测量体温一般常用的有三种方法：口测法、腋测法、肛测法，而且又分为接触式测温和非接触式测温。不管选用哪种方法和方式，都是要有利于伤病员的舒适和病情的快速判断。一般常规体温监测波动在36.0~37.0℃。正常人的体温在24小时内略有波动，一般情况下不超过1℃。生理情况下，早晨略低，下午或运动和进食后稍高。老年人体温略低，妇女在经期前或妊娠时略高。

（2）体温的异常

①体温升高　37.3~38.0℃为低热，38.1~39.0℃为中等度热，39.1~41.0℃为高热，41.0℃以上为超高热。体温升高多见于肺结核、细菌性痢疾、支气管肺炎、脑炎、疟疾、甲状腺功能亢进、中暑、流感以及外伤感染等。

②体温低于正常　见于休克、大出血、慢性消耗性疾病、年老体弱、甲状腺机能低下、重度营养不良、在低温环境中暴露过久等。

2.脉搏　心脏舒缩时，动脉管壁有节奏地、周期性地起伏叫脉搏。检查脉搏通常用两侧桡动脉，但对于急危症伤病员往往脉搏微弱，需要行双侧颈动脉或双侧股动脉检查来明确，同时为避免因伤病员本身外周动脉狭窄闭塞病变而误导病情评估，必要时也需要行双侧检查。除了用指触法检查脉搏，还可以用脉搏描记仪和血压脉搏监护仪等测量。但对于首次接诊伤病员时仍建议要亲手去检查动脉搏动，以利于更全面的掌握病情变化。

正常脉搏次数与心跳次数相一致，节律均匀，间隔相等。白天由于进行各种活动，血液循环加快，因此脉搏快些，夜间活动少，脉搏慢些。新生儿120~140次/分婴幼儿130~150次/分，儿童110~120次/分，正常成人60~100次/分，老年人可慢至55~75次/分。

常见的异常脉搏

（1）脉搏增快（≥100次/分）　生理情况有情绪激动、紧张、剧烈体力活动（如跑步、爬山、爬楼梯、扛重物等）、气候炎热、饭后、酒后等。病理情况有发热、贫血、心力衰竭、心律失常、休克、甲状腺功能亢进等。

（2）脉搏减慢（≤60次/分）　心脏疾病、颅内压增高、甲状腺机能减退等、药物作用。

（3）脉搏消失（即不能触到脉搏）　多见于重度休克、多发性大动脉炎、闭塞性脉管炎、重度昏迷伤病员等。

3.呼吸　呼吸是呼吸道和肺的活动。人体通过呼吸，吸进氧气，呼出二氧化碳人体内外环境之间进行气体交换的必要过程，是重要的生命活动之一，一刻也不能停止。正常人的呼吸节律均匀，深浅适宜。平静呼吸时，成人16~20次/分，儿童30~40次/分，常为44次/分，儿童的呼吸随年龄的增长而减少，逐渐到成人的水平。呼吸次数与脉搏次数的比例为1∶4。呼吸的计数可观察伤病员胸腹部的起伏次数，一吸一呼为一次呼吸；或用棉絮放在鼻孔处观察吹动的次数，数1分钟的棉絮摆动次数是多少次即每分钟呼吸的次数。人正常呼吸有两种方式，即胸式呼吸和腹式呼吸。以胸廓起伏运动为主的呼吸为胸式呼吸以腹部运动为主的呼吸为腹式呼吸。

（1）呼吸频率的改变

①呼吸增快（>20次/分） 正常人见于情绪激动、运动、进食、气温增高。异常者见于高热、肺炎、哮喘、心力衰竭、贫血等。

②呼吸减慢（<12次/分） 见于颅内压增高，颅内肿瘤，麻醉剂、镇静剂使用过量，胸膜炎等。

（2）呼吸深度的改变 深而大的呼吸为严重的代谢性酸中毒、糖尿病酮症酸中毒、尿毒症时的酸中毒；呼吸浅见于药物使用过量、肺气肿、电解质紊乱等。

（3）呼吸节律的改变

①潮式呼吸 见于重症脑缺氧、缺血，严重心脏病，尿毒症晚期等伤病员。

②点头样呼吸 见于濒死状态。

③间停呼吸 见于脑炎、脑膜炎、颅内压增高、干性胸膜炎、胸膜恶性肿瘤、肋骨骨折、剧烈疼痛时。

④叹息样呼吸 见于神经官能症、精神紧张谨忧郁症的伤病员。

4.血压 推动血液在血管内流动并作用于血管壁的压力称为血压，一般指动脉血压而言。心室收缩时，动脉内最高的压力称为收缩压；心室舒张时，动脉内最低的压力称为舒张压。收缩压与舒张压之差为脉压。常规正常成人收缩压为90~140mmHg（12~18.7kPa），舒张压60~90mmHg（8~12kPa）。新生儿收缩压为50~60mmHg（6.7~8.0kPa），舒张压30~40mmHg（4~5.3kPa）。一般选用上臂肱动脉为测量处，伤病员取坐位（或根据现场环境及伤病员情况取卧位），使伤病员心脏的位置与被测量的动脉和血压计上的水银柱的零点在同一水平线上。

血压异常

（1）高血压 是指收缩压和（或）舒张压增高，成人的收缩压≥140mmHg和（或）舒张压≥90mmHg，称高血压。高血压虽是最常见的慢性病，但当血压突然升高到一定程度时甚至会出现剧烈头痛、呕吐、心悸、眩晕等症状，严重时会发生神志不清、抽搐，这就属于急进性高血压和高血压危重症，多会在短期内发生严重的心、脑、肾等器官的损害和病变，如中风、心肌梗死、肾衰等，且症状与血压升高的水平并无一致的关系。当出现高血压脑病或颅内压增高时，血压常在200/120mmHg以上。因此我们在突发群体伤的急救过程中不能忽视血压增高伤病员的病情变化。

（2）低血压 是指收缩压≤90mmHg，舒张压≤60mmHg，多见于急性周围循环衰竭、休克、心肌梗塞、心功能不全、肾上腺皮质功能减退、严重脱水、心力衰竭、急性心脏压塞、低钠血症等。

5.瞳孔 正常瞳孔在一般光线下直径为2~4mm，两侧等大同圆。吗啡、有机磷和水合氯醛等中毒时，瞳孔缩小；麻黄素、阿托品等中毒时，瞳孔散大；脑肿瘤或结核性脑膜炎等颅内疾病，两个瞳孔大小不等。而双侧瞳孔散大对光反应消失是病危濒死的征象。瞳孔反射有光反射、调节反射和瞳孔—皮肤反射。在病理情况下，大脑功能障碍可使调节反射迟钝或消失。中脑病损时，光反射障碍而调节反射正常。

6.角膜反射 角膜反射是指角膜受刺激，引起眨眼的一种反射，主要反映脑桥的功能状态。角膜反射减弱，提示病变已侵犯脑桥，即将侵犯延髓，为生命临终的预兆。

生命体征是标志生命活动存在与质量的重要征象，是评估身体的重要项目之一。它除了我们可以常规观察到的体温、呼吸、脉搏、血压、瞳孔和意识外，还有血糖、血氧饱和度、疼痛评分等。而且对伤病员特别是急危重症伤病员的生命体征需要动态的监测，做到定人、定时间严密观察，详细做好动态记录。

在急危重症伤病员的急诊治疗中，有效的分诊方式可提高急危重伤病员的发现率，降低伤病员的死亡率，提高伤病员的救治率。而全面、快速、准确的伤病员生命体征检查及意识状态评估为有效的分诊提供了依据和保证。

二、大出血的判定与现场急救

致命性大出血一般指：①出血量大，可造成严重低血压或休克，甚至死亡，需要紧急救治的出血；②出血量少，但在部位特殊，可致残或危及生命的出血，如颅脑出血、心脏压塞等。据统计，急诊科每年约有15%~20%的伤病员因各种原因导致的出血而就诊。

在群体性伤害事件中创伤往往是最常见原因，包括重大交通事故、工伤、群体斗殴、爆炸、自然灾害等。创伤性大出血成为群体性伤害事件中致残甚至死亡的一个重要原因。创伤性出血可分为外出血和内出血两种。可直接观察到血液从伤口流向体外者称为外出血，常见于刀割伤、刺伤、枪弹伤和碾压伤等。若皮肤没有伤口，血液由破裂的血管流到组织、脏器或体腔内，称为内出血，引起内出血的原因远较外出血为复杂，判断及处理也更困难，多需去医院进一步诊治。

创伤性大出血主要死因为失血性休克、急性肾损伤，以及由凝血功能障碍、代谢性酸中毒与低体温共同构成的"死亡三角"。

这些危急出血常需紧急处理。接诊后，应迅速完成对伤病员意识状态、体温、呼吸、心率、血压等基础生命体征的紧急评估。对于出现气道、循环功能障碍的伤病员要进行相应的紧急处理，保持呼吸道通畅，给予鼻导管或面罩吸氧，发生意识障碍、大咯血时需注意开放气道，立即负压吸引呼吸道分泌物和血块，必要时配合医师行气管插管或气管切开。

紧急评估及持续出血征象监测。

（1）症状和实验室检查 结合现场环境、病史和临床表现初步判断出血部位（确定创伤性外出血，进一步排除内出血），记录出血（呕血、黑便、咯血等）的频度、颜色、性质、次数和总量，定期复查红细胞计数、血红蛋白、血细胞比容与血尿素氮等，需要注意血细胞比容在24~72小时后才能真实反映出血程度。

（2）生命体征和循环状况 监测意识状态、心率和血压、肢体温度、皮肤和甲床色泽、周围静脉特别是颈静脉充盈情况、尿量等，还应评估是否伴随疼痛及其部位、性质、程度和持续时间。心率加快、收缩压<90mmHg（或收缩压较平时下降>30mmHg）、脉压差缩小、脉搏细速、呼吸浅快、体温过低，提示低血容量性休克，意识障碍和排尿困难者需留置导尿管，危重大出血者必要时进行中心静脉压、血清乳酸测定，老年伤病员常需心电、血氧饱和度和呼吸监护。特别是对于非显性出血（包括内脏出血和不明原因、部位的出血）的伤病员加强重点监测。

（一）一般状况（精神、意识）

1.失血量少，在400ml以下，血容量轻度减少，可由组织液及脾贮血所补偿，循环血量在1小时内即得改善，通常没有自觉症状。

2.当出现头晕、心慌、冷汗、乏力、口干等症状时，表示急性失血在400ml以上。

3.如果有晕厥、四肢冰凉、尿少、烦躁不安时，表示出血量大，失血至少在1200ml以上。

4.若出血仍然继续，除晕厥外，尚有气短、无尿，表示急性失血已达2000ml以上。

（二）脉搏

脉搏的改变是失血程度的重要指标。急性出血时血容量锐减、最初的机体代偿功能是心率加快。小血管反射性痉挛，使肝、脾、皮肤血窦内的储血进入循环，增加回心血量，调整体内有效循环量，以保证心、肾、脑等重要器官的供血。一旦由于失血量过大，机体代偿功能不足以维持有效血容量时，就可能进入休克状态。

（1）当大量出血时，脉搏快而弱（或脉细弱），脉搏增至100~120次/分以上，失血估计为800~1600ml。

（2）脉搏细微，甚至扪不清时，失血已达1600ml以上。

（3）有些伤病员出血后，在平卧时脉搏、血压都可接近正常，但让伤病员坐或半卧位时，脉搏会马上增快，出现头晕、冷汗，表示失血量大，如果经改变体位无上述变化，测中心静脉压又正常，则可以排除大出血。

（三）血压

血压同脉搏一样，其变化是估计失血量的可靠指标。

1.当急性失血800ml以上时（占总血量的20%），收缩压可正常或稍升高，脉压缩小。尽管此时血压尚正常，但已进入休克早期，应密切观察血压的动态改变。

2.急性失血800~1600ml时（占总血量的20%~40%），收缩压可降至70~80mmHg，脉压缩小。

3.急性失血1600ml以上时（占总血量的40%），收缩压可降至50~70mmHg，更严重的出血，血压可降至零。

4.休克指数　休克指数=脉率/收缩压.正常值为0.58，表示血容量正常。指数=1，大约失血800~1200ml（占总血量20%~30%），指数>1，失血1200~2000ml（占总血量30%~50%）。

（四）其他体征

1.皮肤 皮肤、黏膜、口唇、甲床颜色苍白或发绀，皮肤湿冷，多提示有效循环血容量不足；毛细血管再充盈时间>2~3秒，提示循环功能障碍。

2.尿量 是反映组织灌注情况有效而简便的定量指标，尿量<25ml/h提示有效循环血容量不足。

3.中心静脉压 是评估血容量和右心功能的重要指标，有条件时予以动态评估，中心静脉压<5cmH$_2$O提示有效循环血容量不足，>12cmH$_2$O或持续升高而外周动脉压正常或偏低表明心功能不全。

（五）辅助检查

血红蛋白测定、红细胞计数、血细胞压积可以帮助估计失血的程度。在急性失血的初期，由于血浓缩及血液重新分布等代偿机制，上述数值可以暂时无变化。一般需组织液渗入血管内补充血容量，即3~4小时后才会出现血红蛋白下降，平均在出血后32小时，血红蛋白可被稀释到最大程度。如果伤病员出血前无贫血，血红蛋白在短时间内下降至7g以下，表示出血量大，在1200ml以上。大出血后2~5小时，白细胞计数可增高，但通常不超过15×10^9/L。但在肝硬化、脾功能亢进时，白细胞计数可以不增加。尿素氮，上消化道大出血后数小时，血尿素氮增高，1~2天达高峰，3~4天内降至正常。如再次出血，尿素氮可再次增高。尿素氮增高是由于大量血液进入小肠，含氮产物被吸收。而血容量减少导致肾血流量及肾小球滤过率下降，则不仅尿素氮增高，肌酐亦可同时增高。如果肌酐在133μmol/L以下，而尿素氮>14.28mmol/L，则提示上消化道出血在1000ml以上。必要时可行CT、超声、DSA等检查来判断出血部位及出血量，如颅内出血、内脏脏器出血及其他不明原因出血。

（六）急救措施

在群体性伤害事件急救现场，对于所有出血伤病员，均须立即给予必要的止血措施。快速有效把血止住，是救治创伤性外出血的主要目的。根据外出血种类不同，止血方法也不同。

1.毛细血管出血 血液从创面或创口四周渗出，出血量少、色红，找不到明显的出血点，危险性小。这种出血常能自动停止。通常用碘酊和酒精消毒伤口周围皮肤后，在伤口盖上消毒纱布或干净的手帕、布片，扎紧就可止血。

2.静脉出血 暗红色的血液缓慢不断地从伤口流出，其后由于局部血管收缩，血流逐渐减慢，危险性也较小。止血的方法和毛细血管出血基本相同。抬高患肢可以减少出血，在出血部位放上几层消毒纱布或干净手帕等，加压包扎即可达到止血的目的。

3.骨髓出血 血液颜色暗红，可伴有骨折碎片，血中浮有脂肪油滴，可用敷料或干净多层手帕等填塞止血。

4.动脉出血 血液随心脏搏动而喷射涌出，来势较猛，颜色鲜红，出血量多，速度快，危险性大。动脉出血急救，一般用间接指压法止血。即在出血动脉的近端，用拇指和其余手指压在骨面上，予以止血。在动脉的走向中，最易压住的部位叫压迫点，止血时要熟悉主要动脉的压迫点。这种方法简单易行，但因手指容易疲劳，不能持久，所以只能是一种临时急救止血手段，而必须尽快换用其他方法及应用辅助器材。包括：加垫屈肢止血法，四肢膝、肘以下部位出血时，如没有骨折和关节损伤，可将一个厚棉垫、泡沫塑料垫或绷带卷塞在腘窝或肘窝部，屈曲腿和臂，再用三角巾、宽布条、手帕或绷带等紧紧缚住。止血带止血法，止血带分橡皮止血带、布制止血带（大三角巾、大手帕叠成条状）和临时止血带等。方法是，将止血带放置于出血部位的上方，将伤肢扎紧，把血管压瘪而达到止血的目的。此种止血法只适用于四肢部位血管的出血。

三、气道通畅性的判定与现场急救

突发群体伤发生时，判断伤情是实施现场急救的基本前提，其过程主要包括对现场环境的安全性进行判断，以及对伤病员进行快速初始检伤分类，及时做出得当的处置。其中，气道评估是伤情评估中最基本和最重要的环节。

（一）呼吸状况检查

可采用视、听和检等方法检查突发群体伤现场负伤人员的呼吸状况、判断是否存在呼吸道阻塞。

一视，先检查头面颈胸部有无创伤伤口，再通过观察伤病员胸廓起伏程度大小或快慢起伏，可判断呼吸的深浅和频率，若胸廓起伏程度大但频率慢则表示呼吸深而慢，相反，若胸廓起伏程度小但频率快则表示呼吸浅而快，甚至感觉不到胸廓起伏表示呼吸暂停。

二听，是听有无呼吸音或有无异常呼吸音，如有鼾声，则可能由舌后坠所致；有喘鸣音，可能由喉头、上呼吸道阻塞所致；有漱口声，则判断可能由咽部分泌物存留所致；有喝咔声，则判定可能由气管下部或支气管阻塞所致；听到异常呼吸的声音，若有开放性气胸，可采用胸腔密封贴封闭包扎伤口；若有张力性气胸立即进行胸腔穿刺减压。

三检，是检查有无面唇发绀、呼吸困难、痛苦表情、躁动不安、脉搏细速、意识不清等表现。

（二）气道检查

如果伤病员不能讲话或无意识，应进一步检查气道，若有气道阻塞，应停止检查，快速清理口鼻处异物，采用仰面提颏法或托下颌角法打开气道。伤病员昏迷易舌根后坠阻塞气道，应使用鼻咽或口咽通气道等快速简单方式开放气道，尽可能保持复苏体位。

（三）现场处理

气道开放技术即通气技术，是基本急救技术中的重要组成。呼吸是人体生命的重要体征，伤病员如果在4~6分钟内呼吸道阻塞不能解除，将会导致不可逆脑损伤，甚至危及生命。在突发群体伤现场环境中，颌面损伤、颅脑损伤、各种烧伤、胸部爆震伤、气管外压迫、气管内异物等都是导致气道阻塞的主要原因。

气道阻塞是危重伤病员早期死亡的重要原因之一。及时有效地开放气道、保持气道通畅是抢救伤病员的首要步骤。气道开放技术既包括简单的手法开放，也包括复杂的人工气道建立。熟悉气道的解剖特点，掌握常用的气道开放技术，根据伤病员情况和救治条件选用适宜、有效的气道开放和管理措施，对提高救治效果十分重要。

在突发群体伤现场环境下，通气的目的是指保证良好通气和氧合，根据实施的难易程度和具体需求，通气技术分为无创气道通气、声门上气道通气和声门下气道通气三个等级，其中无创气道通气和声门上气道通气更加适合现场急救，而声门下气道通气多应用于更加危急、紧急的情况。

1.无创气道通气法 指操作者不使用任何气道工具来保证伤病员气道开放，包括徒手开放气道和复苏体位。

（1）击背法

【**适用范围**】气道内异物阻塞，多为血凝块、碎组织等异物阻塞。

【**操作方法**】施救者将手置于伤病员的胸骨部，起支托作用；另一手掌猛击负伤人员的两肩胛之间的脊柱，连击数次（一般4~5次），直至异物清除。

【**注意事项**】

①清醒伤病员可取坐位或站位。

②昏迷伤病员，则取俯卧位或半俯卧位。

击背时，施者救的另一只手放在伤病员的胸骨部，起支托作用。

（2）手指掏出法

【**适用范围**】口咽异物造成的气道阻塞。

【**操作方法**】将伤病员头偏向一侧，打开口腔；用食指从上口角贴颊部伸入伤病员口咽，掏出异物。

（3）腹部冲击法 亦称海姆立克法。通过急速推压上腹部，造成人工咳嗽，以排出异物。

【**适用范围**】气管内异物造成的气道阻塞，使用手指掏出法无效时。

【**操作方法**】

①自救 伤病员取前倾立位，以拳头、扶手栏杆等物体抵住上腹部，连续向内向上冲击挤压。在出现这种情况较多且危及时，可以作为备选方案，在救助一名伤病员时，口述并同时示范给其他伤病员，从而实现自救。

②互救 两臂从后向前环抱伤病员，成弓步，使其臀部倚靠在施救者大腿上，身体前倾，施救者一手握拳置于脐上，另一手抓握拳头；连续快速向内向上冲击挤压上腹部，使异物排出。

【**注意事项**】伤病员胸腹部严重损伤时禁用此法。

（4）托下颌角法

【**适用范围**】舌根后坠的昏迷伤病员伴头、颈部创伤。

【**操作方法**】施救者将两手放置在伤病员头部两侧；托住伤病员下颌角，用力向上托下颌；如伤病员紧闭双唇，可用拇、食指把口唇分开。

【注意事项】下颌部伤病员禁用此法。

（5）仰面提颏法

【适用范围】舌根后坠的昏迷伤病员。

【操作方法】伤病员仰卧，一只手掌外缘下压伤病员额头；另一手抬起下颏，使其头部后仰，打开口腔。

【注意事项】有面部伤或下颌骨折的伤病员禁用此法。

（6）恢复体位

【适用范围】施救者不能留在身边或等待后送的无意识伤病员。

【操作方法】动作要领概括为"一抬、二靠、三拉、四校"。

一抬　伤病员仰卧，施救者跪在伤病员一侧，将其近侧上臂外展与身体成直角，屈肘，抬起前臂，手掌朝前，与颅顶同高。

二靠　将伤病员远侧手臂拉过胸前，使其手背贴近颈部。

三拉　施救者将手置于伤病员对侧腘窝处，使膝关节屈曲，轻拉膝关节外侧，使其侧卧。

四校　校正伤病员上方大腿，使髋关节和膝关节屈曲成直角，调整头部使其后仰。

【注意事项】如伤病员有开放性气胸，尽量使伤侧在下。

2.声门上气道通气法　声门上气道通气工具包括口咽通气道、鼻咽通气道、喉罩和喉咽通气道等。

（1）口咽通气道通气法　口咽通气道是一种由弹性橡胶式塑料制成的硬质人工气道，白色，为弧形扁管，具有方便吸痰、改善通气等功能。

【适用范围】无意识、无咳嗽反射、无呕吐反射的伤病员。

【操作方法】评估伤病员意识与呼吸情况，清理口腔分泌物：伤病员取平卧位、头后仰；测量口咽通气道的长度为伤病员同侧口角至下颌角的距离；一手拇指与食指交叉用力分开伤病员上下唇齿，另一手将口咽通气道弓背朝下置入口腔，遇阻力时旋转180度成正位，顺势向下推送至通气道边缘紧贴伤病员门齿；检查是否有气体从导管内流出；口咽通气道放置成功后，以双"Y"型胶带交叉固定，以免脱出。

【注意事项】

①及时清除口腔分泌物，防止发生误吸。

②门齿有折断或脱落危险的伤者禁用。

（2）鼻咽通气道通气法　鼻咽通气道由硅胶制成，具有柔软、操作简单、不需要特殊器械，并能在数秒内迅速获得有效通气。

【适用范围】对昏迷伤病员维持气道通畅，更适用于口腔不宜打开者。

【操作方法】伤病员取平卧位，头后仰；清除伤病员鼻腔分泌物；测量鼻咽通气道插长入度，一般以鼻尖至耳垂的距离为宜；润滑管道减少鼻腔损伤；鼻咽通气道弯曲朝下，从一侧鼻孔插入，沿鼻中隔向内推送至测量的插入长度为止；检查管口是否有气流。

【注意事项】

①及时清除鼻腔分泌物，防止发生误吸。

②置管过程中如遇阻力，则应更换另一侧鼻孔重新插入。

③如果有血液从伤病员鼻腔流出，禁用鼻咽通气道。

（3）喉罩通气法　喉罩是一种带套囊的喉周封闭气道工具，有较好的通气效果并且能够防止食物反流，喉罩的通气效果与气管插管相似，对实施通气时使用功能的依赖性低，具有较好的可操作性。

【适用范围】颈椎损伤及有呕吐症状的伤病员。

【操作方法】一般根据伤病员体重选择适宜的喉罩，喉罩气囊充气使用前需要快速检查外观及充气囊是否破损或异常。伤病员取平卧位，头部轻度后仰，清理呼吸道；一手持喉罩充气囊，另一手用20ml注射器缓慢抽气，使前端形成一个倒立的扁平勺状。润滑剂涂抹喉罩背侧及充气囊底部；一手持笔状握住喉罩柄，另一手打开口腔，使其张口度达到最大，将喉罩通气口方向朝向下颌插入口腔，直至喉罩尖端遇到阻力不推送，门齿刻度应位于喉罩柄的标识线上，即放置到位；用20ml注射器充气，充气量＝（气囊型号−1）×10，气囊充分充气至足够密封，并以双"Y"型胶带固定；使用简易呼吸器与喉罩通气道连接，辅助通气，肺部听诊呼吸音。

【注意事项】

①若喉罩插后入有气道梗阻、通气效果不好，应立即拔出后重新置管。

②喉罩前端避免折叠，以免造成窒息。

（4）喉通气道通气法　喉通气道有两个气囊，上气囊能够封闭喉周，下气囊能够封闭食管，从而能够防止食物的反流和误吸。并且在喉通气道的背面有一个可以放置胃管的管道，以便进行胃肠减压。

【适用范围】颈椎损伤及有呕吐症状的伤病员。

【操作方法】根据伤病员体重选择适宜的喉通气导管，检查喉通气导管的外观及气囊是否有破裂、漏气或异常；伤病员取平卧位，打开气道并清理；将润滑剂均匀涂抹在喉通气导管气囊表面；一手握住喉通气导管，另一手打开口腔使其张口度达到最大，沿舌正中将喉通气导管插入口腔，当遇有阻力不能推进时即放置到位，门齿对齐喉通气导管的黑色标识线；气囊充气60ml；使用简易呼吸器与喉通气导管连接，辅助通气，肺部听诊呼吸音，用双"Y"型胶布交叉固定。

【注意事项】

①若喉通气导管插入后有气道梗阻，应按出后重新置管。

②不适宜长期使用，尽早更换气管导管。

3.外科气道通气法　若舌后坠、异物阻塞气道时间过久，可用托颈法、提颌法等，也可使用通气道等工具，如鼻咽通气道、口咽通气道、喉通气管等，上述方法不能解除时，应快速建立外科气道。战现场环境下建立外科气道包括气管插管术、环甲膜穿刺术、环甲膜（气管）切开术。

（1）气管插管术　实施气管插管术这项技术的措施和工具发展迅速，便携、可视化等诸多智能化手段使气管插管的难度大为降低。

【适用范围】呼吸功能不全或呼吸衰竭等。

【操作方法】根据伤病员情况，简单快速判断并选择合适型号的气管导管，检查气囊是否漏气，在导管内放入导丝并塑形，检查喉镜（或其他可视/便携插管工具）的性能；伤病员取仰卧位，打开气道并清理；救治人员用右手拇指和食指打开伤病员口腔，左手持喉镜片（其他插管工具）沿伤病员口腔向左轻推开舌体，暴露伤病员的口、悬雍垂、咽和会厌，挑起会厌，全程轻柔操作，尽量暴露声门，右手握住气管导管，使导管通过声门，导管头端距门齿距离约21~23cm；气囊充气5~10ml，外部套囊硬度适宜，听诊双肺呼吸音是否存在且对称。确认插管成功后，撤出喉镜，放置牙垫，用双"Y"型胶布交叉固定，观察通气效果。

【注意事项】

①待声门开启时再插入导管，避免导管与声门相顶，以保护声带和声门后壁黏膜，减少喉头水肿的发生。

②检查伤病员有无义齿和已松动的牙齿，将其去除或固定，以免在插管时损伤或致其脱落、滑入气道，引起窒息而危及生命。

③防止气囊滑脱。

④防止插管意外，尤其是在挑起会厌时，由于迷走神经反射，有可能造成伤病员的呼吸、心搏骤停，特别是生命垂危或原有严重缺氧、心功能不全的伤病员更容易发生。所以，气管插管时，不仅仅是简单的插管成功，还需要插管操作医生等人员的综合经验。

（2）环甲膜穿刺术

【适用范围】喉头水肿引起的阻塞，尤其是声门区阻塞，严重呼吸困难，来不及建立人工气道或者尝试建立声门上气道失败后又急需解决通气阻塞问题的伤病员。

【操作方法】施救者将伤病员仰卧，头向后，充分挺出颈部。施救者站在伤病员右侧，左（右）手拇指及食指固定伤病员环状软骨，右（左）手持注射针头或较粗管腔针头1~3根（专用穿刺装置）刺入环甲膜，空气即可经针头出入，解除窒息。以上措施只能起到暂时缓解作用，仍应尽快改用手术刀片将环甲膜切开。

【注意事项】

①穿刺时有突破感后停止穿刺，避免损伤气管后壁。

②必须回抽有空气，确定针尖在气管内。

③如穿刺点皮肤出血，延长压迫时间。

④如发生皮下气肿或少量出血予以对症治疗。

（3）环甲膜切开术

【适用范围】喉梗阻或气管阻塞，环甲膜穿刺术后仍需建立声门下气道通气的负伤人员。

【操作方法】用尖刀片或其他锐利刀片切开环甲膜区域的皮肤（解剖清晰者采取横向切口，解剖不清晰者采取纵向切口），露出环甲膜，贴近环状软骨上缘横形刺入环甲膜，旋转刀片90°，刀刃向足侧，向一侧牵拉手术刀扩大切口，吸净气道内血液及分泌物，使气道通畅后置入导丝，通过导丝引导放入气管导管；固定好气管导管。

【注意事项】如怀疑有颈椎损伤，不要过度拉伸伤病员颈部。

（4）气管切开术　气管切开术是保持呼吸通畅的一种重要措施，无论突发群体伤时或平时应用均较广。按气管切开的部位可分为高位气管切开术和低位气管切开术，前者在甲状腺峡部之上，切开第1、2气管软骨环，操作简便迅速，但易伤及环状软骨，引起喉部狭窄；后者在峡部以下，切开第3、4气管软骨环，术后并发症较少，临床应用较广。

气管切开按缓急程度分为常规气管切开术和紧急气管切开术。常规气管切开术是按正规的手术步骤进行，无菌要求严格，并发症少，较为常用。紧急气管切开术要求技术熟练，并发症较多。

【适用范围】

①咽、喉和气管上段病变引起明显呼吸困难，如创伤、炎症和异物等。

②下呼吸道分泌物堵塞造成严重呼吸困难，如脑外伤、胸外伤或各种昏迷伤病员。

③预防性切开，如颌面、口腔和咽喉等大手术。

【操作方法】

①术前准备　主要做好器械物品和评估等准备工作。

②体位　伤病员取卧位，头后仰，保持颏、喉结和胸骨上切迹位于正中线上，可将肩下垫高，充分显露颈部。

③消毒及麻醉　颈部皮肤常规消毒，铺无菌洞巾。一般选用局部麻醉，伤情危急时可不用麻醉。

④切开皮肤　自环状软骨下缘至胸骨上缘作一长4~6cm的纵切口，逐层切开皮肤、皮下组织和颈阔肌。

⑤显露气管　分离皮下组织，把颈阔肌拉向两侧，显露颈白线。切开颈白线，向两侧钝性分离舌骨下肌群并拉开，分离范围不宜过宽。两侧拉钩要用力均匀，保持气管正中位。以右手示指在正中扪及有弹性的管状物即为气管。

⑥切开气管　从甲状腺峡部下缘沿其后面作钝性分离，并向上方牵拉，暴露第3、4气管软骨环。若峡部较宽不易拉开，可切断峡部，暴露气管。施救者左手拇指和中指固定第1、2气管软骨环或持气管钩钩住该处环间韧带，右手持尖刀，使刀刃向上，由下而上，自内向外挑开切断相邻2个气管软骨环。切开时务必使气管保持正中位。气管前筋膜不单独分离，连同气管一起切开。切开气管后，立刻用气管扩张器或止血钳将气管切口撑开，或进行气管开窗。迅速插入吸引管，吸出血液和分泌物。

⑦插入套管　将预先选好的气管套管拔出内管，放入管芯，自气管切口向下弧形插入。迅速取出扩张器，抽出管芯，插入内管，检查有否气体或分泌物出来。将套管两旁的布带绕过颈后部打结固定，结的松紧以能插入一指为宜。

⑧关闭切口　用一块从一侧剪开至中心的纱布，垫于套件与切口之间。皮肤切口一般不缝合或略加缝合，以减少皮下气肿的发生和便于引流。

⑨术后处理 再次检查伤病员生命体征，观察呼吸情况。气管套管内管应每隔4~6小时清洗一次，以防分泌物积聚阻塞气管；切口前的纱布应及时更换，保持清洁防止感染。

拔管时间视伤病员情况面定。拔管前应试验性堵管：先将气管套管外口用塞子堵塞一半，1~2日后再堵2/3，直至全部堵塞。2~3日后如无呼吸困难即可拔管，拔管后用油纱布堵塞伤口，使伤口自深部向外逐渐愈合。

【注意事项】

①遵守无菌操作原则，避免感染。

②始终保持伤病员颏、喉结和胸骨上切迹位于正中线上。操作时不要向一侧分离过多或两侧拉钩用力不一致，以防气管偏斜，切口不正。切勿将颈动脉误认为气管切开，引起致命性出血。

③切口内要彻底止血，必要时可先行结扎切断颈前静脉，尽量避开甲状腺奇静脉丛，以免误伤出血。

④切开气管时不可用力过大，不可在伤病员咳嗽时切开，以防下刀过深切破食管。

⑤伤病员颈部不宜抬起过高，分离颈部组织时位置不能过低，以防撕破胸膜顶引起气胸。

⑥气管切口不宜过大，皮肤切口不要缝合过紧，以防气体从套管旁进入皮下，形成皮下气肿。

（5）胸腔穿刺术

【适用范围】出现缺氧、呼吸窘迫、低血压或疑似张力性气胸的伤病员。

【操作方法】评估伤病员呼吸频率、胸廓活动度和活动状态及呼吸音。确认是张力性气胸后，打开穿刺针外包装，取下穿刺针栓，与注射器连接，备用；锁骨中线第2肋间或腋中线4~5肋间；消毒穿刺部位，面积大于直径10cm；左手绷紧穿刺部位皮肤，右手持穿刺针垂直进针。进针深度以针栓外露1cm左右为宜。左手食指与拇指固定针栓，右手抽出针芯；判断穿刺部位有无气流；取两条"Y"型胶布交叉固定穿刺针；再次评估负伤人员呼吸频率、胸廓活动度和活动状态及呼吸音。

【注意事项】

1.穿刺应紧贴肋骨上缘进针，以免刺伤肋间血管和神经。

2.在穿刺过程中应避免咳嗽。

3.在转运过程中，可用纱布覆盖穿刺针尾，防止污染物直接进入肺内引起感染。

第三节 现场紧急处置要点

面对多种多样的伤情，高效的检伤分类之后，及时有效的现场处置在很大程度上影响或决定着伤病员伤情的预后情况。熟练掌握各类伤情的急救措施是急救人员的必备素质之一。

一、中暑

酷暑环境中大批量中暑人员的现场紧急处置，应当快速实现对伤病员的降温。快速降温首要需将伤病员转移至脱离高温环境的场所，在阴凉通风处进行下一步处置。如果有高温设备，可将室温控制在20℃左右。进行物理降温，用常温水、酒精喷洒或擦拭全身，其中在散热较集中的部位如颈部大血管、腋窝、腹股沟等处进行冷敷可收获更好的降温效果。同时需要监测伤病员的生命体征，尤其每15分钟要测量一次体温。要尽可能的将核心体温降至39℃以下。此外，伤病员需要尽快补充液体和电解质，可口服生理盐水或建立静脉通路。也可以口服藿香正气水或人丹。在这些现场处置的基础上，尽快转运至医院进行救治。

二、冻伤

冻伤是由于人体长时间在极低温环境中暴露而导致的组织冻结性冷损伤。在冬季及严寒地区出现大规模群体性伤害事件时，有可能产生如此情况，形成大批量冻伤伤病员。冻伤的病理生理改变是因低温使肢体局部发生微循环障碍。因此，低温、潮湿、大风、降雪等环境因素可造成冻伤，长时间肢体不活动、受压迫、进食少、营养不良等也是造成冻伤的重要因素。由此看来，对于大批量冻伤伤病员的现场紧急处置，应当在于立即将伤病员撤离低温环境，脱掉潮湿的衣物及鞋袜，以干燥的可保温的遮蔽物覆盖，如毛毯、被褥等。以40℃左右的温水将伤者复温，不可直接用过高的温度复温，可以给予热饮料，如热茶水、咖啡、牛奶、姜汤等，可以进食的要适当补充含热量较高的食物。在此基础尽快转送至医院。

三、淹溺

人员淹溺在水中，可能存在两方面主要伤情，其一是有大量水分灌入呼吸道，经毛细血管渗至肺泡，形成肺水肿，导致呼吸功能障碍。其二是由于呼吸道的保护性反射运动，呼吸道关闭，并没有大量水分灌入呼吸道，而因在水中无法呼吸而导致呼吸心搏骤停。研究显示，大量水分灌入呼吸道的情况是相对少数的，绝大多数淹溺人员的肺内尚未涌入大量水分，而已经出现呼吸心搏骤停。因此，淹溺人员的现场紧急处置，应首先尽快判明有无呼吸心搏骤停，如发现即要立即进行心肺复苏。切勿盲目试图将呼吸道内水分倒出而延误救治时机。如果有条件，可尽快对淹溺人员给氧、静脉输液和补充电解质等治疗。另外，淹溺人员要警惕是否存在低体温情况，若体温过低，要及时复温，以避免出现因低体温而导致的其他伤情。

四、地震

对于地震灾害现场，救护人员到场后，要首先确认现场环境安全，防止可能发生的余震对救护队伍造成伤害。对于已经从倒塌的废墟中救出的伤病员，救护人员要快速清除伤者头部、胸部、腹部的沙石土块，检查口腔及呼吸道，清理口鼻腔中的异物，保持呼吸道通畅。然后立即检查伤情，按照检伤分类的办法，区别不同伤病员的伤情并分类优先救治的顺利。遇到颅脑外伤、神志不清、面色苍白、血压下降等但有救治希望的伤病员要对其进行必要的支持性处置，然后立即后送。一般肢体骨折要进行固定。若怀疑有脊柱损伤，要3~4人协同搬运，限制伤者的头颈、胸、腰部运动，防止脊柱损伤进而引发脊髓损伤。若有开放性出血伤口，要进行止血操作后送至医院。尚未从废墟中救出的幸存者，需要尽快为其建立通风孔道，以防止其长时间埋在废墟中因换气不畅而出现窒息的情况。

五、烧伤

烧伤人员要立即脱离火源，先行对伤口进行降温。对于轻度烧伤的伤病员，可以用大量冷水冲淋烧伤的部分使其降温，但对于Ⅲ度烧伤或烧伤面积较大的情况，冷疗的意义已经不明确，要禁止冷疗。正确的处置办法应是在创面覆盖干净的敷料，及时后送。烧伤伤口处有衣物粘连时，不可强行撕脱，否则会加重创面损伤程度。伤口出现水泡时不可随意破坏水泡，已经破溃的水泡应清理并使用外用药膏防止感染。浓酸碱所致的化学烧伤，要用大量清水冲洗30分钟以上。如果烧伤部分在面部，则需要注意保护眼、耳、鼻、口腔，防止液体流入。干化学物品烧伤不可用水清理，防止化学品遇水溶解释放更多热量。烧伤伤病员需要防止感染并防止液体丢失造成休克，应注意对症支持治疗。皮肤烧伤的外观修复性治疗则需专科诊治。

六、出血

止血技术是外伤急救技术之首，有效止血可减少出血，保存有效的血容量，防止发生休克。进行止血操作时首先要判断出血的情况，属于大血管出血、毛细血管出血还是脏器破裂出血，属于动脉血还是静脉血。准确的判断是有效止血的关键。对于可见的伤口，止血最常用的办法是加压包扎止血法。紧急情况下，有条件的可以用生理盐水冲洗伤口，或者进行简单的消毒或清创。用敷料覆盖或填塞伤口，外面辅以绷带加压包扎。也可以直接用手压迫进行临时性止血。动脉出血时要明确出血位置，在其近心端结扎止血带，进行有效止血。注意在结扎止血带时，要在结扎位置用敷料衬垫，防止因结扎止血带过紧对肢体造成损伤。腹部开放伤口伴脏器出血里，可用无菌敷料进行填塞或压迫，或有条件的可以结合具体的出血情况进行针对性止血。但需尽快转送至医院进行进一步处置，以防止因现场紧急处置的环境无菌程度不满意而造成伤口感染。

七、休克

伤病员在群体性伤害事故中若出现休克，最可能的是低血容量性休克，通常是大血管损伤及重要脏器损伤所致。出现休克时需要紧急处置，以防止转送过程中持续失血导致病情加重。对于休克的现场紧急处置有以下几个方面。

（1）止血　肢体可见的活动性出血伤口，可以使用止血带止血，注意区分动、静脉出血结扎位置的区别。

（2）保持呼吸道通畅　伤病员出现休克时要注意保持呼吸道通畅，对于后续的复苏治疗效果有一定帮助。

（3）骨折固定　对于可能存在的骨折要及时固定，防止骨折断端对血管及脏器形成损伤。

（4）建立静脉通路　休克伤病员要及时建立静脉通路，防止血容量过低后无法完成静脉穿刺。

第四节　现场镇痛技术

Key Points

1.疼痛是一种与组织损伤或潜在的组织损伤相关的不愉快的主观感觉和情感体验。根据发生的持续时间可以分为急性疼痛和慢性疼痛，突发群体伤现场以急性疼痛为主。

2.快速安全缓解急性疼痛是发生突发群体伤时除了检伤分类、时序救治、有序后送之外，又一不容忽视的重要急救措施。

3.现场镇痛技术，除了简单便捷的口服、注射用药镇痛外，条件允许时也可在现场采用神经阻滞、伤病员自控镇痛等技术进行镇痛，以期待进一步救治。

突发群体伤发生的情况下，除了解决紧急危及生命的创伤外，快速安全缓解疼痛也是非常重要的现场急救措施。疼痛被WHO定义为人类除血压、呼吸、脉搏和体温之外的第五大生命体征。创伤引起的剧烈疼痛可导致血压下降、虚脱休克等严重后果，甚至直接危及生命。

一、口服镇痛药物

【适用范围】所有具有吞咽功能、不影响进食，不影响伤情判断的伤病员。

【操作方法】主要根据疼痛程度选择不同镇痛强度的口服镇痛药物。

（一）麻醉性镇痛药

麻醉性镇痛药又称阿片类镇痛药。理想的镇痛药有下列特点：强效镇痛，无呼吸抑制，无心血管效应，无恶心呕吐，无致幻作用，无躯体和精神依赖性，不增加胆道压力，不影响胃肠功能等，其作用可被阿片受体拮抗药所拮抗。主要用于中重度疼痛。

1.吗啡样的μ受体特异性激动药

（1）吗啡　吗啡主要用于缓解急性疼痛，其制剂种类很多，口服吗啡使用方便不易成瘾，镇痛起效快、作用强大，还具有抑制呼吸、镇静、恶心呕吐和瘙痒等副作用。

【用法】

吗啡片口服10~30mg，酌情增减；

吗啡缓释片剂量为每8~12小时30mg。

【注意事项】

①颅脑损伤或出现呼吸抑制伤病员禁用吗啡。

②使用吗啡时前，准备好盐酸纳洛酮注射液，如果伤病员出现呼吸抑制症状时，立即使用纳洛酮（0.4mg，静注或肌注）进行拮抗。

（2）哌替啶　该药的镇痛镇静作用均弱于吗啡而优于可待因，也有中枢神经系统（CNS）性呼吸抑制和颅内压升高的作用，还有奎尼丁样作用，可降低心脏应激性，对心脏有直接抑制作用。对胃肠道蠕动抑制作用轻，较少引起便秘。

【用法】口服剂量为50~150mg，通常100mg，必要时每3~4小时重复。

【注意事项】不良反应与吗啡相似，使用中可致体位性低血压甚至虚脱，需要警惕。

（3）二氢埃托啡（DHE）　其镇痛效价是吗啡的12000倍，是迄今为止镇痛作用最强的麻醉性镇痛药。该药成瘾性极小，成瘾与镇痛作用明显分离，无欣快感，安全系数大于吗啡。镇痛时间维持2~4小时。

【用法】可口服、舌下含服等。舌下含服剂量为10~30μg，必要时3~5小时重复。

【注意事项】该药也可出现耐受性，戒断症状很轻，毒副作用显著低于吗啡，用量较大时可有轻度恶心、头晕、出汗，心跳加快，甚或呼吸抑制，应严密观察，必要时进行拮抗。

2.烯丙吗啡样的κ受体激动–μ受体拮抗药

镇痛新　镇痛效力是吗啡的1/4~1/3，镇静效果弱。无欣快感，成瘾性极小。

【用法】口服剂量使用从50mg开始，需要时3~4小时一次，必要时剂量可以增加到100mg，每日不超过600mg。

【注意事项】

①该药不能用于已确定有躯体依赖性的伤病员。

②该药使用量较大时可激动α受体，出现精神病样症状、焦虑不安、幻觉等。

③该药还可能出现心率加快、血压升高，所以不用于心肌梗死时的镇痛。

④与吗啡的等效剂量，该药的呼吸抑制作用稍强于吗啡，主要使呼吸减慢。

（二）非镇痛性麻醉药

以非甾体类抗炎药（NSAIDs）为主，如阿司匹林、对乙酰氨基酚、美洛昔康等，可选种类很多，主要缓解轻中度疼痛。

1.美洛昔康　该药为缓释型镇痛剂，其镇痛效果弱于吗啡，适用于轻、中度疼痛的持续镇痛。

【用法】伤后立即口服一片（7.5mg），每日用药一般不超过2次。

【注意事项】

①如伤病员有消化道损伤慎用。

②用药后密切关注伤病员反应。

2. 复方对乙酰氨基酚 该药为复方制剂，每片含对乙酰氨基酚250mg、异丙安替比林150mg、无水咖啡因50mg。用于缓解轻度至中度疼痛，用法：成人每次1~2片，每日3次。

【注意事项】

①警惕严重肝损伤。

②不能同时使用其他含有解热镇痛药的药品。

3. 氨酚羟考酮 该药为复方制剂，每片含盐酸羟考酮5mg，对乙酰氨基酚325mg，其中羟考酮属于阿片类镇痛药，有成瘾性，主要用于各种原因引起的中度、重度的急慢性疼痛。

【用法】推荐常规剂量是每6小时1片，可根据疼痛程度和用药反应调整剂量。

【注意事项】

①警惕呼吸抑制、肝脏毒性。

②有加重颅脑损伤和增加颅内压的作用。

③存在引起低血压的风险。

二、注射镇痛

注射镇痛主要包括：皮下注射、肌内注射、静脉注射等方式，可选药物品种较多，但仍然是分为麻醉性镇痛药和非麻醉性镇痛药两大类。前者有吗啡、哌替啶、芬太尼等，后者有氨基比林、酮咯酸氨丁三醇、氟比洛芬酯等。其注意事项与口服相应类别药物的一致，与剂型相关性不大。

（一）麻醉性镇痛药

1. 吗啡

【用法】盐酸吗啡注射液初始剂量10mg（5~20mg，单次10mg是按70kg体重的成人设计）皮下或肌内注射；10分钟后有条件时应重新评估；必要时，每10分钟重复剂量，以控制严重疼痛。

2. 哌替啶

【用法】成人肌内注射常用量：一次25~100mg，一日100~400mg；极量：一次150mg，一日600mg。静脉注射成人一次按体重以0.3mg/kg为限。

3. 芬太尼 芬太尼肌注时镇痛作用达峰时间为20~30分钟，静脉注射为3~5分钟。

【用法】单次肌注0.1mg镇痛作用持续1~2小时，静脉注射则持续0.5~1小时。芬太尼还有透皮贴剂，但是不适合用于慢性疼痛。

（二）非麻醉性镇痛药

1. 酮咯酸氨丁三醇 该药适用于需要阿片水平镇痛药的急性较严重疼痛的短期治疗，不适用于轻度或慢性疼痛的治疗。

【用法】静注时，注射时间不少于15秒；肌注缓慢给药，并注射于肌内较深部位。静注或肌注后30分钟内开始产生镇痛作用，1~2小时后达到最大镇痛效果，作用持续时间4~6小时。

（1）成人单次用药　肌注剂量：65岁以下，一次60mg；65岁或以上、肾损伤或体重低于50kg，一次30mg。

静注剂量：65岁以下，30mg；65岁或以上、肾损伤或体重低于50kg，一次15mg。

（2）成人多次给药　静注或肌注：65岁以下，建议每6小时静注或肌注30mg，最大日剂量不超过120mg。65岁或以上、肾损伤或体重低于50kg，建议每6小时静注或肌注15mg，最大日剂量不超过60mg。对于反跳性疼痛，无需增大给药剂量或者频率。除非属于禁忌，应考虑同时给予低剂量阿片类药物来消除疼痛。

2.氟比洛芬酯　该药的给药途径为静脉注射，不可肌内注射。

【用法】成人每次静脉给予氟比洛芬酯50mg，尽可能缓慢给药（1分钟以上），根据需要可以用于镇痛泵，必要时可重复应用。并根据年龄、症状适当增减用量。一般情况下，本品应在不能口服药物或口服药物效果不理想时应用。

三、神经阻滞镇痛

神经阻滞镇痛疗法是利用神经阻滞技术达到解除疼痛改善血液循环，减少疼痛引起的并发症的一种常用治疗方法。神经阻滞镇痛不同于配合手术的神经阻滞后者的作用，目的是在一定的局麻药效时间内阻断痛觉传导，消除疼痛，以便于手术的施行，而且局麻药物的作用是完全可逆的；而神经阻滞镇痛疗法虽然源于临床麻醉的神经阻滞，但其药物构成、作用机制、临床目的则完全不同，该疗法采用较低浓度、较小剂量的局麻药和糖皮质激素等药物（如消炎镇痛液常用配方：2%利多卡因5ml、复方倍他米松7mg、维生素B_6 200mg、弥可保1mg，加生理盐水至20ml），经多次阻滞产生超过局麻药效时间的镇痛作用，并可获得消除炎症、改善功能等其他疗效，药物的作用是长时间存在的。在临床的神经阻滞镇痛中，多采用较低浓度、较小剂量的局麻药（利多卡因和（或）罗哌卡因）进行阻滞镇痛，激素应用较少，安全性高。在突发群体伤的伤病员救治的镇痛中，建议采用临床镇痛常用方案即可。

这种镇痛方式的最大的难点是神经定位，所以对施救者的操作技能要求比较高。传统的解剖定位和神经刺激仪定位方法，使可以定位的神经部位受限，且在盲探状态下，定位的准确性差。而近几年发展起来的可视化技术的应用大大提高了神经定位的准确性，如超声引导下神经阻滞。这在很大程度上实现了神经可视化、使神经定位更加准确。批量伤病员出现时，准确定位和娴熟的阻滞技术一定会为突发群体伤的救治发挥重要作用。

四、自控镇痛

自控镇痛（PCA）主要应用于术后疼痛和癌性疼痛的治疗。随着PCA设备的改进和适应证的扩大，在疼痛治疗中已逐步形成了以PCA为主的一套治疗体系。

由于个体间对疼痛的反应及其对各种镇痛药物的敏感程度不同，不同个体对阿片药剂量需求存在着很大的个体差异，PCA是在伤病员感觉疼痛时按压启动键，通过由计算机控制的微量泵向体内注射定量的药物。其特点是在设置的范围内，伤病员自己按需要调控注射药物的时机和剂量，达到不同个体、不同时刻、不同疼痛强度下的不同镇痛要求。PCA技术简化了镇痛的给药途径，增加了个体的主动参与感，提高镇痛治疗的敏感性和镇痛效果。PCA技术已经被医护工作者广泛接受，成为麻醉和疼痛临床常用的一种镇痛方法。

根据给药途径和参数设置的不同，PCA可分为硬膜外PCA（PCEA）、静脉PCA（PCIA）、皮下PCA（PCSA）或神经干PCA（PCNA）等。考虑到突发群体伤发生的环境和情形，相比而言，PCIA的应用更具有可行性，适用于急性疼痛和非脊神经分布区的疼痛。对于镇痛药物，主要根据伤病员的疼痛程度和负伤情况、结合药物的理化性质对麻醉性镇痛药、非麻醉性镇痛药等常用药物进行选择配伍。

阿片类药物有效血药浓度的个体差异很大，应根据伤病员的疼痛程度和药物性质进行PCA参数的设定，尤其是背景输注剂量要从小剂量开始，镇痛不全需调整剂量时增幅以30%左右为宜。一旦发生呼吸抑制，应立即终止阿片类用药，给氧并用纳洛酮对抗。上述由阿片类药物引起的不良反应均可用纳洛酮对抗，但值得注意的是，经纳洛酮对抗后，在不良反应消失的同时，疼痛会明显加重。给下一步的处理带来困难。因此，重点在于预防，从小剂量开始，避免严重不良反应的发生和拮抗剂的应用。

第五节 现场救援常用基础护理技术

Key Points

1.静脉留置针的使用建议实现无针化输液，即用正压接头代替肝素帽，减少针刺伤的也便于伤病员转运。

2.胫骨粗隆内侧1~2cm处能够更快实现药物管理通道的建立且不影响心肺复苏，可作为突发群体伤现场心搏骤停伤病员急救复苏时的首选穿刺部位。

3.骨髓腔穿刺部位消毒最为理想的消毒液是氯己定乙醇消毒液。

4.突发群体伤现场对于伤病员意识的评估可采用AVPU法。

按此方法可将意识状态分为四级：A（alert）即清醒；V（verbal）即对声音刺激有反应；P（painful）即对疼痛刺激有反应；U（unresponsive）即没有反应。

5.采用面罩给氧时，一般所需最小氧流量为6L/min，以避免伤病员呼出的气体被重复吸入。

6.在给氧过程中，严格做到防火、防油、防热、防震，随时查看氧气装置情况。

一、液体通路的建立

无论是哪种灾害或事故现场，在严重伤病员的救治过程中，迅速建立安全有效的液体通路是实施各项救治措施的基础，是生命支持的非常重要的必要的途径。现场救援液体通路的建立主要有以下两种。

（一）外周静脉通路建立

在突发群体伤的现场，医疗救治条件相对简单，若有伤病员需要从外周静脉建立液体通路进行紧急救治输液，应该选择留置针穿刺，留置针穿刺操作简单，留置时间长，便于转运。

1.穿刺点的选择 选择穿刺部位皮肤完整，血管充盈弹性好的静脉，应避开关节屈曲部位，如手腕表面和肘部。建议首选前臂静脉进行穿刺，可以不影响伤病员的活动，以降低留置针意外脱落的可能，有利于伤病员的转运后送。

2.外周静脉留置针置入术操作步骤

（1）用物准备：型号适合的留置针、透明贴膜敷料、一次性止血带、碘伏（或医用酒精）、棉签、输液器、液体、胶带、马克笔、快速手消毒液等。

（2）将留置针正压接头与连接有液体的输液器螺旋接口旋转连接紧密，进行第一次排气。

（3）在穿刺点上方10cm处扎止血带，用碘伏或医用酒精消毒皮肤，范围是以穿刺点为中心直径大于8cm。

（4）取下留置针针套，旋转松动外套管，调整针头斜面，排尽留置针内空气。

（5）用非惯用手绷紧穿刺点下方皮肤，另一只手持留置针，针尖斜面向上，与皮肤呈10°~15°进针，见回血继续保持皮肤紧绷状态同时向前推外套管使其与管芯针脱离并进入静脉。固定留置针Y型接口处，松开止血带和调节器。

（6）用无菌透明贴膜密闭式固定留置针，注明置管日期、时间并签名，用胶布固定留置针延长管在手臂上。

（7）垃圾分类处理，洗手。

静脉留置针的使用建议实现无针化输液，即用正压接头代替肝素帽，避免将钢针插入肝素帽这一操作，减少针刺伤的发生，同时在突发群体伤现场救援时，无针化输液也便于伤病员转运。

（二）骨髓腔穿刺技术

在突发群体伤救援现场，面对伤病员数量大，伤情复杂的情况，会增加外周静脉通路建立的困难，耗费时间，此时应该选择更加快速的建立液体通路的方法，如骨髓腔穿刺技术。

1.穿刺部位的选择 骨髓腔穿刺理想的穿刺位点应该具有较薄的骨皮质、明显的骨性标志、较少的皮下肌肉和脂肪组织的特点，据文献报道，骨髓腔穿刺的部位有胫骨近端、髂前上棘、肱骨近端和股骨远端等部位，成人还可以选择胸骨，儿童也可以选择股骨远端。而胫骨近端即胫骨粗隆内侧1~2cm处能够更快实现药物管理通道的建立且不影响心肺复苏，可作为突发群体伤现场心搏骤停伤病员急救复苏时的首选穿刺部位。

2. 骨髓腔穿刺操作流程

（1）用物准备：骨内通路装置（有手动针、按压驱动针和钻孔针三种）、无菌手套、消毒液（优选洗必泰酒精）、半透膜敷料、液体、输液器、利多卡因、马克笔、快速手消液等。

（2）手卫生，戴手套，在操作过程中严格执行无菌技术并做好标准预防措施。

（3）可遵医嘱在准备穿刺的部位皮下注射利多卡因进行局部麻醉。

（4）穿刺部位消毒，若使用最为理想的氯己定酒精消毒液进行消毒，需要反复移动擦拭穿刺部位至少30秒；如果使用碘伏，需要使其在皮肤上停留2分钟充分待干以达到消毒的效果。

（5）确保辅助穿刺装置（如配套电钻）与骨髓穿刺针位置正确，穿刺时应有落空感，然后拔出针芯。成人使用5~10ml生理盐水，儿童使用2~5ml生理盐水进行冲管，冲管时无阻力、无渗出表示穿刺位置正确。

（6）连接输液器，开放输液或给药。

（7）粘贴半透膜敷料，标注穿刺日期和时间，签名。

（8）垃圾分类处理，摘手套，手消毒。

3. 骨内通路可输注的药物 常见急救药品、液体（包括全血），均可以通过骨髓腔内通路进行输注，其药代动力学、药效动力学与周围血管用药极为相似。

4. 骨内通路护理要点

（1）输液期间相关护理 输液期间伤病员取平卧位，穿刺侧下肢伸直外展呈中立位。躁动者可适当予以约束固定，以免穿刺针穿破皮下或骨膜下造成液体外渗。注意观察穿刺侧肢体远端血供、运动感觉及穿刺部位有无渗出肿胀、皮肤变色等感染征象。保持液体通畅，不畅时可通过转动穿刺针头或0.9%氯化钠溶液冲洗，以防堵管。

（2）输液后相关护理 有研究表明骨髓腔内输液超过12小时骨髓炎的发生率有所增加，骨髓腔内输液持续时间应不超过24小时。所以护理人员应严密观察伤病员基础生命体征及体外循环情况，并有效评估外周静脉，以利于最短时间内建立有效外周静脉通路。骨髓腔输液针拔除后按压，并用无菌纱布包扎穿刺部位并定期换药直至上皮组织形成，并持续观察局部有无出血、肿胀、感染等征象及下肢活动情况。

二、生命体征监测

在物资充足的情况下可快速应用设备监测伤病员意识、体温、呼吸、脉搏、血压等生命体征。而在突发群体伤救治现场紧急情况，设备不足的条件下生命体征监测和评估可采用如下方法。

1. 呼吸的评估 观察呼吸的频率、深度、节律、形态及有无呼吸困难和异常呼吸音。上气道部分梗阻会出现"三凹征"（胸骨上窝、锁骨上窝和肋间隙或腹上角凹陷）。伤病员呼吸微弱不易观察时，可用少许棉花置于鼻孔前，观察棉花被吹动的次数。呼吸微弱和有异常呼吸音的伤病员监测时间为1分钟。

2.脉搏的评估 测量脉搏最常用和最方便的是桡动脉的触诊，如果怀疑伤病员出现心搏骤停或者休克，应选择大动脉（如颈动脉、股动脉）进行判断。正常脉搏测30秒所测数量乘以2即为脉率，异常脉搏、危重伤病员应测1分钟。

3.血压的评估 难以用常规方法测量血压时，可采取触摸动脉搏动法粗略判断血压，能触及桡动脉搏动时，通常收缩压>90mmHg；未能触及桡动脉但能触及股动脉时，通常收缩压>80mmHg；未能触及股动脉但能触及颈动脉，通常收缩压>70mmHg。

4.意识的评估 突发群体伤现场对于伤病员意识的评估可采用AVPU法，按此方法可将意识状态分为四级：A即清醒；V即对声音刺激有反应；P即对疼痛刺激有反应；U即没有反应。同时注意观察伤病员瞳孔对光反射，有条件时注意检测血糖以辨别是否存在低血糖。

5.循环的评估 可通过对伤病员的呼吸、脉搏、血压、皮肤温度和颜色等进行综合的循环评估。

三、氧疗护理

氧气吸入是常用的改善呼吸的技术之一，突发群体伤救治现场常用的氧疗方法有氧气袋供氧和便携式氧气瓶供氧，设备有限的情况下也可用简易呼吸器进行通气。

（1）用输氧管连接氧气袋或便携式氧气瓶采用鼻导管或面罩给氧。鼻导管给氧时，可先用湿棉签擦拭鼻腔，将鼻导管末端轻轻插入伤病员双侧鼻翼，然后将导管环绕至伤病员耳后放下，根据伤病员情况调节松紧度；面罩给氧时，伤病员取仰卧位，昏迷伤病员使头部后仰，将面罩置于伤病员口鼻部，并用头带固定好，一般面罩所需最小氧流量为6L/min，以避免伤病员呼出的气体被重复吸入。

（2）根据伤情调节给氧流量，给氧过程中密切观察缺氧改善情况、导管有无堵塞或者脱出。严格做到防火、防油、防热、防震，随时查看氧气装置情况。

（3）使用简易呼吸器进行通气时，伤病员取仰卧位，清除口鼻腔分泌物，急救者位于伤病员头部，将伤病员头后仰，完全打开气道，用面罩罩住伤病员的口鼻，并用EC手法固定面罩，使面罩紧贴面部，另只手压缩呼吸气囊。简易呼吸器也可以达到加压给氧的作用，用于缺氧较严重的伤病员。

第六节 外科创伤输血

众所周知，创伤出血是创伤致死的首要原因，创伤后早期（24小时内）死亡的伤病员中，35%左右死于无法控制的出血。外科止血及输血是伤病员的主要救治措施，科学合理用血、全面规避风险、及时输血治疗，才能提高伤病员的救治成功率。

一、输血的定义

静脉输注全血或血液成分以补充全血或血液成分的丢失，缺乏或过多破坏，达到维持有效循环血量和恢复血液的携氧能力，抗感染，提高血浆蛋白，增加凝血功能的治疗目的。

二、血液成分的分类

按照我国《全血成分血质量要求》，我国临床供应的血液制剂主要是全血和成分血，成分血包括：悬浮红细胞、悬浮少白细胞红细胞、洗涤红细胞、冰冻解冻去甘油红细胞、冰冻血浆、血小板、辐照成分血等。

三、血液成分的特点及应用

1.悬浮红细胞（红细胞悬液） 从全血中移出血浆后的高浓度红细胞，用红细胞保存液悬浮制成，血细胞比容高达0.90，是目前红细胞成分应用的最佳选择。适用于临床各科的输血。用于需要提高血液携氧能力、血容量基本正常或低血容量已被纠正的伤病员、外伤或手术引起的急性失血和围手术期输血者、血红蛋白<90g/L的放疗或需手术者；低血容量伤病员可配晶体液或胶体液应用。

2.悬浮少白细胞的红细胞 每单位总量约120ml，其中含红细胞60~80ml，血浆和白膜层大部分被去除。主要适用于需要反复输血但已产生抗体的伤病员，如再生障碍性贫血、地中海贫血等。

3.洗涤红细胞 每单位洗涤红细胞的总量110~120ml，保留了至少70%的红细胞，去除了钾，氨，乳酸，抗凝剂等。主要适用于由于反复输血已产生抗体并引起输血反应的伤病员。

4.冰冻解冻去甘油红细胞 主要适用于稀有血型、Rh血型阴性的输血伤病员。

5.血小板 我国目前规定手工法由200ml全血制备的浓缩血小板为一个单位。主要适用于伤病员血小板数量减少或功能异常伴有出血倾向或表现、失血性休克、急性大量血液丢失等，输注有功能的血小板可终止或预防出血。

6.冰冻血浆 由全血制备，分离出细胞成分后冰冻保存，含有全部或稳定的凝血因子。

主要适用于补充凝血因子缺乏。用于烧伤及创伤性失血性休克，大出血，某些凝血因子缺乏的伤病员。低蛋白血症的伤病员应首选白蛋白。

7.全血 离体后，除红细胞外，其余成分均达不到治疗浓度。主要适用于急性大量血液丢失可能出现低血容量休克的伤病员。

四、外科创伤输血适应证

（一）外科创伤输血原则

（1）创伤伤病员早期快速进行晶体复苏后，需根据复苏效果进行评估，同时积极采用高级创伤生命支持，早期干预、控制出血，进行科学合理用血，及时纠正失血性贫血，提高携氧能力，并有效防治创伤凝血病，除失血性休克外，不主张用血液制品来纠正低血容量。

（2）复苏早期同时采血进行输血前相容性、输血前病原学、凝血功能、血常规、生化、动脉血气等检测。

（3）输血治疗后选择性重复监测相关指标。

（4）推荐以碱缺失和血乳酸浓度评估和监测失血和休克程度，并指导液体复苏。

（5）不推荐以单次血红蛋白（Hb）、血细胞比容（HCT）检测结果作为独立指标决定是否进行输血治疗。而应结合伤病员出血速度、血容量、临床表现、贫血持续时间和程度以及心肺功能综合考虑。

（6）不推荐单独以某个常规凝血指标来指导输血治疗。

（二）外科创伤输血方法

1.轻度失血

（1）失血量预计小于800ml或少于总血量的15%，可不输血，只输晶体盐液，补充血容量即可。

（2）失血量预计在800~1000ml以内或相当于总血量的20%、HCT<0.35，除了输晶体或胶体溶液扩充血容量外，可输注红细胞制品或代浆血补充运氧能力。

2.中度失血
失血量预计在1000~1500ml，应快速输液及一定量的红细胞。

3.重度失血

（1）失血量预计在1500~2500ml范围或大于总血量的30%，根据伤病员出、凝血情况，除输液、输注红细胞制品及全血外，适当补充血浆及白蛋白，以预防伤病员出现凝血机制障碍。

（2）失血量预计大于2500ml或大于总血量的50%，除全血和红细胞制品配合使用外，应联合使用血浆、冷沉淀、血小板等成分。

（三）外科创伤输血适应证

1.红细胞输注
纠正贫血，提高携氧能力，保证组织供氧。对于急性大量失血和血液动力学不稳定和（或）组织供氧不足的创伤伤病员，需要输注红细胞。对于复苏后创伤伤病员，推荐输注红细胞，Hb在70~90g/L、HCT在0.21~0.30时，应根据伤病员的贫血程度、心肺代偿功能、有无代谢率增高等因素决定是否输注，若合并组织缺氧症状，血乳酸浓度增高，则推荐输注。

（1）复苏后的创伤伤病员，血红蛋白>100g/L，可以不输红细胞。

（2）术后的创伤伤病员，血红蛋白<80g/L，若存在胸痛、体位性低血压、心动过速且输液无效或伴有充血性心功能衰竭的症状时，应考虑输注红细胞。

（3）血红蛋白<100g/L时，应根据伤病员的贫血程度、心肺代偿功能、有无代谢率增高等因素决定是否输注。若合并严重心血管疾病的创伤伤病员、中度和重度颅脑损伤伤病员，应考虑输注红细胞。

（4）在复苏完成后，如果伤病员合并急性肺损伤或 ARDS 的风险，应尽量避免输注含白细胞的红细胞。

（5）对于需要大量输血的严重创伤伤病员，推荐输注储存时间<14天的红细胞，以减少并发症的发生。

2.血小板输注 补充血小板预防出血和止血。

（1）血小板计数 >100×10^9/L，可以不输血小板。

（2）血小板计数 <50×10^9/L，应考虑输注血小板。

（3）血小板计数在（50~100）×10^9/L之间，应根据是否有自发性出血或伤口渗血决定。

（4）如出现不可控渗血，或存在低体温，确定血小板功能低下时，输血小板不受上述限制。

（5）创伤性颅脑损伤或严重大出血多发伤的伤病员，血小板应维持在 100×10^9/L 以上。

（6）对于大量输血的伤病员，应尽早输注血小板，根据血栓弹力图（TEG）参数及时调整血小板输注量。

3.新鲜冰冻血浆输注 补充凝血因子预防出血和止血。

（1）凝血酶原时间（PT）或活化部分凝血活酶时间（APTT）>正常1.5倍，国际标准化比值（INR）>1.5，创面弥漫性渗血，推荐输注新鲜冰冻血浆（FFP）。

（2）伤病员急性大出血输入大量库存全血或浓缩红细胞后（出血量或输血量相当于伤病员自身血容量），应尽早输注FFP。

（3）病史或临床过程表现有先天性或获得性凝血功能障碍，明确存在凝血因子缺乏的创伤伤病员，推荐输注FFP。

（4）紧急对抗华法林的抗凝血作用（FFP：5~8ml/kg）推荐输注FFP。

4.全血输注

（1）用于急性大量血液丢失可能出现低血容量休克的伤病员。

（2）伤病员存在持续活动性出血，估计失血量超过自身血容量的30%。

（3）回输自体全血不受本指征限制，根据伤病员血容量决定。

五、外科创伤输血注意事项

（一）核对要求

输血前应由两名医护人员认真核对：交叉配血报告单，血袋标签内容是否完整、血液颜色是否正常、受血者详细信息等内容是否正确；检查血袋有无破损、渗漏，均确认无误方可输血。

（二）输注要求

（1）输血前将血袋内成分轻轻混匀，避免剧烈震荡。血液内不得加入任何药物，如需稀释只能用静脉注射生理盐水。

（2）开始输注血液的速度为20滴/分，观察10分钟，伤病员无不良反应，再根据病情调整输注速度至40~60滴/分。成人一般调节在每分钟4~6ml；老年或心脏病伤病员约每分钟1ml。大量输血时速度可快到每分钟50~100ml，但不宜超过心输出量的范围，密切观察伤病员随时调整输血速度。

（3）输血过程中要严密观察受血者有无输血反应，如出现输血反应立即停止输血，维持静脉通路，立即通知医生，及时治疗和抢救；将剩余血液及输血器一并送输血科，查明原因。

（4）输血完毕后，血袋内应剩余3~5ml血液，将废血袋送交输血科保存24小时，以备必要时复查。

（三）临床护士要求

（1）在输血前须仔细核对受血者详细信息、交叉配血试验报告单和血袋标签上的内容，并检查血袋有无破损及渗漏、血袋内的血液颜色是否正常，有无溶血、混浊及凝块、有效期等。

（2）核对与检查无误后，严格无菌静脉穿刺操作技术，将血液或血液成分输给伤病员。

（3）输血过程中须密切监测伤病员，在输血开始后的15分钟内，输血速度宜慢（2ml/min），注意观察体温、脉搏、呼吸和血压，如无不良反应可适当加快；一旦出现异常情况可应立即减慢输血速度，及时向医师报告。

（4）输血结束后，认真检查静脉穿刺部位有无血肿或渗血现象并作相应处理；记录完成输血的时间，将输血记录单（交叉配血报告单）贴在病历中，并将血袋送回输血科保存24小时，以备必要时复查。

（四）紧急输血方案

1.及时补液的同时，如果时间允许，应用快速法检测受血者ABO血型及Rh血型，并进行交叉配血，选择ABO及Rh配合型的血进行输注（表2-2）。

2.来不及做Rh时，根据《临床输血技术规范》第十五条规定：急诊抢救伤病员紧急输血时Rh检查可除外。

3.如情况紧急来不及检测伤病员血型需要输血时，伤病员或伤病员家属、血液申请者（临床医师）、医务部或院领导在《知情同意书》上签名备案后可如下操作。

（1）可少量输注O+悬浮红细胞，维持生命急救最低量。

（2）可少量输注AB+血浆，维持生命急救最低量。

（3）可参照血型相容表进行血液输注。

（4）对于Rh阴性、抗筛阴性急诊伤病员，可少量输注Rh阳性的血液，维持生命急救最低量。

（5）在血袋标签上注明有关伤病员的所有细节并注明"未经配血"。

（6）发血后立即进行核对血型和配合性试验。

（7）始终密切观察伤病员情况，如有不良反应出现立即停止输血，准备抢救治疗。

表2-2　血型相容表

伤病员血型	相容的红细胞血型	相容的血浆血型
O	O	O A B AB
A	A O	A AB
B	B O	B AB
AB	AB O A B	AB

（五）大量输血方案

大量输血是指24小时内给成年人输注超过20U红细胞；或输注血液制品超过伤病员自身血容量的1~1.5倍；或1小时内输注血液制品>50%自身血容量；伤病员急性失血量达到自身血容量的30%~50%。

（1）经输血科医生同意，血液交叉配血试验可适当简化。

（2）必须按照紧急输血原则，尽早给予伤病员输血治疗。

（3）对Rh阴性的伤病员，最好给予ABO相同Rh阴性的血制品。如紧急情况下不能提供足够所需的血液，O型的Rh阴性的红细胞血制品也可少量使用。

（4）在血小板<10×19^9/L、PT>正常1.5倍时，必须考虑补充血小板和新鲜冰冻血浆，血小板维持在50×10^9/L。

六、输血不良反应分类和处理

（一）输血不良反应分类

1.免疫性反应

（1）即发反应　包括发热反应、溶血反应、过敏反应、输血相关的急性肺损伤等。

①溶血性输血反应：一般发生血管内溶血，引起血红蛋白血症和血红蛋白尿，溶血可能导致弥散性血管内凝血和血流动力学不稳定，以及与急性血管内溶血伴随而来的肾功能受损。主要是支持治疗，可通过使用利尿剂来保护肾功能等。

②过敏性输血反应：常见的有荨麻疹、皮肤瘙痒和红斑、支气管痉挛、喉头水肿、肠胃不适（恶心，呕吐，痉挛，和腹泻）、低血压、关节痛、血液嗜酸性粒细胞增多、呼吸困难、哮喘、发绀，更严重者出现过敏性休克。有些伤病员可伴发热、寒战、恶心、呕吐、腹泻、腹痛等。

可以用抗组胺或类固醇药物治疗。单纯性荨麻疹：一般严密观察，减慢输血速度。口服或肌注抗组胺药物，如苯海拉明、扑尔敏、安其敏、异丙嗪，或类固醇类药物。重度反应：立即停止输血，保持静脉通道通畅，对症治疗，严重或持续者，静注或静滴氢化可的松或地塞米松、氨茶碱等；有喉头水肿时，应立即气管插管或气管切开，以免窒息；有过敏性休克者，应积极进行抗休克治疗。

③输血相关性急性肺损伤（TRALI）：主要为急性呼吸窘迫、缺氧以及胸片双肺浸润性表现，同时伴有发热、低血压，寒战、咳嗽、气喘、呼吸急促、发绀、血压下降或先高后低的循环不稳定。肺部X线检查可见双侧肺润，但无心力衰竭。常于输血后1~6小时内发生，TRALI多于发生后48~96小时内恢复，但重症者也可发生其他严重并发症或死亡，结果有赖于及时诊断和正确的治疗。

输血期间出现呼吸困难时应立即停止输血，即使症状得以控制也不应再行输入。根据症状的轻重采取不同的治疗，包括供氧、通气支持、充足补液。大多数伤病员经过包括机械通气在内的支持治疗后可完全康复，肺部浸润性阴影可在2~4天内消失而不遗留长期后遗症。

（2）迟发反应　包括溶血反应、输血相关血小板减少性紫癜、移植物抗宿主病、血细胞或血浆蛋白同种异体免疫等。

①迟发性溶血反应：发生在输血24小时后，多半发生在输血后3~7天，出现发热、血红蛋白下降、黄疸、血浆胆红素升高、轻微发热和全身乏力感。

主要是支持治疗，症状轻者可对症处理，重者可按急性溶血性输血反应处理，可通过静脉水化和使用利尿剂来保护肾功能。

②输血相关性移植物抗宿主病（TA-GVHD）：起病突然、高热、多形性皮疹、麻疹样、红斑样及斑丘疹等；胃肠道反应有：厌食、恶心、呕吐、腹泻（水样便、血水样便）；肝功能受累；骨髓增生低下，呈现受抑制骨髓，类似继发性再生障碍性贫血、全血细胞减少以及相应的贫血、出血、感染等表现。

TA-GVHD的治疗效果极差，临床上可采用大剂量肾上腺皮质激素、抗淋巴细胞或抗胸腺细胞球蛋白等治疗，但并不能降低死亡率，伤病员多因感染死亡。

③输血相关血小板减少性紫癜：伤病员多在输血后1周左右发病。临床有明显畏寒、高热、荨麻疹、呼吸困难、胸痛和不同程度的出血，皮肤出现紫癜、瘀斑，口腔黏膜出现血泡，牙龈渗血，鼻衄，可有咯血、消化道出血及血尿，严重伤病员可因颅内出血及大出血休克死亡，死亡率高达10%。

类固醇激素和静脉注射免疫球蛋白可有效治疗这类免疫反应，也可进行全血或血浆置换等。

2.非免疫性反应

（1）即发反应　包括高热（有休克）、细菌污染反应、循环超负荷、空气栓塞、出血倾向、枸橼酸中毒、非免疫性溶血反应、电解质紊乱、肺微血管栓塞等。

①发热性非溶血性输血反应（FNHTR）：在体温升高的同时还伴有畏寒，寒战，全身不适，某些伤病员还可出现恶心和呕吐。

可以用解热药治疗，如果有剧烈的寒战，偶尔可以应用哌替啶治疗。

②输血相关性循环超负荷（TACO）：在输血过程中或输血后立即出现呼吸困难、端坐呼吸、咳嗽或胸痛，尤其是出现缺氧、肺部啰音、心动过速或者高血压等体征。少数发生心律不齐、休克甚至短期内死亡。

应予以吸氧或利尿剂治疗，继续输血时应减慢输血速度或联合应用利尿剂。

③铁超负荷：包括心律失常、胰腺功能衰竭、肝功能异常等。

如果使用螯合剂可动员出组织铁并将其排泄，整合治疗是一个缓慢的治疗过程，如果在铁离子广泛沉积于组织之前就开始治疗，则治疗效果显著。

④钾离子中毒：容易发生致命的心律失常。对症处理。使用洗涤红细胞可以有效的预防。

⑤枸橼酸盐蓄积中毒：不自主的肌肉震颤、手足抽搐可为首发症状，继之可出现血压下降、心律不齐、心室纤维颤动、口周麻木和肢体末梢感觉异常，出血倾向，严重时，可导致心律失常。

一旦出现枸橼酸盐中毒表现，立即减慢输血速度，应用抗心律失常药物。

（2）迟发反应　包括铁血黄素沉着症、血栓性静脉炎、输血相关性疾病等。

（二）经输血传播的病原体和疾病

1.**病毒**　经输血传播的疾病以病毒性感染为主，例如：甲型肝炎病毒（HAV），乙型肝炎病毒（HBV），丙型肝炎病毒（HCV），庚型肝炎病毒（HGV），SEN病毒（SENV），人类免疫缺陷病毒（HIV），人类巨细胞病毒（HCMV），人类嗜T淋巴细胞白血病病毒（HTLV），EB病毒（EBV），人类细小病毒（HPV B19），西尼罗病毒（WNV），人类疱疹病毒8型（HHV-8），朊病毒（Prion）等。

2.**细菌**　在于空气中和工作人员、献血者皮肤上的细菌等。

3.**螺旋体**　梅毒螺旋体、Lyme病等。

4.**原虫**　疟原虫、巴贝虫病，南美洲锥虫病等。

（三）输血不良反应处理

如果怀疑发生了输血反应，必须立即停止输血，同时保留静脉通道，并对伤病员进行评估，采取适当的措施和治疗，以减轻伤病员的主要症状和主诉，并立即组织输血反应的原因调查，检查输血相关医疗文书，记录伤病员输血反应的表现等，同时再次留取伤病员的血标本、尿标本，并和输血器、剩余血液、伤病员输血不良反应回报单等一同送至输血科进行评估并查明原因。

（1）立即停止输血，用静脉注射生理盐水维护静脉通路。

（2）立即报告上级医师，给予对症处理。

（3）密切观察伤病员病情变化并做好记录，安慰伤病员，减少伤病员焦虑。

（4）病情危急者，迅速组织抢救并做好抢救记录。

（5）临床医护人员重新核对受血者及供血者ABO血型、Rh血型、临床输血申请单、血袋标签、交叉配血试验记录等详细资料。

（6）将剩余血液、输血器、再次留取的伤病员血标本、尿标本、伤病员输血不良反应回报单等一同送至输血科进行评估并查明原因。

（7）输血科立即复检：受血者和供血者输血前、后ABO血型、Rh血型鉴定、不规则抗体筛选及交叉配血等试验，以确保输血前血样确实来自该伤病员，并确保伤病员所输血液 ABO 和 Rh 血型与伤病员相合。并将输血后血样与输血前用于交叉配血的血样进行比较，同时还需对输血后血样进行直接抗人球蛋白试验。

（8）如果怀疑为溶血性输血反应时，应立即抽取受血者血液加肝素抗凝剂，分离血浆，观察血浆颜色，测定血浆游离血红蛋白含量。检测血清胆红素含量、血浆结合珠蛋白测定、直接抗人球蛋白试验等。尽早检测血常规、尿常规（尿血红蛋白）。如果受血者已有溶血证据，临床医生应立刻着手治疗，不必等待临床和实验室检查结果。

（9）如果怀疑为细菌污染性输血反应时，应立即抽取血袋中剩余血液及输血反应后受血者血液连同静脉输液器一起做细菌学检验。

（10）如果怀疑为过敏性或非溶血性输血反应时，由临床医生对症处理。

（11）输血后如果受血者出现可经血液传播的传染病时，医务部应汇同输血科、血站共同仔细进行调查，验证受血者是否确因输注供体血而传染疾病，受血者如确诊感染HIV，应迅速报告卫生行政管理部门。

（12）临床医师按要求填写《伤病员输血不良反应回报单》送交输血科，输血科于一周内将结果反馈给相关科室。

第七节　超声在检伤分类中的应用

Key Points

1.超声作为可进入突发群体伤现场的影像学手段，可应用于任何级别的急救单元。

2.超声发现心包积液伴有右心腔塌陷、右心房压力升高和（或）心脏摆动时，提示心包填塞，可在超声引导下实施心包穿刺减压。

3.右心室扩大、室间隔从右心室偏向左心室侧（室间隔D字改变），为肺栓塞的间接征象。

4.超声可清晰显示胸壁和胸膜层结构，可鉴别气胸、肺实变和肺水肿。

5.扩展创伤超声重点评估方案EFAST可快速准确判断胸腹腔创伤出血，并可在超声引导下止血治疗。

6.超声检查下腔静脉内径及随呼吸变异率能提供伤病员容量状态信息，区分休克类型。

7.超声外周血管检查可明确是否存在动脉栓塞及静脉血栓。

8.超声可在现场快速检出肢体长骨骨折和肋骨骨折，判断是否存在骨筋膜室综合征。

9.超声辅助下可视化操作包括静脉通道建立、疼痛的神经阻滞等。

10.超声小型化及远程技术的应用扩展了超声的使用场景范围。

突发群体伤的快速评估、早期诊断和及时干预是急诊医师必须面临的挑战，超声诊断及治疗目前已经涵盖了几乎临床所有科室，包括在急重症诊治、四肢、胸腹部多发伤中的诊断价值也得到普遍认可。超声检查的方便、快捷、便携性是其他影像手段无法比拟的优势，在对不同类型伤病员的早期诊断中发挥了重要的作用。

近年来，掌上超声及远程超声得到快速发展，掌上超声的主机可缩小到手机大小的体积，重量不超过700克，"探头"就相当于超声仪，超声图像信号可通过Wifi无线传输到安装了超声APP软件的手机或平板电脑进行显示（图2-1）。掌上超声机动灵活，可在伤病员现场开展诊治，特别适合用于现场及基层临床科室应急检查、初步筛查、可视引导、远程会诊用，使超声技术得到了最大程度的延伸。同时，超声介入技术的发展，使超声引导下的许多治疗技术可在突发群体伤发生现场进行，使伤病员的治疗时间大大提前。

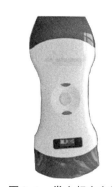

图2-1　掌上超声主机

图像通过WiFi传输到安装有超声APP软件的手机或平板电脑上

一、心脏创伤

超声心动图是实时观察心脏及大血管结构功能的最佳影像手段。对心脏相关的危重症可以提供许多有重要价值的信息，成为临床医师的另一个"听诊器"。常用的心脏探查部位包括：胸骨旁、心尖、剑突下、胸骨上窝，每个部位又有长轴和短轴的系列切面。

（一）心包填塞

心包填塞是临床常见的危重症之一，多继发外伤或心脏术后、急性心包炎症、恶性肿瘤等基础疾病，需积极的穿刺引流。超声检查发现心包腔内出现无回声区提示有心包积液，若伴有右心腔塌陷（特别是右心室游离壁塌陷）、右心房压力升高和（或）心脏摆动（钟摆征）时，常见于心包填塞（图2-2）。需要注意的是，心包积液所产生的效应主要与其产生的速度有关，而与积液的量无关。当心包腔内的压力升高，甚至高于心房或者心室内的压力时，即会产生心包填塞的表现。

发生心包填塞应立即采用心包穿刺针，在超声引导下将穿刺针经胸壁刺入心包腔，实施穿刺减压，并维持心包腔一定压力，穿刺部位多采用剑突下或心尖区途径。

（二）左心室收缩功能测定

左心室收缩功能是对心功能评估的重要参考指标，超声心动图是目前常用的评估左心室收缩功能的无创性方法，常用的超声测量方法包括M型、Simpson法、三维法、左心声学造影等。M型法适用于形态正常、各部位室壁运动均匀一致的左心室功能评估，Simpson法适用于形态异常左心室功能测定，尤其适用于伴有节段性室壁运动异常的伤病员。三维法及左心声学造影可提高左心室收缩功能评估的准确性。当左心室收缩功能<50%，提示左心室收缩功能减低。

（三）右心室扩大、室间隔异常

右心室扩大、室间隔从右心室偏向左心室（胸骨旁短轴切面左心室呈"D"型，图2-3）为肺栓塞间接征象，超声很少可以在肺动脉主干及左右分支内探及较大栓子这样的直接征象。需要注意的是，由于肺动脉阻塞程度不同，右心后负荷压力升高的程度也不同，当压力升高不明显时，即使存在肺栓塞，心脏超声切面也可能不会显示为D字征。心脏超声在急性肺栓塞诊断中最主要的价值是排除诊断，当超声未发现明显的D字征时，表明伤病员无大面积能影响循环的肺栓塞，可除外由肺栓塞导致的梗阻性休克。

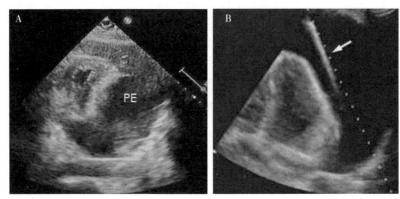

图2-2　心包填塞

A．心包积液致心包填塞（PE：心包积液）；B.超声引导下置管引流（箭头所示为穿刺引导针）

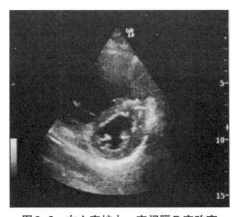

图2-3　右心室扩大，室间隔D字改变

二、肺部创伤

肺超声检查近年来发展迅速，可为临床提供更多诊断信息。超声检查可见胸膜线，其后可见与之平行、等距、回声强度不断衰减的多条线——A线。胸膜线随呼吸往复运动的图像称为"肺滑动"，M型超声可见"沙滩征"（图2-4）。部分正常人可探及少于3条发自胸膜线、垂直延伸至屏幕边缘而不发生衰减、随呼吸往复运动的激光束样图像——B线（图2-5）。

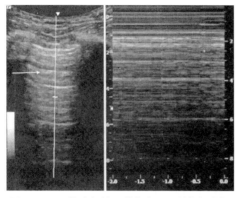 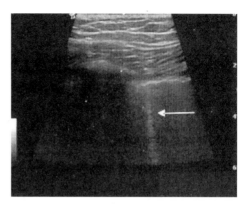

图2-4 正常肺部的A线征与M型的沙滩征　　　　图2-5 箭头所示为B线

1.胸膜腔积液 表现为脏、壁层胸膜分离，其间出现无回声区。超声能检测到的最少液体量为20ml，敏感度高于胸部X线片。大量胸膜腔积液导致伤病员出现呼吸困难时，可采用胸腔穿刺针在超声引导下进行胸腔穿刺引流。

2.气胸 超声可清晰显示胸壁和胸膜结构，正常情况下，动态观察可见胸膜线与肺滑动征，当胸膜线显示不清，而肺滑动征消失，出现"肺点"，M型超声下因肺滑动消失而导致"沙滩征"被"条码征"取代，多见于气胸伤病员（图2-6）。单纯胸膜滑动征消失还可见于呼吸暂停、肺不张、右主支气管插管或胸膜粘连伤病员。

张力性气胸是需要紧急处理的危重症。当气胸伤病员出现呼吸困难、大汗淋漓症状时，推测张力性气胸可能性大，此时应采用气胸穿刺针，在超声引导下，将穿刺针经胸壁刺入胸膜腔，进行穿刺减压，穿刺部位多采用锁骨中线第2肋间。

3.肺实变 肝样变、碎片征大片肺实变时，实变肺组织呈现类似肝实质样软组织回声（图2-7）。小片肺实变表现为不规则的碎片状强回声，即"碎片征"。研究显示超声对厚度大于20mm的肺实变检测阳性率较高。

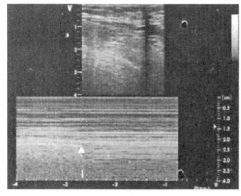 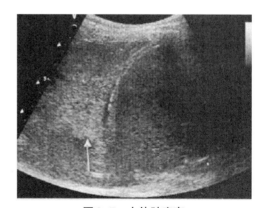

图2-6 条码征及箭头所示"肺点"　　　　图2-7 大片肺实变

4.肺水肿 一个超声视野出现≥3根火箭样发射的B线，称为"肺火箭征"。B线间距为7mm时，多见于小叶间隔增厚，提示间质性肺水肿。B线间距≤3mm时，符合CT检查见到的毛玻璃样变区，表征肺泡性肺水肿。

三、胸腹腔创伤

各种危重外伤伤病员的救治都有一个"黄金时段"，因此需要找到一种快速、科学的检查方法，从而最大限度地降低外伤伤病员的病死率。确定胸腹腔创伤，首先可采用扩展创伤重点超声评估（EFAST）进行超声检查。EFAST是对胸腔、心包、腹腔、盆腔的快速扫查判断有无游离液体，超声表现为不规则的无回声区。胸腹腔游离液体往往是损伤后出血的标志，超声诊断准确性为97%~100%。对于腹部实质脏器创伤，可用超声进一步扫查肝、脾、肾和胰腺，当实质脏器内出现不均质回声区，边界欠清，形态不规则时考虑早期裂伤，采用超声造影可以确定实质脏器挫裂伤的位置及程度。

一旦明确诊断胸腹腔出血，可在超声引导下介入治疗。对于血胸，当伤病员存在呼吸困难、积液前后径大于4cm时，可考虑超声引导下穿刺置管引流。对胸腔、腹腔积血迅速增多的伤病员，对损伤局部或重点器官行超声造影检查，当发现造影剂持续溢出和浓聚高增强，提示有活动性出血，可在超声造影引导下止血治疗。

四、血管急重症

（一）主动脉

超声可显示升主动脉、主动脉弓、腹主动脉，对胸主动脉显示不佳。升主动脉根部直径>40mm或腹主动脉内径>25mm提示主动脉扩张，常见于主动脉瘤、急性主动脉综合征、高血压心脏病、主动脉瓣关闭不全、马方综合征等。主动脉被撕脱内膜（动脉腔内带状较强回声）分为真、假两腔，撕脱主动脉内膜呈带（线）状漂浮摆动，此时可考虑主动脉夹层（图2-8）。主动脉夹层的间接征象还包括升主动脉根部增宽、心包积液、心脏压塞和主动脉瓣反流。

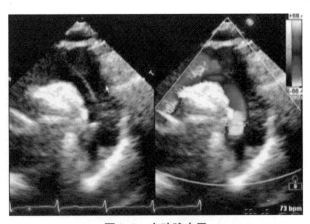

图2-8　主动脉夹层

（二）下腔静脉（IVC）

超声检查IVC内径及其随呼吸的变异率不但能提供伤病员容量状态的信息，有时还能评估液体反应性。平静呼吸时，IVC直径≤2cm伴随呼吸变异率>50%，对应于中心静脉压（CVP）值≤10mmHg，可见于低血容量和分布性休克伤病员；IVC直径>2cm伴随呼吸变异率<50%，对应的CVP值大于10mmHg，可见于心源性和梗阻性休克伤病员。

（三）动脉栓塞与静脉血栓

超声检查在动脉管腔内发现低回声至无回声影，彩色多普勒显示可见血流充盈缺损甚至消失，可提示动脉内可能存在栓塞，超声造影可进一步明确，清晰显示栓塞部位、程度。超声检查在静脉管腔内发现不均匀回声低，彩色多普勒显示可见血流充盈缺损甚至消失，对静脉管腔加压时管腔不能完全消失，可提示存在静脉血栓（图2-9）。

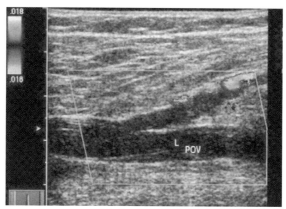

图2-9　腘静脉血栓

五、肢体创伤

（一）骨折

骨折的早期及时处理固定对保留伤肢具有重要意义。超声可在现场快速检出肢体长骨骨折和肋骨骨折。对疑诊四肢长骨骨折和肋骨骨折伤病员的疼痛和活动受限部位做重点超声检查时，先采用二维超声长轴切面显示骨皮质强回声是否存在连续性中断或成角，再采用短轴切面观察骨不连续的断端。对创伤局部软组织进行观察可见皮下脂肪层、肌肉层回声不均匀，部分可见血肿形成，同时还可以发现软组织内是否存在异物（图2-10）。肢体长骨骨折并成角需要牵引固定时，可在超声引导下进行局部神经阻滞。

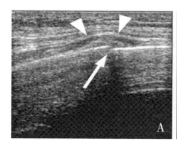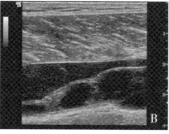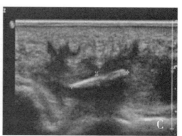

图2-10　超声诊断骨肢体损伤

A.长骨骨折；B.肌肉间血肿；C.软组织内异物

（二）骨筋膜室综合征

骨筋膜室综合征是导致截肢甚至死亡的创伤，需要早期进行有效损伤控制，既往多依赖体格检查和医疗经验进行救治。骨筋膜室综合征伤病员，超声可显示伤肢肌肉回声不均匀，呈"云雾样"改变，皮下组织增厚，或可见血肿无回声区，彩色多普勒显示肿胀肢体血管受压，频谱多普勒异常，收缩期高尖，舒张期呈全期反向，随肿胀压迫进展，可表现为舒张期递减、等腰、递增波形，远端肢体血流信号消失或类静脉样频谱改变（图2-11）。一旦明确骨筋膜室综合征，即刻在超声引导下行切开减压术。

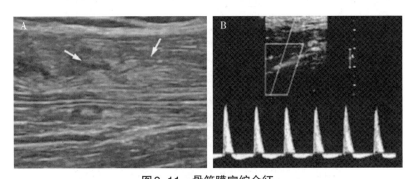

图2-11　骨筋膜室综合征

A.为伤肢肌肉回声不均匀；B.为局部血流异常频谱

（三）肢体离断现场处理原则

断肢的正确现场处置对于断肢再植的成活率非常关键，其中不仅要保存好离断肢体，同时也要保护好患肢；不仅要关注伤病员生命体征变化，也要关注伤病员心理波动情况。对于断肢现场急救处理原则主要包括以下几点。

1.评估生命体征，迅速控制出血　对于伤病员发生严重休克时，应首先及时处理休克。对于生命体征尚平稳的伤病员，对断端近端用清洁敷料加压包扎止血，一般不需要用止血带，滥用止血带反而可能有时会增加出血，甚至造成肢体缺血挛缩或坏死。对于不能控制的大出血而必须应用止血带者，每小时应放松1次，放松时应用手指压住近侧的动脉主干，以减少出血。

2.保护断肢　对于断肢近端，应注意有效保护，避免二次损伤，针对大部断离的肢体，应采取合适夹板固定。对于断肢游离端用无菌敷料进行包裹，放入密封的塑料袋内，扎紧袋口，使袋口朝上，然后放入冰瓶或其他容器内，并将其埋入冰块内，紧闭瓶口。切忌把断指浸泡在各种消毒液及生理盐水中，更不能把它浸入酒精及葡萄糖溶液中。

3.尽快转运后送　需将伤病员和断离的肢体尽快、安全地送至医院，转运越快越好，争取在6~8小时内能进行再植手术。同时需关注伤病员心理波动情况，焦虑、恐惧、紧张会使交感神经兴奋，引起体内儿茶酚胺增多从而导致末梢血管收缩痉挛，不利于创伤组织和吻合血管的修复，因此运送途中不仅需要关注伤病员生命体征，也需给予伤病员一定心理程度上的安慰。

六、休克

1.低血容量休克　通常出现在创伤出血或非创伤原因导致的活动性出血伤病员，也可以发生在非出血情况下的大量液体丢失。其典型超声改变如下：心脏收缩增强，心腔变小；下腔静脉、颈静脉塌陷；可出现腹腔积液、胸腔积液等；血管超声可发现主动脉瘤、主动脉夹层。

2.心源性休克　泵衰竭导致心脏无力将所需要的氧合后血液泵入重要器官。心源性休克可以出现在心肌病晚期、心肌梗死或者急性瓣膜衰竭的伤病员中。其典型的超声表现包括：心脏收缩减弱，心室腔扩大，下腔静脉、颈静脉扩张；可出现胸腔积液、腹腔积液。

3.梗阻性休克　由于血液循环的主要通道（心脏和大血管）受到机械性的梗阻，造成回心血量或心排血量下降而引起循环灌注不良，组织缺血缺氧。通常由心脏压塞、张力性气胸或肺动脉栓塞导致。其典型超声特点包括：心脏收缩增强、中-大量心包积液、心脏填塞、右心室壁塌陷、心脏血栓、下腔静脉、颈静脉扩张、肺滑行征消失（气胸）。

4.分布性休克　由于血管系统扩张，以至于有效血容量不足以维持终末器官灌注（如脓毒症休克），除此之外，还包括神经源性休克（脊髓损伤导致）、过敏性休克。典型超声特点包括：心脏收缩亢进（脓毒症早期）或减弱（脓毒症晚期）；下腔静脉正常或变窄（脓毒症早期）；可出现胸腔积液和/或腹腔积液。

七、超声辅助可视化操作

（一）静脉通道建立

某些特殊情况下，建立外周静脉通道成为关键与难点。现场急救外部环境嘈杂、救治氛围迫切、失血性外周静脉低张力以及低气温血管收缩状态等，均会影响外周静脉通道建立，而超声为院前救治中外周静脉通道的建立提供了技术支持和保障（图2-12）。

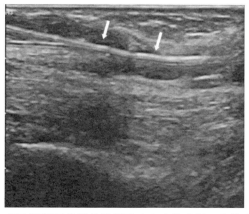

图2-12　超声引导下外周静脉通道建立（箭头所示为静脉留置针）

（二）疼痛的神经阻滞

控制疼痛是创伤救治的关键点之一，如骨折固定、腹部实质脏器破裂出血的早期止血、交界部位出血的止血、颅脑创伤后出血的损伤控制等情况下，在超声引导下进行神经支配区域如股神经、臂丛神经、肋间神经等的阻滞，可准确、高效控制疼痛，且用药量少（图2-13）。

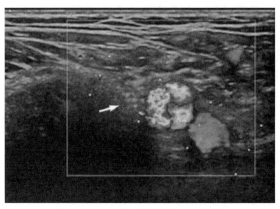

图2-13　超声引导下股神经阻滞

八、超声远程技术应用

对发生在岛礁、山区或需要长距离转运的伤病员，为使伤病员得到及时救治，可采用超声远程会诊和远程指导的方法。现今的掌上超声可自带远程会诊和智能化诊断功能，可在远程指导下进行超声检查、超声引导下的治疗。基于5G网络，超声远程诊治技术可在全球范围内实时进行。

综上所述，在突发群体伤的诊断和治疗中，超声可提供多方面的信息，包括伤情评估、出血控制、气胸、肢体创伤的处理、心肺功能与血流动力学评估、休克处理、疼痛控制等，无论是在伤情发生现场、后送途中、院内救治过程中，均可实施。另一方面，超声图像获取的标准化是准确客观评估的基础，流程化方案是快速有效实施重症超声的保障，因此急诊医学专业医生有必要接受危重症超声规范化培训。

第三章 转 运

第一节 转运方式与交接

Key Points

1.当进行有毒气体泄漏事故急救时，救护车应停在污染区上风地带。

2.要用最快速度使被埋压者的头部露出，立即清除口鼻腔内的异物和分泌物，保证呼吸通畅。对自己无法脱出的伤病员，要暴露全身后再将其抬出。

3.当有异物插入伤病员体内时，不要拔出异物，以免引起大出血，如果异物太长或与其他部分相连时，应把异物截断，然后再搬运。

4.昏迷者的转运，最重要的是保持呼吸道通畅，伤病员应侧卧，一旦出现呕吐，应及时消除防止误吸造成窒息。

5.病情为危重、重症的伤病员用抢救监护型救护车转送；病情为轻症的伤病员可用普通型救护车和突发群体伤转运车转送。

6.医疗处理应尽量在空运前完成，减少机上医疗护理操作。

7.起飞前1~2小时进食少量食物，排空大小便；如有晕机、晕船史提前0.5~1小时口服抗晕药。

8.机上噪声大，无法提问，可重点观察精神状态、表情、目光等，必要时用提示板与伤病员交流，观察其反应。

一、担架转运

伤病员最常用的搬运方法是担架搬运，适用于路程长、病情重的伤病员。大型灾害一般在一定程度上对交通环境造成了破坏和影响，受灾现场地形复杂、环境恶劣、次生灾害发生几率大，致使大量现代化转运工具无法使用，因此使用频率最高的转运工具仍是担架。担架的种类很多，有帆布担架、绳索担架、被服担架、四轮担架等。

（一）评估现场环境

（1）评估现场环境是否安全，对抢救现场、转运途中，进行安全评估，及时清除危及现场人员生命安全或影响救治的潜在危险因素，确保转运安全。

（2）当现场有易燃易爆物品或气体时，要避免有可能产生火星的行为，如开灯、用手机、吸烟等，以免引起火灾和爆炸。

（3）当进行有毒气体泄漏事故的急救时，救护车应停在污染区的上风地带，参加抢救人员应佩戴防毒面具，在抢救中做好自身和伤病员的防护。

（二）护理准备

救援前做好个人防护（如一次性口罩、工作帽、手套、护目镜等），携带伤病员病情急救所需的设备和器械：急救箱、药品、急救器械、氧气袋（瓶）等，避免携带物品过多，耽误救援时间。所有急救人员必须熟练掌握急救护理技术：（心肺复苏及止血、包扎、固定、搬动等），具备处理紧急事件的良好心理素质及应变能力。

（三）现场急救护理

1.快速检伤

（1）清醒伤病员可简单询问病史

①主诉　伤病员自述自己的症状或（和）体征、性质，以及持续时间等内容。抓住疾病的主要表现，如疼痛、口渴、发热、发冷、恶心、麻痹、无力等，注意主要症状发生的时间，这有利于对病情程度的评估。

②既往史　弄清楚伤者既往或现在患有什么疾病，以便能准确判断病情。

③从伤病者身上寻找能得到的病史资料。

（2）检伤　边询问边检伤，评估是否存在危及伤病员生命的伤势或病症，如心搏骤停、大出血、气道阻塞、开放性气胸等，并应立即采用心肺复苏、止血、开放气道、封闭胸壁创口，变闭合性气胸处理等相应技术。

可按以下步骤判断是否存在致命的伤情。

①判断伤病员的清醒程度（R）。

②判断伤病员是否有脉搏（C）。

③判断伤病员的气道是否通畅（A）。

④判断伤病员是否有呼吸（B）。

2.急救护理要点　必须先急救，妥善处理后才能搬动，途中应密切观察伤病员的病情变化和生命体征。

（1）伤病员被硬物压埋时，避免硬拉造成二次伤害，必须先将硬物搬开后，再移动伤病员。当使用工具挖掘，在接近被压埋人员时，不再使用利器，而采用不易使被压者致伤的工具，要时刻注意伤病员的安全。用最快速度使被埋压者的头部露出，立即清除口鼻腔内的异物和分泌物，保证呼吸道通畅。对自己无法出来的伤病员，要暴露全身后再将其抬救出来。

（2）当有异物插入伤病员体内时，不要拔出异物，以免引起大出血，如果异物太长或与其他部分相连时，应把异物截断，然后再搬运。

（3）昏迷者的转运，最重要的是保持呼吸道通畅，伤者应侧卧，一旦出现呕吐，应及时消除防止误吸造成窒息，必要时现场进行人工气道建立（颈椎损伤者采取双手托下颌法开放气道）。

（4）对使用止血带的伤者，应及时松开止血带，再重新固定。

（5）意外灾害事故，要从正面接近伤病员，并表明自己抢救者的身份，消除伤病员对急救人员的紧张、焦虑情绪。

（四）担架搬运技术

（1）判断伤病员病情，采取适宜的搬运方法　搬运时由3~4人将伤病员抱上担架，或水平沿脊椎纵轴移至担架进行固定，担架搬运时一般伤病员头在后，上坡时头在前，下坡时头在后，医务人员在担架的后侧，以利于观察病情，且不影响抬担架人员的视线。担架上救护车时，伤病员头在前，减少行进时对头部的颠簸。

（2）注意事项　有脊柱伤或怀疑有脊柱伤者，搬动时必须平稳，防止出现脊柱弯曲，严禁背、抱或二人抬，对怀疑有脊柱骨折者，应严格按脊柱骨折的搬运方法进行搬运；对颈椎受伤者，有颈椎损伤可能时，一定要先上颈托，同时注意搬运的方式，以免损伤脊髓，引起高位截瘫。必须固定伤病员头部；伤病员呼吸困难，不能平卧时，将伤病员背部垫高，处半卧位，以缓解其呼吸困难；伤病员若腹部受伤，可屈曲双下肢、脚底踩在担架上，以减少皮肤张力、减轻疼痛；伤病员背部受伤则采取俯卧位；对脑出血的伤病员，应稍垫高其头部；昏迷伤病员应侧卧；有四肢骨折时，应先给予固定再搬运，运送时尽可能不摇动伤病员的身体。

（五）上报现场救援护理工作

担架转运完成后，需对整个急救过程在制式伤票或专用病历中进行记录，包括：受伤地点、受伤人数、受伤类型、伤情、转送情况、交接单位等，及时向所属医疗机构相应负责人进行汇报。

二、陆路转运

陆路转运是创伤现场急救中非常重要的环节，主要使用救护车与医疗车，通过检伤分类，按先重后轻的原则分批转送到医院，做到及时转送、合理分流伤病员。陆路转运护理遵循"快速、就近"原则，转送到具有相应救治条件的医院进行进一步救治。

（一）基本急救设备要求

病情为危重、重症的伤病员用抢救监护型救护车转送，护理人员密切观察伤病员病情，病情恶化时及时抢救；病情为轻症的伤病员可用普通型救护车和突发群体伤转运车转运。救护车应具备伤病员搬运装备、肢体固定或脊柱固定设备、供氧或呼吸设备、诊断设备、循环设备、抢救生命设备、绷带包扎和护理、个人防护设备、救援和防护材料、通讯设备等。

（二）护理观察要点与心理疏导

1. 病情观察要点

（1）对意识清醒的伤病员再次详细询问病史，尽可能了解伤病员受伤原因、类型、机制等，对昏迷伤病员可通过同车人员尽可能了解其受伤时的情况。遵循创伤检伤原则再次进行查体，对伤情进行进一步评估，及时掌握原有伤情加重的变化情况。

（2）着重对以下方面进行观察和护理。

①判断伤病员意识，查看是否存在意识障碍及其进展。

②保持伤病员气道通畅，及时清除口、鼻腔分泌物、异物等。

③查看伤病员呼吸是否存在，及呼吸运动是否对称。

④判断伤病员有无脉搏，可利用仪器设备对伤病员生命体征、心电进行监护，掌握病情，必要时给予救治与处理。

2. 其他护理

（1）饮食护理　伤病员处于紧张焦虑环境、体能消耗较大、被困时间长、路途较远，应及时补充适当水分和食物。

（2）排泄护理　记录大小便的颜色、性状和量，对伤病员产生的排泄物尽可能清理干净，避免造成伤口感染。

（3）心理护理　在突发情况中受到不同程度的伤害后，容易出现不同程度的应激障碍，应当加强与伤病员的沟通，消除紧张焦虑，鼓励伤病员以积极、乐观、向上的状态面对，减少治疗中的不良情绪。

（4）做好记录　及时记录伤病员基本信息、生命体征、病情变化及接受治疗等情况，为后续院内治疗提供可靠依据。

（5）危重伤病员或需急诊手术者　应提前向接收医院通报伤情，所需的检查、会诊等，以便进行人力和物力准备。

（6）伤病员过床后应由随车医生将伤病员病情及途中出现的病情变化、处理及存在的问题详细向接收医院接班医生做好床旁交接班和接收记录。

（三）地面后送完成后上报护理救援要点

将伤病员成功转送到接收医院后，交接记录一式两份，一份交接收医院。另一份随车保存，交接完毕后即向指挥中心做汇报。汇报内容包括伤病员病情变化、处理、接收单位急诊科工作初步情况等，汇报尽量详细并提出有必要的建议，如发现接收医院急诊科伤病员量多，存在接收饱和问题，可向中心提出建议，其他伤病员可另行分配，以有效提高急救质量。

三、航空转运

（一）航空转运基本原则

采用飞机、直升机或其他航空器后送伤病员，并在运送过程中对伤病员实施连续性医疗监护和救治的活动。在地面交通瘫痪时，航空救援便起到了至关重要的作用。但航空转运又受到高空、空间狭小、噪声、振荡等因素的影响，需掌握好后送指标，做好伤病员空运后送前的医学准备、途中的病情观察与救治等关键环节。

　　航空转运需要在伤情评估的基础上，经过初级救护、稳定伤情后，根据伤病员的诊断、预后判断和下一步的救治需要，确定伤病员后送地点、运输工具的种类和后送姿势。一般由伤病员救护区内的救治工作人员进行评定，并做好后送准备。后送的安排必须在现场统一指挥下进行。对有严重危及生命并发症的伤病员，应先做适当的抢救治疗，待病情相对稳定后再送往医院。后送时需选用有进一步生命支持功能的监护型救护车以及专门的医务人员陪送，途中要严密监测病情变化，医疗与后送相结合，保证伤病员安全抵达医院。直升机运送伤病员，具有更为快捷的优越性。伤情严重但短时间内尚无生命危险的伤病员，可以用监护型救护车，由专人护送。损伤较轻，包括自己可以行走的伤病员，由护士陪送乘用运输型救护车送院即可。

（二）转运前的准备

　　飞机在高空飞行，会受到低气压、缺氧等因素的影响，因此，做好伤病员空运后送前的医学准备，掌握后送指标，是最大限度降低伤残率、死亡率的关键。

　　1.医学准备　稳定病情，最大限度地维持伤病员生命体征的基本正常和稳定。机上各种不利因素，造成操作不便、测量不准、询问病情困难等问题，因此很多医疗处理应尽量在空运前完成，减少机上医疗护理操作。

　　2.一般处置

　　（1）飞行安全教育　介绍飞行常识、飞行中可能遇到的情况及应对措施、后送地点及所需时间等，使伤病员有一定心理准备。

　　（2）飞行前检查　起飞前再次确认人员身份，查看伤病员是否妥善固定，身上管道是否通畅、固定妥善，仪器装置是否固定牢靠，避免意外发生，检查是否有禁飞物品，确保飞行安全。

　　3.伤病员准备

　　（1）胸部伤　单纯软组织或单根肋骨骨折，固定后可后送；多根多处肋骨骨折，在胸壁稳定后，无呼吸功能障碍时及时后送；血气胸经闭式引流者可后送，但上机前必须夹闭引流管或更换成单向活瓣式导管，防止逆流。

　　（2）腹部伤　腹部伤术后，待伤口愈合后再行空运；胃肠道术后5天可后送，且一定要在排气后，必要时留置胃肠引流或腹腔引流；实质性器官损伤术后出现肠鸣音，且无腹胀、无梗阻可后送。空运登机前应严密观察胃肠道引流液的颜色、液量和气味，如为鲜红色，可能是胃肠伤口裂开或结扎血管的线头脱落；如有特殊气味，可能是腹腔严重感染，需立即处理。观察腹部胀气和包扎情况，防止空运中因中度以上胀气而导致缺氧，监测生命体征及末梢循环情况，有无腹膜刺激征象，以防空运中发生腹腔内出血。

　　（3）颅脑伤　生命体征平稳、无明显颅内压升高症状，或颅内压已增高，但已行有效开创减压，在登机前，应用20%甘露醇250ml于15~30分内滴完，脱水后即可空运。特殊部位火器颅脑伤，伤病员往往处于昏迷或半昏迷状态，救护时注意保持呼吸道通畅；舌后坠者用口（鼻）咽通气管插入咽腔防止窒息；同时，观察伤病员意识（清醒、浅昏迷、深昏迷）、瞳孔、眼球活动度及有无偏瘫等。

（4）烧伤　所有伤病员烧伤创面在一线医院均行早期清创术。吸入性损伤或面颈部重度烧伤合并呼吸困难者，尽早行气管内插管或气管切开术，尽早给氧，补充血容量，维持水、电解质及酸碱平衡。因呼吸道水肿导管不易插入，空运中给氧应采用面罩式吸氧，氧流量以4~5L/min为宜。烧伤面积大于30%、烧伤深度在浅Ⅰ度以上的伤病员，登机前应充分补充胶体液，以减少渗出，胶体液以羟乙基淀粉注射液为宜。如伤病员已发生休克，则无论烧伤面积与深度如何，均应快速输入平衡盐溶液，待休克基本控制后才能考虑后送。不过现在有些实践经验证明，在条件较好的情况下，若伤病员不伴有严重休克、消化道出血等并发症，血压相对稳定，只要准备工作充分，治疗措施得当，休克期空运也具有很好的安全性。

（5）休克　伤病员发生休克时，立即平卧吸氧，监测生命体征，注意保暖，下肢适当抬高。清除呼吸道内分泌物、异物，保持呼吸道通畅，包扎封闭开放性气胸。伤病员发生心搏、呼吸骤停时，如有室颤者立即电击除颤；及早气管插管或气管切开，保持呼吸道通畅；给氧、输液并给予适量碱性药和血管活性药物。伤病员休克纠正或心肺复苏成功后，严密监测生命体征变化，平稳后方可空运后送。

（6）颌面、颈部伤　先将伤病员移位组织复位后再加压包扎，可起到止血、骨端暂时复位、维持呼吸道通畅、减少组织水肿、防止唾液及呕吐物窒息的作用。伴有骨折者，妥善固定后再后送；颈部血管损伤，在结扎修补后经过观察，没有活动性出血，可空运；如有气管堵塞，行气管切开，呼吸通畅后可后送。伴有昏迷的颌面部伤病员后送时，采用侧卧或半俯卧，以利口腔分泌物外流，防止窒息。眼球损伤不论双侧或单侧，一律包扎双眼，按重伤病员对待，迅速护送。

（7）四肢及骨盆伤　单纯四肢软组织、骨、关节损伤，伤病员生命体征平稳可及时空运后送。重者应加压包扎、止血。伤处敷料松脱或被渗液浸透时，及时做补充包扎。骨盆骨折伴膀胱、尿道伤有尿潴留时，应试用导尿管导尿，将导管留置并妥善固定，随伤病员后送；不成功时应立即改做耻骨上膀胱穿刺术或膀胱造口术排尿，及时空运后送，途中不要拔除尿管。

（三）后送途中病情观察

1.空运中的血压监测　血压能反映伤病员心脏泵血功能、血容量、动脉壁的弹性、末梢血管的阻力以及血液黏稠度等情况。空运伤病员时听诊器、水银血压计经常失去作用，应配备电子血压计及碱性电池。医护人员也可通过一些变通的方法（如指压法），粗略估计血压值大小。如用表式血压计，按常规进行袖带充气，同时用手触摸肱动脉，动脉搏动消失后继续使指针升高2.67~4.00kPa（20~30mmHg），缓慢放气出现动脉搏动时为收缩压，仔细观察压力表指针摆动的情况来大致估计舒张压。此法测量收缩压值比听诊所测血压值低0.667~0.933kPa（5~7mmHg）。另外，也可根据伤病员情况，监测判断血压变化。由于空气中噪声大，问诊、医嘱传达困难，可设计手语或指示牌或通迅设备，替代口头医嘱。

2.空运中的脉搏监测 在空运救护途中，密切观察伤病员病情变化。动态测量脉搏，准确判断其出血及失血程度，做好记录，及时采取有效急救措施。失血和脉搏、症状的关系一般是：轻度出血时，脉搏少于90次/分，无明显症状；中度出血时，脉搏100次/分，表现为眩晕、口渴、烦躁不安、心慌，出血量为500~1000ml；重度出血时，脉搏超过100次/分，表现为出冷汗、烦躁不安、四肢厥冷，甚至意识模糊，出血量约为1000ml以上。

3.空运中的呼吸监测 由于飞行途中气流的影响，机身易摆动，而无法用正常的方法测量伤病员的呼吸情况。可用一棉花纤维胶布固定于伤病员的鼻孔处，便于随时观察呼吸次数、频率及有无呼吸困难，注意保持呼吸通畅。当伤病员出现呼吸减弱时，检查是否有呼吸道阻塞现象，并立即清除呼吸道异物；当伤病员出现呼吸困难时，立即给予吸氧，必要时行环甲膜穿刺，以保证空运途中伤病员的生命安全。

4.空运中的体温监测 伤病员因各种损伤均可导致体内的致热原反应，严重者可导致中枢神经系统的损伤，因体温计中含有水银，故机上体温的监测可采用电子体温计、触摸头部或观察肢体末端体温变化来判断。

5.空运中的意识监测 伤病员常因发热、感染、失血过多及颅脑伤等导致意识的改变，可表现为嗜睡、表情淡漠、目光呆板、答非所问甚至意识障碍。空运中因噪声大，无法提问与回答，医护人员应重点观察伤病员表情、目光、精神状态等，也可用提示板或图形卡片来与伤病员进行交流，以观察其反应能力。空运过程中，对伤病员的严密观察、精心护理是保证伤病员平安抵达后方医院的基础，也是降低伤残率、死亡率的重要环节。

（四）伤病员离机交接与飞机的消毒

1.组织伤病员离机和交接 到达前，提前半小时5接受单位联系，到达后整理呼吸机、氧袋、监护仪及各种管道并组织实施伤病员离机工作。飞机着陆后，机上医护人员应立即下机，迅速办理交接手续，组织伤病员离机。伤病员的离机应在机上医疗组的组织下，由接收单位实施。办理交接手续的重点是清点伤病员人数，交接危重伤病员病情、医疗文书、药物、管道、伤病员随身物品等；离机后，对医疗物品、机舱进行清理、消毒，垃圾按要求装袋清理，并清点医疗器材、药品、物品等，做好补充。

2.飞机清洁和消毒 伤病员离机后，要对机舱内全部医疗物品进行清理、消毒，将医疗垃圾清理装袋，必要时对飞机进行消毒，尽量采用高效、快速、安全和方便的消毒剂，消毒的重点是担架、被服和机舱内空气。建议使用强氧化离子水或过氧乙酸喷雾消毒，并密闭机舱门30分钟后通风。再次清点药品、器材和物品，补充消耗，做好再次起飞的准备。

四、转运交接

（一）伤病员从急救运输工具搬运到驻地医院的急救护理要点

根据病情采取最快方式、就近原则送往医院。

（1）到达驻地医院后，整理好呼吸机、氧气管和氧气袋、监护仪及各种管道；在到达接收医院进行过床时，脊椎损伤者应双下肢靠拢，双上肢贴于身侧，并保持伤者的身体躯干在同一轴线上。

（2）危重伤病员或需急诊手术者，应提前向接收医院通报伤情、所需的检查与会诊等，以便进行人力和物力准备。

（3）伤病员过床后应由随车医生将伤病员病情及途中出现的病情变化、处理及存在的问题详细向接收医院接班医生做好床旁交接班和接收记录。

（4）与接收医院的护士交接伤病员的生命体征、药物、管道及伤病员随身物品，并做好登记和处理，协助医师向接诊医师介绍病情及途中处理情况等。

（二）地面后送完成后上报护理救援要点

将伤病员成功转送到接收医院后，交接记录一式两份，一份交接收医院。另一份随车保存，交接完毕后即向指挥中心做汇报。汇报内容包括伤病员病情变化、处理、接收单位急诊科工作初步情况等，汇报尽量详细并提出有必要的建议，如发现接收医院急诊科伤病员量多，存在接收饱和问题，可向中心提出建议，其他伤病员可另行分配，以有效提高急救质量。

第二节　转运示例

一、颅脑外伤转运

1.体位摆放　搬运途中应该特别注意保持伤病员脊柱平直，取平卧位头偏向一侧；对于怀疑颈椎有任何损伤的伤病员都要格外谨慎，取平卧头正位，将伤病员置于坚固的担架上进行搬运。

将伤病员搬运至救护车之后，若伤病员有休克则摆放休克体位，将头部和脚部抬高。提醒驾驶员平稳地开车以防止汽车的惯性影响而使颅内压增加。

2.保持伤病员呼吸道通畅　对于昏迷伤病员需警惕呼吸道梗阻和误吸等，需要及时清除伤病员口腔内的分泌物、呕吐液、血凝块等异物。将伤病员的头部慢慢转向一侧，有舌后坠者可使用舌钳或夹钳把舌从嘴里拉出。在上下牙齿之间垫以牙垫，以免在伤病员意识不清楚时舌头被咬伤。给予适量吸氧。对有严重呼吸困难者可进行气管插管，或使用气囊和简易呼吸机辅助维持呼吸，保证全身重要脏器充足的氧气供给。

3.维持有效的血液循环　同时建立多条静脉输液通道，保证其输液通畅。根据每位伤病员的实际病情合理安排用药，如对严重失血性休克伤病员应迅速进行扩容，先晶体液后胶体液，对伴有头晕，频繁恶心、呕吐，剧烈头痛，颅内高压者快速静滴20%甘露醇可以减少颅内水肿从而降低颅内压。

4.病情早期监测 转运途中密切监测观察伤病员的意识、瞳孔、生命体征的改变，发现病情的早期变化并及时对症处理。

（1）意识状态 颅脑创伤伤病员均可能存在着不同程度的意识障碍，可以通过与伤病员对话、呼叫、给予痛觉刺激以及观察伤病员是否能遵嘱闭目等方式等来判断伤病员的意识障碍程度以及病情严重度。若原本躁动不安伤病员突然安静、晕倒或突然昏睡，则怀疑病情可能进一步加重；相反，若本来处于深睡或昏迷的伤病员对于各种理化刺激出现反应则提示其病情正在好转。

（2）瞳孔大小和形态 每15分钟仔细观察并反复记录，以便于后期对比。若一侧瞳孔进行性散大，对光反射迟钝或消失，且伴有呼吸深度增加，呼吸频率减慢，脉搏缓慢而有力，血压升高，提示伤病员颅内压增高，可能会发生急性脑疝，此时宜快速静脉滴注20%的甘露醇。

（3）生命体征 血压的下降提示循环异常或容量不足；呼吸的频率不规则，深浅不一提示呼吸中枢受损；体温增加提示机体的体温调控中枢障碍。

5.其他 操作时要将各种管路固定好，防止扭曲、滑脱、堵塞、被压、液体外渗，保持静脉通畅。部分伤病员存在躁动的情况，必要时可以使用镇静药物及约束带予以保护。若需空运开放性颅脑损伤伤病员，高度一般不宜超过4000米，以免脑肿胀发生。与接诊医院的工作人员联系，将与伤病员相关的信息及时反馈给抢救人员，做好急诊准备。

二、胸腹部外伤转运

重伤病员的转运绝不仅仅是伤病员的运送，而是包括现场处理的延续、生命体征的密切监护、和突发状况的处置三大部分。对于绝大部分重伤病员而言，医院才是救治的主要场所，必须尽快转运，其重要性要高于现场处置，未完成的现场处置可以转移到转运救护车上继续进行，而不应耽误转运时间。对于胸腹部外伤的伤病员而言，由于伤情与呼吸、循环密切相关，安全快速的转运则更加必要。

1.转运前准备

（1）一般准备 现代创伤转运多应用救护车，车上配备心电监护仪、除颤仪、呼吸机、氧气瓶、负压吸引装置，以及必需的抢救药品和止血、包扎、固定等医用耗材。负责转运的医护人员应经验丰富、具有扎实的理论基础和应急处置能力，熟练掌握急救技能和使用车内急救设备。尽量随车配备经过专门训练的担架员。对于清醒伤病员，转运前对其进行病情解释和安慰，消除其恐惧心理，取得其配合；如家属在现场，需要向家属讲明病情、去向、路途时间和风险等，取得家属知情同意。司机对前往目的医院的路途有所规划，尽量选择平坦通畅的近路。出发前须将伤病员数量和病情以及路途所用时间与目的医院的急诊科汇报。特殊危重伤病员的转运须和当地交警部门沟通，争取获得支持和配合。

（2）伤情准备　由于行车颠簸、车内空间有限等因素限制，在伤病员伤情允许条件下，尽量在现场做好急救处理，如气道梗阻者行气管插管或环甲膜穿刺；心搏骤停者行心肺复苏成功；失血性休克者已建立好深静脉通路或2条外周静脉输液通路；血气胸者放好胸腔闭式引流；伴有大出血者已进行初步止血；合并颈椎骨折者带好颈托；合并其他脊柱骨折须将伤病员平躺固定于硬质担架。现场急救人员尽量随伤病员一起参加转运，如实在无法同车，则须和随车救护人员将病情和转运途中的风险交接清楚，避免遗漏。

2.转运途中的监护和应急处置

（1）一般监护和应急处置　危重伤情的胸腹伤伤病员转运途中须全程吸氧及心电监护，持续静脉补液及身体保暖，如发现呼吸心搏骤停须紧急心肺复苏，行气管插管及呼吸机辅助呼吸。转运途中密切关注伤病员的各种管道，保持静脉及骨髓腔输液通道通畅，勿使留置针堵塞或滑脱；随时关注气管插管、胸腔闭式引流管、导尿管等是否固定牢固、管道无移位。

（2）胸部外伤伤病员转运中的监护和应急处置

①密切监测血氧饱和度变化　尽早气管插管以方便吸痰及辅助呼吸。无论是肺或气管外伤都会引起分泌物增加或是凝血块堵塞气道，可经早期行气管插管吸出痰液和血凝块保持气道通畅。另外，胸部外伤使胸廓及肺的顺应性下降，通气受限，失血性休克又使肺灌注下降，从而使全身组织缺氧，早期行气管插管呼吸机辅助呼吸更容易保证动脉氧含量，从而减轻休克。

②警惕心包填塞　心包填塞可以逐渐发生，在转运途中出现顽固性低血压、经快速补液抗休克无明显效果，结合受伤部位和心音听诊可初步诊断心包填塞造成的心源性休克，此时有经验的急救医生可行心包穿刺作出明确诊断并可减轻症状。由于伤病员常伴有失血性休克的存在，所以"Beck三联征"的颈静脉怒张可能并不明显，急救人员应注意不要被误导。

③注意活动性血胸　严重胸部创伤伤病员基本在急救现场都已放置胸腔闭式引流管，转运途中要注意水封瓶的变化，如出现持续性的出血，平均每分钟的出血量超过3~5ml，则考虑有活动性血胸的存在，需要密切关注血压，同时输入血浆、血小板和止血药物，通知目的医院做好开胸手术的准备。

④胸带固定和止痛　胸部创伤伤病员多并发肋骨骨折，骨折端刺激肋间神经可引起剧烈疼痛，使伤病员无法呼吸，从而进一步减少组织氧合，加重休克。胸带固定可减少胸廓运动，使骨折端对神经刺激减弱，从而减轻疼痛，如现场对胸部伤病员未行胸带包扎，可在转运途中包扎，并使用镇痛药物，以减轻路途颠簸使疼痛加剧。

（3）腹部外伤伤病员的转运监护和应急处置　对腹部大出血行腹腔压迫止血、腹带加压包扎的伤病员要密切注意腹部渗血情况，如渗血严重可在原有包扎基础上再次以敷料加压包扎，切勿打开原有包扎敷料，否则可能会加剧出血而无法处理。同时密切关注血压，执行低压复苏的损伤控制原则，不可使收缩压超过90mmHg，主要以温热血浆扩容。快速联系目的医院手术室，准备到达医院后立即行腹腔探查止血，切忌在手术准备未完善前打开腹部压迫敷料。

（4）胸腹多发伤、联合伤的转运监护和应急处理 根据是否存在膈肌穿透性损伤而使胸腹腔连通来区分胸腹多发伤或联合伤，多发伤由于胸腹腔并不相通而将局部胸部创伤和腹部创伤分别观察处理即可。胸腹联合伤由于诊断困难而经常延误治疗，忙乱的现场处理更加难以确诊，但在较为安静的转运途中却经常可以发现线索。"越位征"的出现，提示有胸腹联合伤的可能，如伤口在胸部，却出现腹膜炎体征，此时胸腔闭式引流管中的活动性出血也可能来源于腹腔，由于胸腔的负压而从膈肌穿透处流入胸腔，可以尝试腹部加压包扎来观察是否活动性出血得到控制；如伤口在腹部，经填塞加压包扎等处理后，却逐渐出现胸闷、呼吸不畅等胸部症状，胸穿抽出不凝血，如胸部无明显创伤史，结合腹部伤口和伤道，须考虑有膈肌穿透的可能，此时须加行胸腔闭式引流，以缓解呼吸症状，并方便观察出血情况。通过致伤因素、伤口、伤道的情况，结合病情发展和查体，可在转运途中进行胸腹联合伤的诊断，使用便携式超声进行胸腹腔扫查可为诊断提供帮助。

三、脊柱脊髓损伤伤病员转运

1. 脊柱固定与搬运 在现场急救时，创伤伤病员存在以下情况时考虑到脊髓损伤（SCI）的风险，需要脊柱固定：①年龄超过55岁；②一种并发症包括肌力减弱和（或）骨病；③无意识、意识状态改变（GSC<15）或意识丧失期；④受药物或酒精影响；⑤严重的分离性损伤；⑥神经功能障碍；⑦脊柱疼痛和（或）压痛。

对怀疑有脊柱损伤者应用脊柱专业固定搬运法：搬运前将伤病员双下肢伸直并拢，双上肢伸直贴于躯干两侧，搬运一般由3人以上将伤病员水平托起，放置在硬质担架上转运。整个过程中急救人员动作应轻柔、协调统一，避免扭动脊柱。对损伤部位在颈椎者，除常规脊柱搬运方法外，急救人员还需用"头锁"法固定伤病员头部，并均匀地略微施加纵向牵引力，调节其头部位置、使鼻尖位于正中线，下颌上抬，继而使用"费城围领"固定颈椎。使用铲式脊柱固定板置于伤病员背后，躯干及四肢使用约束带固定，搬运时务必保持头部始终与躯干同轴，整体转动或搬动。可使用头部固定器固定于脊柱固定板，或使用沙袋、衣物放置在颈部两侧固定头部，以防转运途中因颠簸而出现头部滑动、移位。

错误的搬运方法包括：①一人托抱/搂抱式或两人（一人抬头一人抬腿）的搬运方式；②从地震废墟中或车祸变形车厢内抢救伤病员时拖拉硬拽伤病员身体。③使用软担架或帆布担架，未使用硬质固定板，造成搬运中脊柱屈曲、扭转、移位，使得未受脊柱保护的脊髓牵拉、扭曲、嵌顿，进一步加重脊髓损伤，即二次损伤。

脊柱的固定也存在一些相关风险。即使固定正确，也可能造成疼痛，妨碍转运，而且如果固定太久则造成压疮。全脊柱固定可能限制呼吸功能，并会增加误吸的风险。坚硬的围领可能妨碍静脉回流、升高颅内压而加重头部损伤。一些相关的合并症，如强直性脊柱炎，可能导致脊柱固定相关性的并发症。因为潜在的明显相关发病率和死亡率，脊柱固定不推荐给急救排查规则排除的创伤伤病员，或存在明确制动医学禁忌证的伤病员。

2.合理分流，安全转运

（1）转运原则　先重后轻，先急后缓，定点转运，事先联系。同时应处理好"就近、就急、就专科、就医院能力"的关系，根据伤病员的病情，医院的救治能力，合理的进行伤病员分流。

（2）确保转运途中的安全　在搬运伤病员上下车时遵循科学用力的原则，尽量不改变伤病员的体位，搬运动作要听统一口令，搬运动作要高度协调一致。对疑有头颈部损伤者应使用多功能颈托，以防止脊髓损伤。伤病员转至救护车后，要固定好担架，防止因紧急刹车造成伤病员的二次损伤。伤病员在救护车内的正确的位置是：伤病员的身体方位与车同向，伤病员应头部偏向一侧，面向医护人员，既防止因呼吸道分泌物堵塞气道造成窒息，又有利于对病情变化的观察及处理。对重伤伤病员要充分利用院前有限的监护设施对病情严密监测，根据病情变化采用相应的有效措施对症处理，积极抢救。随车人员要密切注意伤病员的面色、表情、呼吸的深浅度和均匀度，随时清除呼吸道的分泌物，发现异常及时报告，及时处理。

（3）无缝交接　在伤病员到达接受医院后，护送的医护人员应及时将伤病员的伤情、救治情况、用药情况向接收伤病员的医护人员进行交接，并履行相应的签收交接记录。在交接完毕后，向指挥中心汇报接收结果。

3.转运中的注意事项　对于高位截瘫伤病员，必要时应及早进行气管切开。在较长的搬运时间里，应取出伤者衣袋中的硬物，避免压疮，并记录脊柱固定时间。脊髓损伤伤病员对温度的感知和调节能力较差，所以冬季需要注意保暖，用热水袋时需用厚布包好，避免烫伤皮肤；夏季要注意降温，以防止高热，降温的冰袋也需包好。既往曾将沙袋置于头颈部制动，但因为沉重的沙袋可能在转运过程中或翻滚操作中滑动或移位，故现在推荐硬质颈托和长板结合胶带或绷带固定，防止不稳定的椎体节段发生异常活动。

第四章 院内检伤分类与评估

Key Points

1.病情分级与分区相结合，伤病员诊治区域可分为红、黄、绿三个区域，根据病情评估进行分级，予以合理分流至分区。

2.院内的检伤分类在时间上不需要那么紧迫，因此检伤方法应该尽量全面、详尽、准确。

3.院内伤病员病情严重程度可分为四级：1级濒危伤病员、2级危重伤病员、3级急症伤病员、4级非急症伤病员。

4.院内检伤时要重视合理科学的分组，包括指挥组、分诊组、急救组、治疗组、陪护组、后勤保障组等。

第一节 院内检伤原则

（一）分组及其主要任务

1.**指挥组** 负责明确小组人员工作职责，指挥协调抢救，组织会诊，向医疗机构行政部门汇报，以求得相关科室的支援。

2.**分诊组** 负责按轻重缓急次序迅速对伤病员做出伤情判断，将有生命危险的伤病员迅速送进抢救室，将中度和轻伤病员引导至普通诊室治疗。

3.**急救组** 负责对重度创伤伤病员进行全力抢救。

4.**治疗组** 负责对中度和轻伤病员进行治疗，解除生命危险后可转入普通病房或办理出院。

5.**陪护组** 负责陪护伤病员进行X线、CT等辅助检查。

6.**后勤保障组** 负责医疗设备供应、药品及医用材料储备、院感防护等。

（二）具体措施

1.**分诊** 伤病员入院后，首先由分检组运用创伤严重程度（CRAMS）评分迅速分诊评估，将重伤病员引导至抢救室，使危重伤病员快速得到急救；将中度和轻伤病员引导至普通诊室。

CRAMS评分可变性强，紧急处置后会有所变化，同一伤病员院前、院内的评分会略有不同，因此CRAMS评分的动态变化可监测复苏急救的效果。与急救前相比，若CRAMS评分上升至7分以上，提示伤情明显稳定好转；若评分下降，则提示预后不良。

2.院内转运

（1）红区救治的伤病员，病情相对稳定后，转入EICU等区域，等脱离危险后转入专科病房或急诊综合病房，转运途中应配备便携式抢救设备，黄区伤病员住院时，应安排专门工作人员护送至病房。

（2）对于绿区和部分黄区伤病员经诊疗处置后，病情缓解应离院者，安排门诊诊治、急诊随诊或直接回家，离院伤病员应提供离院指导。

（3）无须住院但需进一步观察诊疗的伤病员，转入留观区域，在留观过程中，出现急危重症或生命体征不稳定，直接送入红区救治。

（4）部分伤病员，如有传染病、精神病等需转专科医院治疗者，经急诊医师评估后，提请相关专业医师，完整查看病历后才能做出转院决定，并与相关医院联系由救护车实施。

3.重度伤病员的救治　重伤病员被送至抢救室后，立即确定责任医师，给予生命支持，暂时稳定后在陪护组的陪护下前往进一步检查，如需手术，立即通知手术室尽快完善术前准备。多学科合作会诊时，以"先救命再救伤"为原则进行抢救。

（1）颅脑伤　CT、MRI有助于诊断颅内血肿或开放性损伤的情况，及时给予脱水治疗防止脑疝形成，一旦诊断明确应尽早手术，清除颅内血块、失活脑组织以及各种异物，妥善止血。

（2）进行性血胸　如积血量较多，可行闭式引流进行性血胸；若伴有休克，应积极抗休克处理，同时准备开胸探查、手术止血，术后置胸腔闭式引流。

（3）张力性气胸　采取胸腔闭式引流术，若症状无改善，气胸仍在发展者，应开胸探查。

（4）心脏损伤　局麻下行心包穿刺术抽出积血，并及时开胸，行心脏修补术。

（5）腹部创伤　积极抗休克治疗，若疑有腹腔脏器破裂、出血，积极抗体克治疗后仍无明显好转者，腹腔诊断性穿刺阳性者，或腹部X线显示膈下有游离气体等，应积极行手术探查。

4.中度及轻度伤病员的救治　中度和轻伤病员到达普通诊室后，行相应处理或药物治疗，后根据伤情可留观、转至专科病房住院治疗或离院，做好信息统计，有利于追踪随访。

（1）骨折　入院后应根据骨折类型行相应手术处理或牵引复位固定。若伴血管损伤，应手术妥善止血。若骨盆骨折，还应处理其并发症，如膀胱、直肠破裂等。

（2）应激性溃疡　行抑酸、生长抑素等处理，必要时内镜下止血。

（3）泌尿系损伤　对于无休克现象的闭合性肾损伤可采用保守治疗；如出现休

克、腰部肿块增大、肾周继发感染时，应予手术治疗。膀胱破裂若尿外渗不严重者，可留置导尿管引流尿液；若为开放性膀胱者，尿外渗严重、大量出血应及时手术。

（4）颌面部创伤　对于鼻骨、颌骨骨折者，相应行骨折的复位和固定；软组织损伤者应仅将破碎组织的边缘略加修整、去除坏死部分，不要除去过多组织，缝合时要关闭与窦道相通的伤口。

5.心理治疗

突发事件的发生往往使伤病员在没有任何心理准备之下遭受打击，常常出现强烈的痛苦和恐惧心理。因此，医护人员在治疗的同时尽可能地给予伤病员们心理安抚，及时对他们进行心理应激的评估和干预，可以有效缓解烦躁焦虑、无助和抑郁等心理问题，使他们尽早接受现实，树立抗击病情的信心，减轻其精神上的创伤。

第二节　伤情评估

推行病情分级与分区相结合，伤病员诊治区域可分为红、黄、绿三个区域，根据病情评估进行分级（表4-1），予以合理分流至分区。

一、病情严重程度分级与急诊病情分级

表4-1　病情严重程度分级

病情严重程度分级	分级标准
A濒危伤病员	病情可能随时危及伤病员生命，包括气管插管伤病员，无呼吸、无脉搏伤病员，急性意识改变伤病员，无反应伤病员，需立即采取挽救生命的干预措施
B危重伤病员	病情有进展至生命危险和致残危险者，应尽快安排接诊
C急症伤病员	伤病员有急性症状和急诊问题，但目前明确没有危机生命或致残危险，应在一定的时间段内安排伤病员就诊
D非急症伤病员	轻症伤病员或非急症伤病员，伤病员目前没有急性发病情况，无或很少不适主诉

注：生命体征异常者，病情严重程度分级上调一级。

根据病情评估结果进行急诊病情分级，共分为四级（表4-2）。

表4-2　急诊病情分级

级别	标准	
	病情严重程度	占用急诊医疗资源数量
1级	A濒危伤病员	
2级	B危重伤病员	
3级	C急症伤病员/D非急症伤病员	≥2
4级	D非急症伤病员	0~1

注："占用急诊资源数量"（表4-3）是急诊病情分级补充依据，临床判断伤病员为"非急症伤病员"（D级），但因其病情复杂，需要占用2个或2个以上急诊医疗资源，则伤病员病情分级定为3级。

表4-3 急诊病情分级相关医疗资源

列入急诊分级的医疗资源	不列入急诊分级的医疗资源
实验室检查（血、尿相关检查）	病史查体（不包括专科查体）
心电图、X线、CT、MRI、超声、血管造影	床旁快速检测
建立静脉通路	输生理盐水或肝素封管
静脉注射、肌内注射、雾化治疗	口服药物、处方再配
相关专科会诊	电话咨询细菌室、检验室
简单操作，如导尿、撕裂伤修补	简单伤口处理，如绷带、吊带、夹板等
复杂操作*	
如镇静镇痛	

*急诊医疗资源数记录为2个。

二、分区和分流

1级、2级伤病员需要进入红区进行支持、抢救和诊疗。其中，1级伤病员应立即应诊，2级伤病员需要迅速急诊处理。3级伤病员需在黄区进行诊治。在诊治过程中，要密切观察病情变化，及时上调伤病员病情分级。4级伤病员在绿区就诊。

1.复苏与抢救（红区）

（1）复苏室 对呼吸、心搏骤停等病情分级为1级的伤病员进入该区域抢救，这类伤病员亟需采取挽救生命干预措施，该区域中应配备急诊最大的优势资源。伤病员到后须即刻应诊。伤病员生命体征稳定或相对稳定，转入EICU等区域进一步稳定、评估和处理。

（2）抢救室 1级伤病员（医院无复苏室时）、2级伤病员需要进入该区进行抢救、支持和诊疗。2级伤病员应迅速急诊处理（急诊医师10分钟内应诊）。抢救室宜临近急诊分诊台，并根据需要设置相应数量的抢救床，每床净使用面积应大于$12m^2$。

（3）急诊创伤复苏和手术室 急诊外科危重症伤病员，经过抢救和初步处理后，生命体征仍不稳定且可能危及生命者，须在急诊创伤复苏室或急诊抢救室、急诊手术室就地、就近进行急诊手术。

（4）急诊重症监护室（EICU） EICU主要收治心肺复苏后恢复自主循环者、严重创伤和中毒伤病员、随时有生命危险或病情危重不宜长距离转运的各种急危重症伤病员。EICU工作医师应完成三年急诊专科住院医师培训和二年重症医学培训，并掌握了重要脏器功能支持技术，如血液净化、有创机械通气、有创血流动力学监测技术等。

EICU床位数不少于6张，布局合理，设中央监护台、实行24小时连续不间断监护。

EICU设备配置包括：

①每床至少配置1台监护仪和1台呼吸机。

②每床配备简易呼吸器。

③其他设备：心电图机、临时心脏起搏仪、除颤仪、血流动力学监测设备，血气分析仪，纤维支气管镜、血液净化仪、心肺复苏抢救车及降温设备等。

2.候诊与观察（黄区）

（1）候诊 3级伤病员需在黄区进行候诊，护士应根据来诊时间的顺序安排伤病员就诊，特殊人群（如老年、孕妇、儿童、免疫缺陷者、有心肺基础疾病者、残疾人等）宜安排提前就诊。护士在候诊期间协助伤病员完成病历资料的填写，心电图、血糖等数据的收集。

（2）急诊诊室 设立急诊综合诊室处理常规急诊伤病员（最好以序号标识诊室名称）。

（3）留观区域 下列情况者需要留观。

①暂时不能确诊，等待诊断性检查结果者。

②病情有潜在进展危险。

③伤病员需要候床住院。

留观期间要求有医护人员定期巡视，观察治疗反应，随时发现病情变化。病情加重或出现生命体征异常者应考虑送入红区诊治。急诊伤病员留观时间不宜超过72小时，之后应根据病情离院、住院或转院。

3.快速处置（绿区） 在存在拥挤现象的急诊科，推荐设立急诊快速处置诊室，迅速处理4级伤病员（急诊医疗资源需求少的非急症伤病员）。

第三节　院内转运

一、院内转运原则

（1）复苏室和抢救室的伤病员经初始评估和救治后，病情相对稳定，转入EICU等区域，脱离危险后转入专科病房或急诊综合病房。

（2）无须住院伤病员，但尚需进一步观察诊疗，转入急诊留观区域。

（3）伤病员在留观过程中出现急危重症或生命体征不稳定，直接送入抢救室或复苏室进行救治。

（4）诊断明确需要住院伤病员，宜72h内收入相关专科病房。

（5）病情缓解应离院伤病员，安排门诊随诊或离院指导。

（6）各区之间紧密联系、密切配合，保证转运畅通。

二、住院

急诊诊断明确需要住院伤病员，应收入相关专科病房，部分伤病员收住急诊综合病房（有条件医院可设立急诊综合病房，总床位一般占全院床位总数的5%）。1级和2级急诊伤病员住院转运时应由急诊医护人员护送至住院病房，并完成床旁交接。转运途中配备便携式抢救设备，包括便携式多参数监护仪、氧气供应装置、简易呼吸器等，必要时配备转运呼吸机、负压吸引装置等，3级急诊伤病员住院时应有医院安排专门工作人员护送至病房。

三、离院

对于4级伤病员及部分3级伤病员经诊查处置后，病情稳定者可安排门诊诊治、急诊随诊或直接回家。对离院伤病员，急诊科应提供离院指导，包括诊断、医嘱（用药目的和用法）、随诊计划，注明何种情况复诊。

四、转院

部分伤病员经急诊医师评估后需要转院（如转传染病、精神病专科医院等）时，应提请相关区域的主治医师（或主治医师职称以上人员），主治医师在完整复习伤病员病历后才能做出转院决定，原则上医疗机构间伤病员转运应与相关医院联系后由救护车实施，应为伤病员提供诊断证明、诊治建议、病情摘要、重要病历资料复印件等。

第五章 头部创伤的检伤评估与救治

第一节 颅脑损伤

一、检伤评估

1.早期入院阶段，应根据高级创伤生命支持方案进行治疗及诊断评估。

（1）充分维持氧合（$PaO_2>60mmHg$）和血压支持（收缩压>90mmHg）仍是优先注意事项。

（2）持续监测生命体征包括心率、血压、呼吸状况（血氧测定和二氧化碳监测）以及体温。

（3）应尽快完成神经系统检查以确定颅脑损伤的严重程度。在这种情况下，通常用GCS评分来评估和表示伤病员的神经系统状况（表5-1）。通常认为GCS评分小于或等于8分提示重度创伤性颅脑损伤。应连续进行神经系统状态评估。病情恶化常见于损伤后最初的数小时内。

（4）应评估伤病员是否有其他部位器官系统的创伤。

（5）应进行血常规、血生化、凝血功能、尿常规、便常规等实验室检查。凝血障碍在重度创伤性颅脑损伤伤病员中常见，可由伤病员用药导致或由创伤本身造成。INR升高时，就应立即开始逆转凝血障碍的治疗。

（6）在急诊科就应开始评估病情并处理颅内压增高。对于临床症状提示因颅内压增高而可能导致脑疝的重度颅脑创伤（GCS≤8）伤病员（征象包括单侧或双侧瞳孔固定和散大、去皮质或去大脑姿势、心动过缓、高血压和（或）呼吸抑制），应给予紧急治疗，包括抬高头部和高渗疗法（甘露醇1g/kg，静脉给药），同时进行神经影像学检查和其他评估。

（7）伤病员的血流动力学一旦稳定，就应被转至有神经外科专业的医院。

（8）在创伤急性期，CT是首选的影像学检查方法，且应尽快实施。CT扫描能够准确检测整个颅骨的情况、颅内血肿等。目前指南推荐所有GCS评分≤14分的伤病员均应接受头部CT检查。如有任何临床病情恶化，应行后续CT扫描。CT检查结果常会演变，从而导致需要改变治疗方案。当缺乏临床表现改变和生理学参数变化时，许多医疗中心常规进行随访性影像学检查。值得注意的是，与自发性脑内出血一样，脑实质造影剂外渗可能预示出血进展。其他推荐的检查方法还有经颅多普勒超声检查。

表5-1 格拉斯哥昏迷指数（GCS）评分

睁眼（E）	语言（V）	运动（M）
4自动睁眼	5回答切题	6按吩咐动作
3呼唤睁眼	4言语不妥	5对刺痛能定位
2刺痛睁眼	3答非所问	4对刺痛能躲避
1不睁眼	2只能发音	3刺痛肢体屈曲
	1不能言语	2刺痛肢体过伸
		1不能运动（无反应）

三项评估相加为总分，分值越高，则意识状态越好，7分以下为昏迷，3分多提示脑死亡或预后极差。轻度昏迷：13分到14分，中度昏迷：9分到12分，重度昏迷：3分到8分。运动评分左侧右侧可能不同，用较高的分数进行评分。

2.创伤等级为5项积分累加，分值范围为1~16分，分值越少，伤情越严重。1~3分：病情重，死亡率高；4~13分：病情较重，未经手术治疗容易导致伤病员死亡，而且术后存活概率大；14~16分：病情较轻，存活率高。创伤计分能较为简单便捷地对伤病员进行早期识别和分类，对于钝器外伤和穿透性损伤均具有良好的预测性能，但是敏感度比较低，容易遗漏重伤伤病员，对于头部损伤判定精准度偏低（表5-2）。

表5-2 创伤计分法（TS）

生理指标	评分					
	0	1	2	3	4	5
呼吸次数（次/分）	0	<10	>35	25~35	10~24	
呼吸幅度	浅或困难	正常				
收缩压（mmHg）	0	<50	50~69	70~90	>90	
毛细血管充盈（甲床、唇）	无充盈	充盈迟缓	正常			
GCS评分		3~4	5~7	8~10	11~13	14~15

3.毛细血管充盈和呼吸幅度对观察值的影响较大且TS评分低估了头部损伤造成的生理紊乱，故提出RTS评分法，其简化了指标并增加了GCS评分的权重。总分范围为0~12分，>11分为轻度损伤，<11分为中度损伤。RTS在TS的基础上做出了一些修改，提高了对伤势的准确判断程度（表5-3）。

表5-3 修正创伤计分法（RTS）

GCS	收缩压（mmHg）	呼吸频率（次/分）	分值
13~15	>89	>29	4
9~12	76~89	10~29	3
6~8	50~75	6~9	2
4~5	1~49	1~5	1
3	0	0	0

4.损伤严重程度计分法（ISS） 以解剖损伤为基础，相对客观且容易计算。它的计分包含了头颈、面、胸、腹部以及脏器、四肢和骨盆，但并不包含脊柱等6个部位。进行计算时，将6个分区中受到损伤最严重的3个分区中各选择一个取其最高AIS（简明损伤定级）的数值，求其各自的平方和予以相加求和。ISS的分数值范围为1~75分，≤16分为轻度损伤，>16分为中度损伤，>25分为重度损伤。但其并不能直接反映伤病员的病情变化和健康以及年龄状态对伤情的影响，不能直接反映分值相同但是伤情不同的伤病员伤情的真实性差异，不能直接反映同一部位仅一处受伤与多处受伤的区别，不能直接反映腹部多脏器受伤和多发性骨折以及同一部位弹道伤的严重性。由于只是采用了损伤最严重的3个区域进行计算，易出现同一区域有多处伤而对病情严重程度评估过低的情况。

目前已经有研究证实，在单纯的颅脑外伤伤病员中，GCS评分方法尽管常用，但其在伤情和严重性的评价上却存在着一定局限。TS、RTS评分法，不仅包括GCS评分，还含有各种生理学的参数用以评估脑部损伤的严重程度，RTS评分法既能够反映意识的状态和功能障碍，又能够直接反映脑部损伤对其他各种生理学指标的影响，评估脑部损伤严重程度比较合理，TS不太适宜应用于评价单纯颅脑外伤的伤病员的病情。ISS评分法主要是从人体解剖学的角度进行评估，其特点是受到评分规则和条件的约束，使用不方便。后三种方法一般被用来评价复合创伤。

二、院内治疗

1.一般处理 应优先维持血压（收缩压>90mmHg）和氧合（PaO_2>60mmHg），并持续监测各项生理指标。若CT和（或）经颅多普勒未显示异常则不建议检测颅内压；术后以及小儿严重颅脑损伤则应检测颅内压。应使用等张液体（0.9%氯化钠溶液）来维持正常血容量。颅脑损伤伤病员经常出现电解质紊乱，应定期检测电解质水平及其他实验室参数。在多模态检测缺失的情况下建议成人伤病员脑灌注压维持60~70mmHg；0~5岁小儿维持脑灌注压40mmHg；5~11岁为50mmHg；>11岁为50~60mmHg。其他颅外创伤性损伤也应同时处理。

2.手术

（1）**硬膜外血肿** 外科指南推荐，不管伤病员的GCS评分如何，体积大于30ml的硬膜外血肿均应手术清除；对于瞳孔异常（瞳孔大小不等）的急性硬膜外血肿（EDH）昏迷伤病员（GCS评分≤8）推荐行紧急手术清除。

（2）**硬膜下血肿** 对于CT显示的血肿厚度大于10mm或中线结构移位大于5mm的急性局部硬膜下血肿，不管GCS评分如何，均应及时进行如内镜辅助血肿清除术予以清除如内镜辅助血肿清除术。另外，若GCS评分小于8分，或从入院后伤病员GCS评分下降大于2分，和（或）伤病员瞳孔不对称或固定散大，和（或）颅内压监测持续大于20mmHg，推荐行手术干预。

（3）**脑内出血** 当伤病员伤后发生颅内血肿导致明显的占位效应时（影像学上表

现如四脑室变形、移位、消失，脑池受压或发生梗阻性脑积水），推荐由手术方法清除。对于累及大脑半球的创伤性脑出血，手术指征尚未明确。目前临床上对于出血体积超过 $50cm^3$ 的伤病员，或者CT扫描显示额叶或颞叶出血体积超过 $20cm^3$ 并伴有至少 5mm 中线移位和（或）脑池受压的GCS等级评分6~8分的伤病员，外科共识指南建议行开颅术清除颅内血肿。

（4）穿通伤　穿通伤为开放性颅脑损伤，通常推荐进行浅表清创术和硬脑膜闭合术来防止脑脊液漏。入口小的伤口可通过简单闭合来治疗。并未发现积极清创和清除深部异物（如骨片或弹片）能有效预防迟发感染。在这种情况下，应常规预防性应用广谱抗生素（通常为头孢菌素类），常认为能降低颅内感染的发生率。

（5）凹陷性颅骨骨折　如果是开放式颅骨骨折的凹陷严重程度远远超过颅骨的厚度，或者如果骨头穿破硬脑膜、存在明显的颅内血肿、额窦受累、外观畸形、伤口感染（或其他污染）或颅腔积气，推荐采用清创术加颅骨复位术。

（6）去骨瓣减压术　去骨瓣减压术可去除部分颅骨以降低增高的颅内压。去骨瓣减压术可联合血肿清除术一同施行，也可作为颅内压增高的初步治疗措施。该技术的使用尚存争议，且尚不明确其在创伤性脑损伤（TBI）中的效力。一项儿童的初步研究提示去骨瓣减压术对降低颅内压和改善临床结局均有利。

（7）脑室外引流　若有持续的颅高压，即使已用降颅压治疗如甘露醇和镇静剂等，仍推荐行脑室外引流。

3.药物

（1）脱水剂

①甘露醇　根据脑水肿发展的程度进行间歇性给予甘露醇，有效剂量范围为 0.25~1.0g/kg，甘露醇在连续给药15~30分钟后就会发生渗透式脱水的作用，可以持续作用4h，故伤病员可根据脑水肿发展的程度进行间歇性给药，一般4~6小时一次，但大剂量应用时有可能诱发急性或慢性肾功能衰竭。临床报告中采用半量（每次125ml）的甘露醇可以有效地控制颅内血压，而且还可以减少慢性肾脏损伤事件的发生。

②呋塞米（速尿）　是一种有效的利尿性脱水药物，常与甘露醇交替联合使用来预防急性脑水肿，常用的剂量范围为每次20~40mg。

③甘油果糖　是一种具有高浓度渗透性的药物脱水剂，作用比较迟缓，具有和甘露醇相同效果，但显著地减少了不良反应。

④3%高渗盐水　有研究报道相对于20%的甘露醇，3%的高渗盐水连续作用时间较久，在有效地降低颅内压的情况下还可以大幅度地提高心血管和脑灌注压。

（2）激素　尽量避免使用激素。若确实合并了垂体功能障碍，则应该及时地给予一定的生理剂量氢化可的松，必要时再给予相应的垂体激素。

（3）纳洛酮　有效维持伤病员颅脑血管受损后的正常血压及降低脑血管灌注压，控制伤病员颅内压，减轻伤病员脑组织水肿，改善伤病员脑组织新陈代谢，同时对于治疗癫痫，促进伤病员清醒、改善各种脑部疾病预后也可以起辅助作用。早期使用纳洛酮类药物不仅能明显改善远期预后，并且使用安全，无明显的药物毒副作用。对于颅内损伤引起的昏迷和呼吸暂停，纳洛酮能快速地逆转呼吸功能障碍。实验证明大剂量纳洛酮才能明显减轻颅脑损伤后神经功能障碍，对颅脑损伤后脑功能具有保护作用，所以临床上需持续大剂量给药，才能发挥持久疗效。

（4）镇静 适当镇静可降低代谢需求从而降低颅内压，也可改善通气并减弱交感神经反应。但这些药物可能引起低血压和脑血管扩张，从而可能加重脑灌注不足并升高颅内压，这些抵消了上述潜在有益作用。

①丙泊酚 其作用持续时间短，医生可以间歇性评估临床神经系统状况。然而，有一些临床研究结果提示，创伤性颅脑损伤伤病员很可能出现严重致命的丙泊酚输注综合征，表现为严重的酸中毒或碱中毒、横纹肌细胞溶解、高钾血症、肾衰竭和急性心血管功能衰竭。因此，建议使用丙泊酚时，输注速率不要超过4mg/（kg·h），并监测伤病员是否出现心电图变化、乳酸酸中毒、肌酸激酶升高和肌红蛋白升高。

②巴比妥类 可以降低颅内压，提高伤病员生存率。由于使用大剂量的巴比妥具有中枢抑制和低血压等副作用，在伤病员用药中需要严格监测血浆中巴比妥的浓度。对于其他疗法难以控制的颅内压增高，仍可选择巴比妥疗法。负荷剂量为5~20mg/kg，快速给药，随后给予维持剂量1~4mg/（kg·h）。采用持续脑电图监测，逐渐调整巴比妥输注速度。

其他药物可能包括苯二氮䓬类或阿片类（如咪达唑仑、吗啡和芬太尼），但均未在重度创伤性颅脑损伤伤病员中进行过充分研究。然而，研究发现高剂量阿片类药物给药会引起颅内压短暂性升高，因此可能要避免使用这种疗法。

4.止血治疗 大约1/3的重度颅脑创伤伤病员会发生凝血障碍。应在急诊科就对所有重度颅脑损伤伤病员进行凝血功能检测，一旦发现凝血障碍就应立即开始纠正。

对于正在应用华法林的伤病员也可以考虑使用凝血酶原受体复合物或其浓缩液、新鲜冰冻血浆和（或）其他维生素K溶液进行凝血治疗，此方案同样适用于华法林相关的自发性脑出血。

对于血小板减少伤病员，如果有必要，可选择输注血小板来维持伤病员血小板数>75×10⁹/L。

当伤病员发现凝血障碍时，可以考虑使用凝血酶原复合物浓缩药液、新鲜冰冻血浆、维生素K，采取一种类似于逆转华法林效应的治疗方案，使得INR小于1.4。

5.改善脑细胞功能的药物 《中国颅脑损伤脑保护药物治疗指引》中对于促进脑细胞功能恢复的药物，相关专家和研究小组的建议意见主要如下。

（1）超大剂量的皮质激素、镁酶抑制剂和高剂量的活性白蛋白都有可能同时存在着加重病情和增加死亡率的不良危害，强烈不建议使用。

（2）钙拮抗剂（如尼莫地平等）、谷氨酸受体拮抗剂（美金刚等）、自由基清除剂（还原性谷胱甘肽、维生素C、β胡萝卜素等）、缓激肽拮抗剂和线粒体功能保护剂等对于治疗急性颅脑损伤伤病员无效，不建议临床应用。

（3）多种不同的营养神经的肽类药物的临床疗效缺乏Ⅰ类循证医学证据，建议谨慎选择。

（4）尽管肽类、ATP、CoA、维生素C和维生素B_6对于治疗颅脑损伤伤病员也缺少Ⅰ级循证医学证据，但经过长期的临床应用证明其无毒副作用、且价格低廉、药理机制明确，推荐将其入药。

6.加强营养支持 损伤早期通过加强营养支持还可以部分纠正伤病员的新陈代谢紊乱，增强免疫能力，降低颅内感染的发生率，改善神经系统和免疫系统功能，最终降低伤病员病死率。营养膳食疗法的基本原则是适当采用高热、高蛋白、低糖。注意避免高血糖和低血糖的发生。

7.过度换气 由于过度的通气会导致大量的脑血管收缩，大大减少了脑血流。过度通气只是适用于其他方法无法控制的颅高压，而且效果持续时间较短，不宜使用太久。指南推荐避免过度通气，尤其是在创伤性颅脑损伤后的急性期（最初24~48小时）。在随后的阶段可考虑行轻至中度过度通气，但是应避免$PaCO_2$低于30mmHg。进行治疗性过度通气时，有条件的话还应实施对脑氧合及代谢的多模式监测。

8.亚低温 有meta分析显示，对于年龄15~65岁且适合亚低温（32~34℃）治疗的重型颅脑损伤伤病员，亚低温治疗的复温时机可能在伤后第5天前后，但其疗效尚需更多高质量的临床试验进一步研究。鉴于低温疗法合理使用存在不确定因素，该治疗方法应仅限于临床试验或用于其他疗法难治的颅内压增高伤病员。

9.高压氧 高压氧治疗主要功能是通过纯氧治疗提高人体血氧含量，改善氧在人体内各组织细胞的储存量，从而有效改善脑细胞内的缺氧线粒体的代谢机能，促进三磷酸腺苷的正常合成，提高氧在人体内部尤其是脑细胞内的利用效率，防止或极大地减轻各种缺氧反应所可能造成的脑损害。

10.预防并发症 创伤性颅脑损伤伤病员是发生深静脉血栓高风险人群，可采用间歇性充气加压袜进行机械血栓预防。抗血栓治疗可进一步降低深静脉血栓风险，但须与出血扩大的潜在风险相权衡，因此，创伤性颅脑损伤伤病员中抗血栓药物的应用及时机必须根据颅内出血程度和发生深静脉血栓的风险来个体化考虑。其他并发症如感染、胃肠道应激性溃疡等，适当干预可降低其风险。

11.抗癫痫

（1）预防性使用苯妥英或丙戊酸，疗程为7日。左乙拉西坦可作为备选药物。

（2）不要长期预防性使用抗癫痫药。

（3）对昏迷伤病员考虑行脑电图检查和（或）脑电图监测。

（4）对临床癫痫发作和仅脑电图记录到的癫痫发作者都用抗癫痫药治疗。

12.其他 在65岁以上的处于慢性疾病早期阶段的伤病员中，创伤前长期持续服用他汀类抗炎药物可能有助于提高整体生存率，改善神经、免疫等各个方面的功能。氨甲环酸是一种廉价的抗纤溶药物，能够有效地降低颅脑创伤伤病员的死亡率。3小时内入院的中度颅脑损伤（GCS评分8~13）的伤病员推荐立即使用氨甲环酸（推荐级别1B）。促红细胞生成素（EPO）为一种细胞内源脂溶性激素，其不但可以有效促进人体的细胞造血，还对促进人体中枢神经健康发展起到造血保护及神经再生的重要作用，但它的促红细胞生成作用可能会大大增加人体发生急性血栓病事件的风险。除以上所述外，还有康复治疗，心理治疗等。

第二节　眼部损伤

Key Points

1.眼部急救不能优先于严重的颅脑外伤和其他严重的开放性创伤。

2.眼部开放性创伤应优先于非开放性创伤的救治。

3.眼睑开放性损伤，清创缝合尽量保留组织，不可切去皮肤。

4.眼球开放性损伤，应警惕"隐匿性巩膜破裂"。

5.外伤性感染性眼内炎是眼外伤的严重并发症，要立即抢救，延误抢救时机（过夜）可能难以保住眼球。

6.角膜损伤应避免反复应用表面麻醉药物，会延缓伤口愈合，角膜上皮缺损时要尽量避免使用甾体类激素。

7.除导致眼球破裂以外，大部分眼球钝挫伤不需要行急症手术治疗。

8.眼部化学烧伤，转运医疗机构之前应立即用大量的清洁水进行冲洗，尽量将异物冲掉。

一、急救原则与检伤分类

在保证生命体征平稳的前提下，进行眼部损伤的急救，即眼部急救不能优先于严重的颅脑外伤和其他严重的开放性创伤。根据眼部损伤的情况，可以分为开放性创伤和非开放性创伤，开放性创伤应优先于非开放性创伤的救治。

二、眼部损伤急救

（一）开放性眼部损伤

1.**眼睑开放性损伤**　急诊手术，特别注意是否合并泪道损伤。眼睑血供丰富，极少发生缺血坏死。清创缝合尽量保留组织，不可切去皮肤，未累及睑缘的板层裂伤可以简单缝合，睑缘、睑板和皮肤都应严格对合。缝合应尽早，因血供丰富，清创缝合时间允许放宽，但伤后24小时因组织水肿会增加缝合难度。内眦眼睑外伤常伴发泪器损伤，以下泪小管断裂多见。治疗不当会造成眼睑畸形和溢泪症。手术最好在伤后48小时内完成，若同时发生上、下泪小管断裂，尽可能将其全部吻合。

2.**眼球开放性损伤**　包括眼球穿通伤、眼内异物、眼球破裂伤等。CT或B超可检查眼环的连续性及眼内结构受损的征象，尤其应警惕"隐匿性巩膜破裂"。

多采用两步手术处理。急诊手术行初期的眼球缝合术，术后予以抗生素和糖皮质激素控制感染和创伤性的炎症反应。根据情况，1~2周左右行进一步玻璃体手术，并处理相应的外伤性白内障、玻璃体积血或视网膜脱离等。急诊手术时，如遇虹膜脱出，应抗生素冲洗后还纳眼内，但严重破坏、缺血、污染、伤后超过24小时应予以剪除；脱出的睫状体和视网膜应还纳；脱出的晶状体和玻璃体予以切除。

3.眼球开放性损伤并发症 外伤性感染性眼内炎是眼外伤的严重并发症。短时间内进展迅速。临床表现为眼痛、头痛剧烈，刺激症状明显，视力严重下降，可至无光感；球结膜高度水肿、充血，角膜浑浊，前房纤维蛋白炎症或积脓，玻璃体雪球样混浊或脓肿形成，角巩膜坏死穿孔甚至眶蜂窝织炎。应立即抢救，延误抢救时机（过夜）可能难以保住眼球。充分散瞳，全身大剂量抗生素和糖皮质激素，玻璃体腔内注药，严重者急症行玻璃体切割术及药物灌注治疗，控制不佳者，48~72小时内重复上述治疗。

（二）非开放性眼部损伤

1.眼表异物和角膜擦伤 眼表的异物可以在表面麻醉下用针头取出，注意不能用棉棒，其常常取不出异物，并且可能会加重组织损伤。角膜深层惰性异物，如玻璃、碳等可以不取出，如必须取出者应在手术室显微镜下进行操作。角膜损伤应避免反复应用表面麻醉药物，会延缓伤口愈合，角膜上皮缺损时要尽量避免使用甾体类激素。

2.眼球钝挫伤 除导致眼球破裂以外，大部分钝挫伤不需要行急症手术治疗。眼内出血禁止散瞳防止进一步出血，禁用非甾体类消炎药。伤病员应半卧位，包扎双眼，制动。常规口服云南白药及激素药物止血。若出血造成青光眼且药物不能控制，眼压持续增高（大于35mmHg持续7天或者大于50mmHg持续5天），应行眼内手术治疗。

3.眼部化学烧伤 转运医疗机构之前应立即用大量的清洁水进行冲洗，尽量将异物冲掉。到达医院简单询问病史后，继续用无菌生理盐水数升进行冲洗，至少30分钟，避免遗漏结膜囊穹窿部，同时注意与泪道相通的上呼吸道是否软组织水肿引起呼吸障碍。应检测结膜囊的pH值，在未达到7.3~7.7之间应反复冲洗，冲洗之后，涂抗生素眼膏加压包扎。强碱可迅速穿透眼部组织，并在伤后很长时间引起持续损伤，要延长冲洗时间，并反复检测结膜囊pH值。由于眼内组织破坏，碱烧伤会引起眼内压迅速增高，要注意判断。酸烧伤时沉淀的坏死组织形成一个屏障可以限制酸的进一步穿透和破坏。治疗上，以抗生素眼膏、睫状肌麻痹剂治疗为主，类固醇激素控制炎症反应、抗青光眼药物对症治疗，维生素C和乙酰半胱氨酸可以防止角膜的溶解。急诊不考虑行结膜瓣遮盖术或羊膜移植术。

4.眼部冷热烧伤 轻度热烧伤，局部使用抗生素眼膏、睫状肌麻痹剂，严重的热烧伤应去除坏死组织，处理大致同严重碱烧伤。在眼睑的保护下，眼球很少冻伤，因此冻伤主要位于眼睑皮肤。急救要用42℃温水进行快速复温，外敷冻伤膏，不要弄破水泡。

第三节 颌面部损伤

口腔颌面部暴露于体外，其创伤的发生率相对较高，但该部位创伤不如颅脑、心、肺等器官的创伤危险和致命。口腔颌面创伤伤病员的急救必须克服局部观念，强调全身观念。首先应着眼于对危及生命的全身危重伤的抢救，待生命体征平稳、重要脏器损伤得到妥善处理后，再有步骤地实施口腔颌面创伤的分类救治。

此外，口腔颌面颈部创伤常伴发颅脑或其他部位严重损伤，如抢救不及时可能致死或严重致残。创伤致死一般发生在3个时期：第一个时期是在伤后几分钟内，死亡原因通常与脑干、高位脊髓、心脏和主动脉损伤有关。第二个时期是在伤后几分钟至几小时内，死亡原因常为硬膜下或硬膜外血肿、血气胸、脾破裂、肾破裂、肝破裂、多发伤伴大量失血等，这一时期是挽救生命的重要阶段，如能组织有效的现场抢救、实施快速运送、准确判断伤情并及时救治，可以大大降低死亡率。第三个时期是在伤后数日或数周内，死亡原因多为感染和器官衰竭。

伴发颅脑、四肢和胸腹部创伤的伤病员，大部分被直接送到综合医院急诊科或急救中心进行救治，但也有部分伤病员，特别是以口腔颌面颈部创伤为最重伤表现的伤病员，可能会首诊于眼科、耳鼻喉科或口腔颌面外科。专科医师由于平时工作性质，很容易产生"局部为主和局部为先"的诊治思路，而忽视了更严重的、可能危及生命的其他创伤，以致延误时机致残，甚至致死。因此，对于创伤病员的急救，必须强调树立全身观念、克服局部观念，首先应着眼于对生命体征和全身危重伤的抢救，待生命体征平稳后，且重要脏器创伤得到妥善处理后，再有步骤地实施口腔颌面颈部伤的分类救治。

对伤情的判断和处理应按顺序进行，由一位医师总负责，不要过多地讨论，以免耽误时间。进入院内急救的伤病员，首先检查呼吸、血压、脉搏、意识、瞳孔和神经反射等，同时简单了解伤史，重点了解受伤原因和在现场急救中对呼吸道及出血情况的处理，迅速判断呼吸道是否通畅，心、肺状况如何，有无进行性出血，有无严重的颅脑、脊髓及重要脏器创伤。一旦发现有危及生命的情况存在，必须尽快组织抢救，以挽救生命，降低伤病员死亡率。

一、上呼吸道梗阻及其处理

上呼吸道梗阻的发生可以是完全性的，也可以是不完全性的。

（1）完全性梗阻　呈急性表现，呼吸急迫，在几秒或十几秒内即可出现三凹征（锁骨上窝、胸骨上窝和肋间凹陷），随之昏迷，如抢救不及时，将因窒息而死亡，或者因大脑严重缺氧继发不可逆性损害成为植物人。

（2）不完全性梗阻　临床表现相对较缓，允许一个以分计时的抢救过程。开始时，伤病员呼吸急促、烦躁不安、出冷汗，继而呈端坐呼吸、鼻翼翕动、口唇发绀，用力吸气伴喉鸣音，这时如不及时抢救，将迅速转为挣扎呼吸，并出现三凹征，呼吸变得浅而快、脉搏变得细而弱、血压快速下降，伤病员昏迷，瞳孔散大，对光反射消失，最终死亡。

1.上呼吸道梗阻的原因　口腔颌面颈部创伤继发上呼吸道梗阻的原因主要有以下几种。

（1）吸入性梗阻　多见于儿童、老年人和意识丧失的伤病员，因咳嗽和吞咽反射减弱或消失，很容易发生误吸，并造成急性呼吸道梗阻。梗阻物多来自口腔、鼻腔和咽腔的损伤，可以是血凝块、涎液、呕吐物，也可以是碎骨块、碎牙片、游离组织块或其他异物。

（2）肿胀性梗阻 口底、舌根、颈部、咽喉部的火器伤、烧伤和重度机械创伤可以引起软组织广泛性水肿；口底、颌下和颈部内出血可以造成大面积血肿。水肿和血肿达到一定程度，便可压迫呼吸道或使气管移位，造成呼吸道不完全性梗阻。

（3）组织移位性梗阻 常见于下颌部粉碎性骨折，下颌弓缩窄，舌后坠，堵塞咽腔；也见于上颌骨低位横断骨折，骨折块向后下移位，使软腭下垂，堵塞咽腔；还见于软腭、舌根、咽周软组织撕裂伤，组织移位，堵塞咽腔。

（4）气管颈段损伤 颈部刀砍伤可以伤及气管，造成气管完全或不完全性断裂，裂口常被血凝块和软组织封闭造成呼吸道急性梗阻。

2.上呼吸道梗阻的紧急处理 迅速解除梗阻原因防止上呼吸道急性梗阻、避免窒息死亡的关键在于准确预测、早期发现和及时抢救。

（1）对以口咽腔和鼻腔为中心的颌面颈部创伤，应充分估计发生误吸和上呼吸道梗阻的可能，应在备好光源、吸引器、输氧装置和气管切开包的情况下，仔细清除口咽腔和鼻腔的异物、分泌物、血凝块、碎牙片和游离组织块，并完善止血。如在此期间或之前发生急性梗阻，应立即放弃操作，转而行环甲膜穿刺，或者直接气管切开，以最快速度解除梗阻，进行有效吸氧，在绝对安全的情况下再逐步清除口咽腔和鼻腔内梗阻物。

（2）由组织肿胀或血肿造成的阻塞性呼吸困难多呈渐进性加重过程。在开始阶段，应主动开放伤口，以减轻水肿压迫，同时彻底清除血肿，完善止血；如情况紧急，应立即经口或经鼻插入通气导管，进行有效吸气，并根据伤情的发展尽早做预防性气管切开。

（3）对因组织移位造成的呼吸道不完全性梗阻，应在镇静和局麻下进行组织复位和临时固定。如为上颌骨横断骨折，可试行复位，牵上颌骨向前、向上，然后用一根竹筷水平放置在双侧前磨牙间，托上颌向上，两端用绷带悬吊固定于颅顶。如为下颌颏部骨折，复位相对容易，但固定费时，可先将舌体牵引向外，用大圆针和粗线贯穿舌体缝吊在口外，然后再用牙弓夹板做单颌固定。

（4）对因气管颈段损伤造成的气管移位或封闭性堵塞，应立即经气管破裂口插入气管导管，在急性梗阻症状解除后，再清理伤口。

（5）解除上呼吸道梗阻原因后，如伤病员仍有呼吸问题，应进一步检查是否存在胸、肺损伤。开放性气胸、活瓣性气胸、严重的血胸和心脏压塞，以及支气管破裂、横膈膜破裂、心肌挫伤、肺挫伤等同样可导致呼吸困难并危及生命，对此应及时通过会诊协同处理。

二、口腔颌面部出血的救治

1.口腔颌面部出血止血方法 口腔颌面部严重创伤大出血的急救应根据出血部位、出血程度和出血持续时间，采取相应的措施进行止血，并及时补充血容量，积极防治出血性休克。止血方法如下：

（1）指压止血 用手指压迫血管以阻断出血区供血动脉的近心端，起到暂时止血的应急手段。指压部位依据大血管的体表标志而定。

（2）包扎止血　主要用于面颈部较大创面的毛细血管、小动静脉出血。用多层纱布敷料覆盖损伤区，外面用绷带加压包扎。

（3）填塞止血　多用于鼻腔、口腔颌面部窦腔或开放性、洞穿性创面的止血。

（4）结扎止血　在条件允许的情况下，对创面上出血的血管断端钳夹后进行结扎或缝扎止血，但应注意不要误夹或误扎出血点附近的神经等结构。

（5）药物止血　对于出血部位较深，不易钳夹结扎止血的部位，可以采用止血海绵、止血纱布或止血药进行止血。

（6）颈外动脉结扎止血　口腔颌面部大出血经局部止血难以控制时，可行颈外动脉结扎。在结扎颈外动脉之前应仔细辨认颈外动脉和颈内动脉，以防误扎颈内动脉，导致失语、偏瘫等严重并发症。

2.抗休克治疗　口腔颌面部创伤大出血在短时内大量失血可导致伤病员休克，是导致伤病员死亡的主要原因。失血性休克的救治原则是完善止血，消除休克原因，有效补充血容量，合理使用药物治疗以改善组织灌注，保持呼吸道通畅，保证有效吸氧，防止感染。

三、合并颅脑损伤的救治

1.临床表现　口腔颌面部紧邻颅脑，其创伤极易合并闭合性颅脑损伤。颅脑损伤包括脑震荡、脑挫伤、硬膜外和硬膜下血肿、颅底骨折、颅骨骨折以及脑脊液漏等。对于首诊于口腔颌面外科的急诊伤病员，医生必须意识到伤病员可能合并有颅脑损伤，从而做到早期诊断、合理转诊、及时治疗。对于口腔颌面部创伤伴发伤后昏迷的伤病员，要详细了解昏迷持续时间，有无中间清醒期和再次昏迷史，有无剧烈头痛、躁动不安、频繁呕吐、肢体瘫痪等，初步判断颅脑损伤的存在及损伤程度，并决定进一步的检查内容。

2.治疗及处置　通过病史调查和物理检查初步判断颅脑损伤的程度。如为轻度损伤，可同期处理颅脑损伤及口腔颌面部创伤；如为中度以上损伤，应进一步做颅脑CT和MRI检查，及时请神经外科会诊，共同诊治，待颅脑损伤伤情平稳后，再处理口腔颌面部创伤。

四、合并颈椎损伤的救治

颈椎损伤常伴随头部受冲击或撞击史而发生。统计结果表明，下颌骨骨折常伴发上段颈椎损伤，面中部骨折常伴发中下段颈椎损伤。伤病员因口腔颌面部创伤就诊于口腔科，当怀疑有颈椎损伤时，不应在牙科椅上进行检查和处理，否则可能因搬动头部或以颈部做支撑而加重颈椎损伤，并导致严重的并发症。这一点对昏迷伤病员尤为重要。

五、口腔颌面部特殊结构损伤的处理

1.唇损伤　唇部有唇红缘、唇弓、人中嵴、人中、口轮匝肌等特殊结构，具有显著的美学意义。唇损伤后常见的问题是唇红缘错位、瘢痕或缺损。清创缝合最好在阻滞麻醉下完成，以免影响唇红对位。首先要缝合口轮匝肌，然后按嘴唇的正常解剖外形准确对位缝合。唇部贯通伤常见于儿童，多由于前牙刺破唇部组织所致，清创时应注意软组织内是否残留有牙片。如上下唇组织缺失小于1/4，可以直接拉拢缝合；如果组织缺损超过1/4，应采用交叉唇瓣或扇形瓣修复。

2.舌损伤 舌体血供丰富，组织脆嫩，活动度大。缝合时注意保留舌体的长度和活动度，应做纵向缝合。舌体缝合要求用粗线，远离创缘（5mm），并尽量多带组织进行间断缝合，并附加数针褥式缝合。

3.颊部贯通伤 颊部损伤多为贯通伤。早期处理以关闭创口和消灭创面为原则。无组织缺损或缺损较少时，可由内向外分层缝合黏膜、肌肉和皮肤。口腔黏膜无缺损而皮肤缺损较多时，应立即行皮瓣转移或游离植皮，或做定向拉拢缝合，遗留缺损在二期整复。对于较大的面颊部全层洞穿型缺损，可直接将创缘的口腔黏膜与皮肤相对缝合，消灭创面，遗留的洞形缺损后期再行整复治疗。如伤情和条件允许，也可在清创术时用带蒂皮瓣、游离皮瓣及植皮术行双层修复。

4.腭损伤 腭损伤多见于刺伤。对硬腭软组织撕裂伤做黏骨膜缝合即可。对软腭穿通伤，应分别缝合鼻侧黏膜、肌肉和口腔侧黏膜。如硬腭有组织缺损或与鼻腔、上颌窦相通，可在邻近转移黏骨膜瓣，封闭瘘口和缺损，或在硬腭两侧做松弛切口，从骨面分离黏骨膜瓣后，将贯通口处拉拢缝合。硬腭骨面裸露处可自行愈合。如腭部缺损太大，不能立即修复者，可暂时做腭护板，使口腔与鼻腔隔离，进行二期手术修复。

5.外鼻损伤 对外鼻裂伤应先将关键点缝合以恢复解剖标志。鼻中隔软骨暴露时，只要其一侧黏膜完整，一般能正常愈合；如果软骨分离，至少要将一侧黏膜修复完整。对穿通性裂伤应先关闭黏膜伤口，将线结打在鼻腔侧，然后缝合皮肤伤口。皮肤缺损可用全厚皮片移植，一般取耳后皮肤，颜色和质地较为匹配。鼻翼缺损可用耳廓复合组织移植。

6.腮腺及其导管损伤 腮腺及其导管损伤多见于刀砍伤。腮腺腺体破裂时，应逐层严密缝合伤口，并加压包扎，术后可应用阿托品抑制腺体分泌。腮腺导管发生断裂时，可行腮腺导管吻合手术。术中由口内腮腺导管口置入粗细合适的橡胶管作为支架，并保留1个月左右。术后可应用促进腺体分泌的药物，以保持导管通畅。

7.面神经损伤 面神经损伤可以分为挤压伤、牵拉伤和断裂伤，根据损伤性质和部位不同，可以表现出不同程度的神经支配区的面瘫。早期清创时发现离断的面神经主干或主要分支时，应尽量及时将两断端解剖游离，用显微外科无创伤缝线进行端端神经外膜缝合。如果离断的是面神经的末梢端，找到其近心端并将其固定缝合在相应的肌肉内。

六、软组织开放性损伤的清创术

软组织开放性损伤的清创术包括冲洗伤口、清理伤口和关闭伤口三个基本步骤，在伤情允许的情况下尽早实施。

1.冲洗伤口 冲洗伤口的目的是清除进入伤口内的细菌和异物，防止感染，促进伤口愈合。先剪除伤口附近的毛发，用无菌纱布轻轻塞住伤口，再用肥皂水清洗皮肤。经伤口侧缘进针注入麻醉药，在局部麻醉下用大量外用盐水冲洗伤口。清洗伤口时，各种毒性液（如乙醇、六氯酚、碘剂、强力肥皂液）都不应直接接触开放的伤口。防止伤口的感染主要靠高压冲洗的机械作用，应采用带18号针头的20ml注射器用力推注。污染严重的伤口可以用清洁剂清洗，然后用大量生理盐水彻底冲洗。

2.清理伤口 应仔细检查，彻底清除残留的异物。由于面部血供丰富，原则上应尽量保留口腔颌面部的软组织，尤其是唇、舌、眼睑等功能区域的组织。即使组织大部分游离，只要没有感染和坏死，都应尽量保留。清理伤口过程中，应注意完善止血。

3.关闭伤口 口腔颌面部血运丰富，组织再生能力强，即使伤后超过48小时，只要伤口没有明显的感染，均应在彻底清创后一期严密缝合。对污染严重或已有初期感染的伤口，关闭伤口时，不要缝合过紧，并放置引流。对组织严重肿胀或张力较大的伤口，可以先减张拉拢缝合，待肿胀消退、张力减小时再进行细致缝合。在创缘的皮肤与皮下组织交界处可做少许潜行分离，以减小张力。创缘接触的部分要保持轻度外翻。缝合张力较大时，可采用褥式缝合。关闭伤口时应准确复位移位的组织，尤其嘴唇、眼周等功能区域更要注意对齐解剖标志。直接拉拢缝合有困难的或较小的皮肤缺损创面可以做附加切口，形成局部皮瓣，以便关闭伤口。遇有大范围的皮肤缺损的创面，可以考虑先行断层皮片游离移植，消除创面，后期采用皮肤扩张技术进行修复。

七、口腔颌面部骨折的复位和固定

口腔颌面部骨折很少在急诊情况下进行复位和固定。术前要进行详细的检查，包括临床检查和影像学检查，明确骨折的诊断，然后制订治疗方案，完成确定的专科治疗。临床检查对于口腔颌面部多发骨折来说，其临床检查包括视诊和触诊。应遵从一定的顺序进行：从口内到口外，从下到上。检查过程中要注意一些关键部位的检查。

1.口内检查

（1）口内软组织检查 检查舌体是否有裂伤，伤口是否有活动性出血。还应检查双侧腮腺和颌下腺导管口是否通畅。要重点关注上下颌牙龈和上腭是否有裂伤。牙龈垂直向的裂伤往往提示该部位颌骨或牙槽突骨折。硬腭前后向裂伤往往提示硬腭部位存在中线旁骨折。

（2）牙齿和咬合关系检查 检查上下牙列是否完整，是否有牙外伤，是否存在错合畸形，一定要明确错合畸形是由颌骨骨折造成的还是先天性的。

2.口外检查 检查下颌运动是否受限、张口是否偏斜、双侧髁状突动度是否对称；上颌骨是否有整体动度、眶周是否有淤血、是否有鼻出血以及脑脊液鼻漏；双侧颧骨颧弓是否对称，眶周是否有台阶感，眶下区是否麻木，是否存在眦距增宽、鞍鼻鼻畸形以及泪道系统损伤的表现；是否存在眼球移位畸形以及复视的表现。

3.影像学检查 对于面中部骨折，CT的轴位、冠状位影像结合三维重建影像即可明确骨折的类型、移位和粉碎的程度，并可以观察软组织损伤的情况。冠状位CT对眶底骨折的诊断非常有价值，其软组织窗可观察眼外肌损伤情况以及是否有眶内软组织疝入上颌窦和筛窦。华氏位是评价面中部骨折最理想的平片，其缺点是无法明确骨折的细节。通过该片位可观察上颌窦、额骨额弓、眶外缘和眶下缘骨折情况。为了明确诊断下颌骨骨折，至少需要从两个相互垂直的角度进行拍片检查。曲面体层片位结合下颌开口后前位对下颌骨进行检查就可达到这一目的。如果只拍摄其中一个片位，骨折容易漏诊。多发骨折的伤病员可能不适合曲面体层片检查，可以用下颌骨侧斜位片来替代。其他片位，比如下颌骨正位片、下颌咬合片以及根尖片，视情况严重创伤救治规范可能对骨折诊断有所帮助。髁状突囊内骨折在平片上很难明确诊断，冠状位结合轴位CT扫描则可以很好地显示其细节。

4.骨折的复位和固定 骨折的复位和固定是骨折的治疗中两个最重要的技术环节。准确复位是骨形态和功能复原的基础，正确固定是保证复位效果和骨折愈合的基本条件。

（1）骨折复位 骨折首先要考虑解剖复位，只有当骨折受条件所限不能解剖复位时，才考虑进行功能复位。解剖复位应尽量使骨折线密合，如果骨折断面分离，内固定材料就要承担较大的应力，就可能出现后期接骨板变形和螺钉松动，以至于影响固定稳定性，造成骨折移位、骨断面吸收和感染。

①闭合性复位

手法复位 适用于新鲜的简单骨折，一般无须内固定。

牵引复位 使用于早期、不复杂的骨折，利用颌间牵引等装置进行牵引复位，该方法复位的只是达到正常的咬合关系，而不能使骨折准确复位。

②开放性复位 对于各种开放性骨折、多发复杂骨折，采用该复位方法进行复位。而对于陈旧性骨折已经错位愈合者，切开暴露骨折部位后，一般需要按照原骨折线进行截骨，然后进行复位。

（2）骨折的固定 坚固内固定是指直接应用在骨骼上的任何形式的固定，它足够坚固，在积极进行功能运动时，能有效地预防骨折段之间的运动。例如，采用两颗拉力螺钉固定面部骨折，或者采用重建板固定下颌骨骨折。同时，还存在一些非坚固固定的形式，可允许骨骼在骨折愈合期间积极主动地进行功能运动，但是其坚固程度还不足以防止骨折段之间发生任何动度。这些固定形式又被称为功能性稳定固定，也就是说，尽管没有足够的稳定性允许骨折发生直接骨愈合，但有足够的稳定性允许骨骼进行功能运动。目前应用于口腔颌面部的许多固定方法并不是真正意义上的坚固固定，而是功能性稳定固定，例如，小型钛板系统固定下颌骨骨折，微型钛板系统固定面中部骨折。

复位固定面部骨折后，软组织悬吊复位对术后面部的美观效果非常重要。对于面中部骨折来说，这一步骤尤其关键。一般情况下，通过口内切口联合眶周切口暴露骨折，需要从骨面完全剥离面中部软组织，常导致术后软组织下垂移位，在更低的部位与骨面再附着。关闭切口时，应分层缝合骨膜、肌筋膜和皮肤，骨膜的位置相对固定，可以限制软组织伸长和移位。而骨膜的再附着通常要在关键部位钻孔，然后将骨膜固定在骨面上。需要缝合骨膜的部位有额缝、眶下缘、颞深筋膜以及上、下颌骨切口内的肌层。需要骨膜再附着的部位包括额突点、眶下缘、颧弓表面的颞肌筋膜、内外眦韧带。

第六章 颈部创伤的检伤评估与救治

颈部创伤占全部创伤的5%~10%，颈部创伤常伴有头、颌面和胸部伤，有报道称颈部穿通伤手术时见血管、腺体损伤出血者占60%，气管、食管损伤占23%，颈部神经损伤或高位截瘫占12%，其他部位多发伤占30%。颈部创伤可以发生在任何年龄，但致死性创伤多见于40岁左右。常见原因有暴力事件、摩托车事故、运动员职业性创伤、复合伤、采用颈项部自杀行为。

颈部以胸锁乳突肌为界分为颈前三角和颈后三角。颈前三角正中有咽、喉、颈段气管、食管、甲状腺，颈侧绕行于胸锁乳突肌后中段有头丛神经分支，其上方有副神经通过，胸锁乳突肌深面有颈动脉鞘，内有颈总动脉、颈内静脉和迷走神经，动脉在内，静脉在外，迷走神经在动静脉之间深面。颈总动脉在甲状软骨上缘的高度分为颈内、外动脉，在颈动脉鞘深面和椎前筋膜浅面之间有颈交感神经链。在胸锁乳突肌深面外侧有前斜角肌，在前斜角肌和胸锁乳突肌之间有锁骨下静脉和膈神经，膈神经在前斜角肌膜下垂直下行，前斜角肌深面还有锁骨下动脉和臂丛神经。颈部左侧在颈内静脉和锁骨下静脉汇合处有胸导管的开口，颈部后方为颈椎。

颈部有许多重要的器官和结构，如喉和颈段气管、咽和颈段食管、颈内静脉和颈动脉；颈部神经和脑神经以及甲状腺、甲状旁腺。由于颈部结构的重要性和特殊性，加之缺乏骨性和肌组织保护，一旦受伤，常常较为严重，并伴有功能受损。颈部创伤急救与颈部一些致命性解剖关系密切，严重颈部创伤时正确的诊断、积极治疗是提高生存率、减少后遗症的重要因素。对这些危及生命的损伤，治疗结果与经治医生精湛的技术、高效率的工作和坚实的理论基础密切相关。因此，医生必须具有扎实的解剖知识和熟练的诊疗技术才能做好救治工作。

第一节 颈部软组织伤

颈部软组织浅表外伤处理比较简单，严重的颈部外伤常合并喉、气管、食管、血管、神经、胸导管损伤等。颈部损伤根据皮肤有无损伤分为开放性损伤和钝挫伤。

一、颈部开放性损伤

1.概述 战时较多见，如枪、炮弹片、爆炸物、刀、玻璃、铁器等致伤，平时可见于矿工、交通事故等。

2.临床表现与诊断 开放性损伤伤情因致伤原因、损伤部位及深浅程度不同而不同。浅表切割伤伤口较为整齐，出血不多，组织缺损不多，容易诊断和处理。

①刀砍切割伤 伤口整齐或不整齐，组织缺损较少，深浅不一，深者可伴有颈部大血管损伤，下咽、喉气管损伤。表现为出血多或少，多者可出现休克。如空气自损伤血管进入可出现空气栓塞。血液流入喉气管腔，或损伤组织突入喉气管腔可出现呼吸困难或窒息。伤及下咽或食管可出现气管食管瘘，锐器如玻璃、匕首、剑、刀等刺伤，特点为皮肤入口小，致伤部位深，可损伤血管、喉气管等重要结构。由于皮肤损伤小，往往掩盖了深部组织损伤病情，造成误诊而延误抢救导致死亡。

②火器爆炸伤 火器造成的伤情视不同火器的性质、投射距离、速度、方向不同而不同。高速小质量弹丸近距离致伤，软组织常发生穿通伤，其入口和出口大体一致。如同时击伤喉气管软骨时，投射物遇到较大阻力，能量骤然释放在入口处，入口侧组织往往比出口侧组织损伤严重。爆炸物动能小，质量轻，如手雷、地雷、猎枪、土枪以及施工爆破、矿井瓦斯爆炸等在未贯通人体前已将动能全部释放，弹片碎片常保留在体内形成盲管伤。表现伤口不整齐，浅表有烧灼伤，组织内常有大量异物，如铁砂、砂砾等，伤及血管出现出血、休克，甚至死亡；伤及喉气管或颈部有血肿可出现呼吸道梗阻等症状；伤及胸膜顶出现气胸。盲管伤异物可停留在颈部任何部位，深者可达颈椎，或进入椎管内出现脊髓损伤。为了排除颈部重要器官损伤，必要时可行颈部X线摄片，CT扫描、磁共振检查，纤维气管镜或食管镜检查明确诊断。

3.治疗方法与原则

（1）止血 一般先采用压迫止血，如有明显小血管损伤可用血管钳夹住结扎止血，如有较大血管损伤先压迫止血，然后到手术室处理伤口时按损伤血管大小进行结扎、修补或移植处理。

（2）呼吸道处理 伤及喉气管腔时由于血凝块或损伤的组织可阻塞呼吸道引起呼吸困难，故有呼吸困难者应吸出血块，做气管切开，危急情况下自伤口内直接插入麻醉插管，防止血液流到下呼吸道，保持呼吸道通畅。

（3）预防休克 输液，输血，防止休克。

（4）伤口处理 局麻或插管全麻后按一般外伤原则处理伤口，先用生理盐水和3%过氧化氢溶液清洗，再用生理盐水反复冲洗，然后用氯己定（洗必泰）或乙醇消毒。浅表伤口，妥善止血后各组织分层对位缝合，放橡皮引流条。如组织缺损较多，可游离颈部或颈胸部组织移植修复伤口，放入支撑器，防止喉气管狭窄。喉气管软骨损伤，应对位缝合，软骨有缺损可用带蒂肌皮瓣移植修复。刺伤入口小，深度可达颈部大血管、咽喉气管、食管，如临床疑有深部这些重要器官损伤，应扩大伤口进行相应的修补缝合处理。盲管伤伤道中如异物较深，与颈部重要血管、神经、椎管、喉气管关系密切，应先做好异物定位及手术设计和准备后，再进行取出。盲管伤由于深部组织损伤较皮肤表面伤口要大，清创时不做伤口严密缝合，因严密缝合后不利于深部坏死组织排出，也不利于缓冲组织的水肿，清创后可将伤道组织疏松对位缝合，如软骨有损伤不可轻易去除软骨，应对位缝合放入硅胶T形管防止瘢痕狭窄，伤口内放入引流条。如伤口已可疑并发感染，在彻底清创后，喉气管软骨仍应对位缝合，表浅组织疏松缝合并放引流条。不可将软骨直接暴露在外，而加重软骨坏死。软骨缺损愈多，喉气管瘢痕狭窄愈严重，将来修复更困难。

（5）其他　全身给予广谱抗生素预防感染，加强伤口换药，注射破伤风抗毒素。

二、颈部钝挫伤

颈部钝挫伤指皮肤没有裂口的损伤，故也称闭合性损伤。常见有撞击伤及绞勒伤。

1.概述　撞击伤常见于车祸。急刹车时惯性作用，颈部撞击到方向盘上，颈部组织器官挤压在颈椎与方向盘之间引起损伤，也称方向盘综合征。工伤如劳动工具榔头、扳手、砖瓦、石块等重物打击到颈部；运动训练如拳击、单杠、双杠、摔跤时颈部碰在杠上等都可造成钝挫伤。绞勒伤多由于颈部围巾被机器绞住，驾驶摩托车前进颈部撞到铁丝绳上所致。颈部皮肤无伤口，喉气管甚至食管可出现断裂伤，危及生命。

2.临床表现与诊断　轻度钝挫伤表现颈部皮肤肿胀、压痛，如喉部也有挫伤可出现声音嘶哑、喉部疼痛，吞咽加重。严重钝挫伤颈部皮肤虽无伤口，但颈深部血管、神经、肌肉、喉气管、食管都可伤及，可出现颈部软组织血肿，大血管破裂可形成假性动脉瘤，喉气管断裂伤颈部出现广泛皮下气肿、声音嘶哑、咯血、呼吸困难，甚至来不及抢救就已窒息死亡。合并食管损伤可出现气管食管瘘，有时还会发生颈椎或脊髓损伤。诊断根据外伤史及临床表现不难诊断。重要的是严重的闭合伤往往由于皮肤无裂口，使颈深部重要器官损伤容易被忽视。如发现颈部有广泛皮下气肿应考虑到喉气管食管损伤，病情许可之下应做颈部X线正侧位照片、CT扫描或磁共振检查，呼吸困难解除后可做纤维支气管及食管镜检查。如有血管损伤，必要时可做血管造影检查，严重闭合伤常合并脑、胸腹等其他部位损伤，全面检查伤情对决定抢救方案非常重要。

3.治疗方法与原则　轻度颈部挫伤症状不严重时可对症处理，给予镇静止痛，伤病员要少说话，进软食，用抗生素预防感染。严重颈部挫伤应根据不同病情做相应处理。伤后颈部有皮下气肿，提示喉气管有损伤可能。颈部X线摄片显示有喉气管软骨骨折，无移位、呼吸困难不严重者保守治疗，给予雾化吸入，全身用抗生素预防感染。骨折移位伴有呼吸困难，做气管切开同时延长切口到喉部进行探查。如有软骨骨折将移位的软骨复位，对位缝合，喉气管腔内放硅胶T形管或橡胶指套内填海绵或碘仿纱条做成软支撑器支撑30天左右。如纤维支气管镜检查声带断裂或杓状软骨脱位者，即使喉气管软骨无骨折移位，也应做喉裂开术缝合声带，复位杓状软骨，防止以后瘢痕粘连影响发音或出现呼吸困难。骑摩托车颈部撞到铜丝绳者颈部皮肤虽无伤口但常伴有喉气管断离伤，甚至食管也损伤，病情严重，容易误诊，如处理不当可危及生命或遗留严重后遗症。

4.并发症和后遗症　颈部开放性损伤容易引起伤口感染形成咽瘘，向下感染引起胸腔感染及纵隔炎。血块或分泌物向下引起吸入性肺炎。因此加强全身及局部抗感染非常重要。喉气管、食管瘢痕狭窄为颈部创伤最常见的后遗症，主要由于伤口处理不当形成，如清创时将破碎组织切除过多，或外伤时组织缺损较多没有及时采用周围组织进行修复。颈部闭合伤常合并胸部外伤如气胸、血气胸、肋骨骨折等，伤病员发生呼吸困难常被误认为单纯由于胸部外伤引起，行气管切开术后，未做颈部探查，等待胸部外伤痊愈后，出现拔管困难，才发现喉气管有外伤并遗留瘢痕狭窄。喉气管离断伤伤口吻合时游离不充分，吻合口张力大或伤口合并感染，术后遗留吻合口区瘢痕狭窄。

第二节　喉部创伤

一、概述

喉体包含上气道最为狭窄的区域及发声器官，在吞咽时行使保护气道的功能。喉部由于本身可活动性、软骨弹性以及下颌骨、胸骨和颈椎骨的保护作用，通常不易遭受损伤。喉部创伤发病率较低，约为 1∶137000，分为闭合伤与开放伤两大类。急性喉外伤易引起呼吸道阻塞，可直接危及生命，须给予迅速的病情判断及有效处理，如若处理不当，易造成慢性喉狭窄、发音障碍或拔管困难等。因此急性喉外伤须由专科医生做早期诊断和适宜的处理，以避免或减少喉外伤的并发症。

1.**闭合伤**　包括喉挫伤、软骨骨折和脱位。原因以交通事故占首位，汽车的方向盘、仪表板和座椅的靠背均易直接撞击喉部，此种外伤被称为方向盘综合征；其次为竞技运动（拳击、球击等）以及工伤事故。喉部钝挫伤常见于交通事故、工业创伤、运动创伤、地震创伤、跌伤、拳击伤和勒伤等。喉挫伤易致喉黏膜下水肿、血肿、黏膜撕裂、软骨骨折和脱位等。喉钝挫伤多分为四大类型：声门上区撕裂和骨折、声门下区的损伤、环状软骨骨折、气管与环状软骨分离。

2.**开放伤**　包括喉刺伤、切割伤和贯通伤。原因以枪弹伤及利器伤为主。喉切伤多为自我损伤，临床上所见者，多是有自杀企图的切伤，半数为刺伤。用利刃刎颈的切伤多为横行。战时的颈部锐器切割伤也可导致类似的喉部创伤。

此外依据喉内部损伤的原因，喉内损伤可分为：喉腐蚀性损伤、热损伤、喉腔医源性损伤等。

喉部创伤的原因和发生机制如图6-1所示。

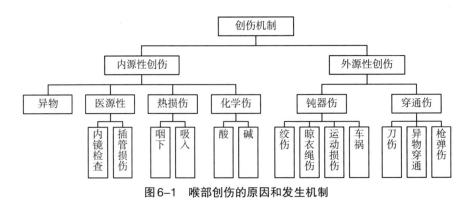

图6-1　喉部创伤的原因和发生机制

二、临床表现与诊断

1.临床表现 喉部创伤常出现一系列的临床症状及体征，因损伤程度及部位的区别，可表现不同的临床症状。最常见的症状有：呼吸道阻塞引起呼吸困难和喉喘鸣，声嘶、发音改变或失音，咳嗽、咯血，颈部疼痛和吞咽疼痛。喉部创伤还可导致喉软骨脱位，常见的有环甲关节脱位及环杓关节脱位。前者甲状软骨下角常位于环甲关节面后方，患侧颈痛可向耳部放射，经过环甲关节的喉返神经常受损伤而致失音，有些伤病员虽无喉返神经损伤，仍可发生声音改变。环杓关节脱位则有声嘶、局部疼痛、吞咽困难，甚至呼吸困难，检查可见杓区和杓状会厌皱襞肿胀，声带可被隐没，当肿胀消退之后可见杓状软骨向前内移位，声带松弛呈弧形，发音时声门不能紧闭。

喉软骨骨折后易有颈部皮下气肿；呼吸道阻塞；可触及甲状软骨喉结或环状软骨弓状突消失；喉腔内有黏膜撕裂。

喉切割伤时颈部可见开放性伤口，症状有：出血、声音嘶哑、失音、呼吸困难、咳嗽、咯血等。并发症有伤口感染、软骨膜炎、拔管困难、继发性出血、颈部皮下气肿、纵隔气肿、声带麻痹、气管食管瘘、肺炎及纵隔炎等。喉贯通伤的症状与体征视致伤武器的种类、子弹的速度和损伤的部位而异。早期突出症状是出血。虽不一定伤及颈部主要大动脉，但也可因血液流入气道或因失血性休克导致死亡。还可出现组织水肿、血肿和动脉瘤引起的呼吸困难、皮下气肿、纵隔气肿、吞咽困难和发音障碍等。

2.气道梗阻分度 临床上可以依据一些特殊症状和体征评估气道梗阻的程度，主要表现为吸气性呼吸困难、吸气性喘鸣（当声门下黏膜肿胀时，可产生犬吠样咳嗽）、吸气性软组织凹陷、声音嘶哑；根据病情轻重可分为4度：Ⅰ度：平静时无症状，活动时有轻度吸气性困难；Ⅱ度：安静时有轻度吸气性呼吸困难，活动时加重，但不影响睡眠和进食，缺氧症状不明显；Ⅲ度：吸气期呼吸困难明显，喉鸣声较响，胸骨上窝、锁骨上窝等软组织吸气期凹陷明显，伤病员常因缺氧而出现烦躁不安、脉搏加快、血压升高；Ⅳ度：极度呼吸困难、发绀、脉搏细弱、心律失常、血压下降，如不及时抢救，可因窒息或心力衰竭而死亡。

也可以根据喘鸣的音调及与呼吸的关系大致判断气道梗阻的位置：高声调的喘鸣提示声门下气道阻塞；低声调（类似于鼾症）则表明阻塞在声门上（如口咽部）；音调可变化的喘鸣则可能气道阻塞在声门区。如喘鸣发生在吸气相，阻塞多为声门上；持续性的吸气和呼气相喘鸣，阻塞常常在声门或声门下。

原则上来说，Ⅰ度呼吸困难需要严密观察病情，积极处理原发疾病；Ⅱ度呼吸困难需要给予激素抗生素对症治疗，密切观察病情，做好气管插管或切开准备；Ⅲ度呼吸困难应考虑气管插管、面罩给氧或气管切开；Ⅳ度呼吸困难应紧急开放气道。

当单纯鼻导管或口咽导管吸氧无法维持指脉氧饱和度在90%以上时，可考虑给予面罩吸氧。面罩纯氧正压通气仍无法维持血氧饱和度（SpO_2）在92%以上时，考虑通气困难，应考虑气管插管。若经多次努力，更换喉镜片或调换操作者仍无法顺利插管，则称为气管插管困难。此时，伤病员处于紧迫的缺氧状态，需要紧急开放气道（气管切开或喉罩等），否则可能出现脑损伤和死亡的严重后果。90%以上的困难气道伤病员可以通过评估发现，一般普遍的评估内容包括：病史（既往气管插管困难的发生及处理），体格检查（如改良 Mallampati 分级、张口度、甲颏距离、下颌前伸幅度、寰枕关节伸展度及麻醉诱导过程中的 Cormack 分级等，以及影像学检查、直接喉镜或纤维喉镜检查等。

3.喉部创伤的分型和分度　依据创伤的类型和严重程度可以对喉创伤进行分型和分度。

（1）喉部创伤的类型　①软组织损伤：血肿、撕裂；②喉软骨损伤：甲状软骨骨折、环状软骨骨折、舌骨骨折、关节骨折；③喉气管分离；④杓状软骨脱位。

（2）Schaefer-Fuhrman 喉损伤分度　见表6-1。

表6-1　Schaefer-Fuhrman 喉损伤分度

分度	表现
Ⅰ度	喉内可见小血肿或裂伤；无骨折
Ⅱ度	可见水肿、血肿，小的黏膜损伤，但无软骨暴露 无移位骨折 不同程度的气道损伤
Ⅲ度	较大水肿，较大黏膜裂伤，软骨暴露 可见多发骨折 声带固定
Ⅳ度	除Ⅲ度损伤外，还可见黏膜严重损伤 前联合中断 不稳定性骨折，两处或多发骨折线
Ⅴ度	喉气管完全离断

4.临床诊断　依据病史及临床表现，喉部创伤不难诊断，熟悉喉外伤的发生机制对伤情判断严重程度评估等有重要意义。临床实践中，CT检查时候创伤的诊断具有重要指导意义，螺旋CT检查不仅可以了解颈部软组织及喉部结构损伤的程度，也可以判断气道梗阻及狭窄的程度和范围，同时还可以了解食管、颈椎、脊髓等相邻重要结构有无合并损伤。

三、治疗措施

1.急救措施

（1）维持呼吸道通畅　喉部创伤救治第一要点是保持呼吸道通畅及保护颈椎。出现喘息及呼吸急迫应立即行气管切开术。如情况危急，可将气管套管、麻醉插管或橡皮管由颈部创口插入气管，并吸出分泌物和误吸的血液，暂时维持呼吸道通畅，待病情允许时，再行低位改道气管切开术。凡喉外伤穿通至咽喉和气管腔内者一般均须行预防性气管切开术。

（2）止血　喉创伤伴有颈部大出血的紧急处理为迅速压迫受损的血管，然后寻找出血点，进行妥善结扎止血。来院就诊者，多数出血已停止，或处于休克状态。应将所有出血点及已凝血的血管断端找出并结扎，以免发生继发性出血。出血过多者，应立即输血、补液、强心、升压、预防休克，并清理上气道血液及分泌物，以防止窒息、吸入性肺炎或肺不张。

（3）给予鼻饲　鼻饲饮食保证营养摄入，同时减少吞咽动作及误吸机会，使创伤的喉部静止休息。针对喉外伤的情况及严重程度，给予系统化评估，决定是否需要行手术治疗，依据治疗流程采取相应的合理的急救措施。

2.创口处理

（1）清创　用生理盐水冲洗创面，并用纱布堵塞通入咽喉腔的创口，清除其中血块、痰液和异物，妥善止血，剪去已失活力的组织，但喉腔黏膜不宜随便剪去。

（2）缝合创口　对黏膜创口用可吸收缝线仔细缝合，不应遗留创面，以免肉芽组织生长和术后渗血，为了避免因咳嗽、喉部运动等因素影响创缘愈合，以采用褥式缝合较好，若黏膜缺损较多，应采用黏膜瓣或游离黏膜移植。软骨除已大部分游离或失活的碎片可以去除外，应尽量保留。软骨本身不定要缝合。若软骨膜已失去缝合固定条件，则软骨切缘需用钢丝固定，必要时喉腔内用喉模支撑固定。

（3）关节整复　喉挫伤肿胀消退后，若有环杓关节脱位应尽早复位，以在1~3周内进行最好。拨动方法：在喉表面麻醉后，于直达喉镜或电子喉镜下，使用喉钳拨动环杓关节，拨动的方向随脱位的情况而定，以拨动后能改善发音为准。

3.术后处理

（1）体位　一般采用平卧位，头略垫高，避免颈部张力过高，适度制动，以免头颈左右摆动。

（2）防治感染　伤后1天内注射破伤风抗毒素1500~3000U，或人破伤风免疫球蛋白；用足量抗生素预防局部及肺部感染。

（3）对症处理　雾化吸入治疗，防止水肿加重及窒息。

（4）护理　气管切开后需加强气道护理，气管套管拔除应视具体情况而定，一般以观察1~3个月后拔除为宜。

（5）药物疗法　止血、补液、强心、升压、预防休克、保持呼吸道通畅、鼻饲、清创、缝合、关节整复、破伤风抗毒素注射等。

4.喉腐蚀性伤及热损伤处理

因吞入酸性或碱性物质、吸入过热蒸气等导致损伤的伤病员，要求最少行24小时的气道观察。合并气道吸入性烧伤的伤病员死亡率会增加6倍。救治这类伤病员，优先建立安全气道，再开展心肺复苏，然后进入标准烧伤救治流程。判定合并口腔、颌面部烧伤，气道水肿等情况时，常规行气管切开术而不建议采用气管插管，因为插管会增加气道瘢痕狭窄的风险。如果伤病员需行纤维喉镜、支气管镜等检查操作尽可能于伤后24小时内进行，超过此时间段水肿及黏膜溃疡形成，增加检查并发症的风险。喉腐蚀性伤或热损伤会显著增加喉气管狭窄及发声困难的比例，需给予及时有效的治疗。

第三节　气管伤

一、概述

气管是16~20个环形软骨环和其间的膜性结构组成的，长10~12cm，左右径2.0~2.5cm，前后径1.5~2.0cm，在第6颈椎水平与上方的环状软骨相连，下至第5胸椎上缘分为左右两支分叉处称为隆突。两支支气管起自隆突，右支气管长2.5~3.0cm，直径1.4~2.3cm，与气管成20°~30°；左支气管长5cm，直径1.0~1.5cm，与气管成40°~55°夹角。气管长度、内径和分叉位置在不同年龄有差异。气管由内至外分为黏膜层、黏膜下层、纤维软骨层、纤维层和肌层。气管可以被许多因素伤及，主要有外部和气管腔内暴力、吸入的有害气体及能穿透人体的射线等。颈段气管位于人体前方，无硬性结构保护，容易受外力伤害。胸段气管虽在胸腔内，但除可受突破胸骨的暴力直接伤害外，还有其他方式可以伤及，如气压伤、异物损伤等。

气管创伤的危害有：破坏气管支架结构的完整性，造成管腔狭窄而呼吸困难，或使气体外溢，造成气胸、纵隔气肿等，影响呼吸；损伤黏膜，使其水肿、出血、渗出、结痂、坏死脱落等，而造成呼吸道变窄甚至阻塞；在以后还能形成瘢痕狭窄，造成呼吸困难甚至窒息。气管是气体进出人体的通道，呼吸停止时间不能超过4~6分钟，所以气管创伤危险性极大，应尽快合理处置，否则后果严重。在急救时就应开始预防并发症、气管机械性创伤根据致伤的外力来源可分为气管腔内力致伤和气管的周围力致伤。

根据体表是否有伤分为闭合性伤和开放性伤。来自颈、胸部的致伤外力常见的有刎颈、自缢、车祸、爆炸、挤压和枪击等，来自气管腔内的致伤因素有异物损伤、取出异物时的操作造成的损伤、气管镜检查、气管插管和各类气管内插管长期置留形成的腔内损伤。各种暴力可直接使气管造成开放性创伤。也可以通过"减速伤"或"内脏冲撞伤"的形式使气管破裂。闭合损伤的机制可能是受伤时伤病员突然屏气，造成气管、支气管腔内压力突然增高；或因胸前暴力使胸左右径突然增大，向两侧牵拉肺，最终使两侧的支气管受牵拉；或使胸前后径突然变小，使支气管撞击在脊柱上，因此气管、支气管的破裂常发生在距隆突3cm左右处。

二、临床表现与诊断

气管伤病症状与受伤部位、严重程度和伴随损伤有关。颈段气管损伤轻者可能没有症状或症状轻微，仅有咳嗽；重者咳嗽剧烈、咳泡沫状血痰、气急、发绀，有时可有大量咯血、纵隔气肿、皮下气肿，严重者可因窒息而死。胸段气管创伤者，除有咳嗽、咯血、气急、皮下或纵隔气肿外，还可有伴随损伤的表现，如张力性气胸、大出血等，伤病员可因窒息、休克等原因死亡。X线检查可发现气胸、纵隔气肿等，但也可能无异常表现，因此X线检查正常不能排除气管创伤。CT平扫及三维重建、MRI对气管创伤诊断价值更高。气管镜检查可以确诊，但有一定的危险性。

1.颈段气管闭合性伤 闭合性创伤由于颈部没有明显的伤口，部分伤病员在受伤时也没有明显的呼吸困难，往往被接诊医师忽视，最终形成瘢痕性喉气管狭窄，影响喉和气管功能，增加后期治疗的难度。

（1）颈部疼痛 伤后即可出现颈部疼痛，发音、咳嗽及转头时疼痛加剧，颈部活动受限。

（2）咳嗽及咯血 气管内壁黏膜如有损伤，血液直接流入气管，引起阵发性刺激性咳嗽，并伴有咯泡沫样血痰或鲜血。

（3）呼吸困难 呼吸困难多为气管黏膜肿胀、气管软骨移位或骨折所致。如并发纵隔气肿、气胸等，也可引起呼吸困难。呼吸困难多呈进行性加重。如气管环状软骨脱位或横断，可引起严重呼吸困难，甚至迅速窒息死亡。

（4）皮下气肿、纵隔气肿 皮下气肿是气管损伤的重要体征。气管黏膜撕裂后气体通过破裂的气管壁进入皮下组织，产生皮下气肿。咳嗽时，胸腔内压增高，皮下气肿可迅速扩展到全颈部，甚至可累及全身。严重者气体可沿颈深筋膜进入纵隔，形成纵隔气肿。

2.颈段气管开放性伤 开放性创伤指气管壁全层穿破，气管通过颈部伤口与外界贯通，可听到吹笛音或扑动音，有气体和血液溢出。

颈部伤口可有出血，合并血管受伤后出血量多，严重时可致休克。血液经气管伤口处流入呼吸道内引起剧烈刺激性咳嗽、咯血。严重时引起呼吸困难、窒息。

三、治疗措施

气管伤的治疗原则是保持呼吸道通畅，解除呼吸困难，控制出血，一期修复气管损伤，防止气管狭窄。Gussack等指出，喉气管创伤的最佳治疗时间是3天内。胸段气管受伤，常有周围重要结构，如心脏、大血管、肋骨、肺和胸腔的创伤，导致大出血、气胸等常使伤病员迅速死亡。所以，应尽快做出诊断和实施治疗是改善愈后的关键。

1.闭合性气管伤的抢救 外伤后无皮下气肿、呼吸困难者，可密切观察呼吸情况，卧床休息。伤情较重者，酌情全身抗生素及糖皮质激素治疗。如伤后出现呼吸困难或进行性加重的皮下气肿、纵隔气肿，应尽早行低位气管切开，保持呼吸道通畅。气管切开时，手术设计切口应向下稍延长，容易找到可能离断的气管远端，以确保气管插管进入远端管腔内。

伤病员生命体征平稳后早期行颈部开放探查以修复气管损伤。

注意在闭合性气管伤的抢救过程中尽量避免盲目的经口腔或鼻腔气管插管，以防止将断端以下气管推入胸腔或插管未进入离断的远端气管管腔，造成严重的呼吸困难甚至死亡。如必要时可经纤维支气管镜引导下进行插管。

2.开放性气管外伤的抢救 开放性气管创伤时，气管与外界通道已存在，但伤口破碎塌陷及血液堆积仍会引起呼吸困难，急救时，仍应首先保持呼吸道通畅，同时对出血及休克进行抢救。

严重呼吸困难时可紧急自气管破口处插入气管导管或麻醉插管，吸出气管内分泌物及血凝块。待情况稳定后，再行气管切开维持呼吸道通畅。同时应对颈部开放性伤口进行止血及清创修复缝合术。应注意伴有颈部皮下气肿的开放性损伤即使皮肤伤口不大，出血不多，也需延长伤口详细检查喉、气管及食管。

3.气管修复 无论闭合性气管伤及开放性气管伤，均需一期对损伤的气管进行修复，以避免伤后造成气管狭窄。

对于单纯气管筋膜和气管壁切割伤，而气管壁无缺损及骨折的伤病员，可直接将气管前筋膜与气管壁一并缝合。气管内可不必放置硅胶管支撑，一般不会遗留气管狭窄。气管壁有骨折破碎或缺损时，尽量保留破碎软骨片，如小块软骨游离不能复位可将其取出，保留仍连接在气管前筋膜的大块软骨，缝合气管前壁。如果游离组织不能保留，也可去掉1~2个软骨环，并充分游离下端气管，同时下降喉体行端端对位吻合。缝合后再用筋膜覆盖缺损的气管壁。气管完全离断时，气管向上下方退缩，甚至进入胸腔，此种情况下将气管断端进行游离，并牵拉回原位进行对位吻合，气管内放置"T"形硅胶管支撑；如气管与环状软骨横断，可切除不能修复的气管断端，将缩向下方的气管游离向上牵拉缝合于环状软骨。如环状软骨已粉碎，可将失活的环状软骨切除，将气管断端与甲状软骨吻合。

在缝合气管时气管断端需修剪整齐，但不宜切除过多。缝合时黏膜应对合整齐，防止术后瘢痕狭窄。气管修复后，冲洗术腔，按层次缝合肌肉、筋膜、皮下组织及皮肤。伤口放置引流条或负压引流管。在清创及修复气管过程中气管内留置"T"形硅胶管防止气管瘢痕狭窄，一般在术后3~6个月取出。

一期良好的气管重建对伤病员的预后有重要的影响，妥善的一期修复是防止和避免气管狭窄的最关键点。

四、气管物化伤

（一）气管物理性创伤

1.概述 最常见的创伤为热力灼伤。干热空气和高压蒸气所致的创伤不同，干性的热空气致使上呼吸道蒸发水分较快，向下前进时则温度渐下降，因而主要损伤上呼吸道和气管上段，较少伤及隆突以下黏膜。水蒸气热容量为干热空气的2000倍，温度下降慢，常损伤整个呼吸道，损伤更为严重。电、紫外线、红外线、放射线也能造成气管黏膜损伤。战争中燃烧弹、核辐射也可引起呼吸道灼伤。气管的烧伤分为轻、中、重三度：轻度可见黏膜上皮变性、纤毛消失、杯状细胞增生、黏膜腺分泌亢进、固有膜水肿充血；中度可见多发性局限性坏死、溃疡形成；重度可见广泛的凝固性坏死，形成坏死剥脱性气管炎，有白喉样假膜形成。

2.临床表现 出现有呼吸困难、咳嗽、咯血、痰多等症状，严重者可很快死亡。临床进展分为4期：①伤后6小时内，可能因肺水肿、广泛的支气管痉挛、小气管阻塞而造成的急性呼吸衰竭而死亡；②水肿期为伤后6~48小时，肺间质、肺泡、支气管黏膜水肿；③肺部感染期为受伤48小时以后，因黏膜破损、局部抵抗力下降而易产生感染；④脱落和修复期，受伤黏膜坏死脱落，新上皮生长。黏膜和肺功能的恢复常需1个月以上。诊断主要依靠病史。气管镜检查可确定损伤程度和范围，对判断预后、指导治疗有帮助。镜下表现可分为3度：Ⅰ度气管黏膜轻度充血；Ⅱ度黏膜充血水肿呈暗红色，黏膜出血和（或）黏膜损伤；Ⅲ度是黏膜苍白、坏死、剥脱，深者达黏膜下，致软骨、肌等结构外露。

3.治疗 因为早期伤病员可能因缺氧而死，第一步为抗缺氧治疗。主张早期气管插管或气管切开，这样可以加压给氧，还可吸出坏死物和分泌物、直接气管内投药。气管、支气管严重烧伤后，因肺泡通透性升高，如输液偏多偏快，可能促进肺水肿的发生。所以应避免过多过快地补液，特别是非胶体液。可在伤后6~8小时内静脉滴注20%甘露醇100~200ml，激素的应用可以解除支气管的痉挛，减轻肺水肿。加强护理，如雾化吸入保证呼吸道通畅。预后与损伤性质和严重程度有关，可因气管、支气管黏膜灼伤、水肿、坏死和肺充血、水肿而死亡，也可能出现气管、支气管的瘢痕狭窄。

（二）气管化学性创伤

1.概述 化学工业中的刺激性气体和战争中的毒气是主要的致病源。

2.临床表现 吸入的化学毒剂或刺激物质对气管黏膜有腐蚀作用，少量长时间接触使黏膜发生感染、糜烂，大量吸入刺激气管黏膜产生水肿、溃疡等，甚至坏死，而导致肺水肿和化学性肺炎。症状因吸入毒气化学性质、量、停留时间不同而不同。水溶性大的物质，刺激上呼吸道黏膜发生流涕、打喷嚏、喉痒、咳嗽等，毒气量增加可进入肺泡，发生肺水肿和化学性肺炎，出现呼吸困难、咯血、咳痰和喘鸣等。在高浓度毒气中毒时，可无呼吸道症状而出现昏迷。水溶性小的物质很少在上呼吸道溶解，直接进入肺泡引起急性肺水肿，因此此类毒气吸入即使无症状，仍应积极治疗。

3.治疗 吸入中和剂，中和刺激性气体或毒气。氯气、氨气中毒可吸入碳酸氢钠。二氧化硫、二氧化氮中毒可吸入5%硫酸氢钠3ml或气管内滴入1/6M乳酸钠5ml，每日2次。光气中毒可吸入10%的硅酮。战火中出现的气管黏膜磷烧伤先用1%~2%和2%~5%碳酸氢钠吸入和清洗局部，然后吸入0.5%硫酸铜或1%硫酸铜清洗。糜烂性毒气芥子气可吸入碱性气体，吸入油类（2%薄荷醇和枸橼醛油）效果会更好，还可吸入0.5%氯胺。吸入地塞米松，可减轻黏膜的炎症反应。吸入毒气量大或毒性剧烈的还应全身使用解毒剂。二氧化氮中毒后可用1%的亚甲蓝10ml混于50%葡萄糖中再加1g维生素C，缓慢静推。吸入光气可静注20%乌洛托品20ml。芥子气中毒静脉注射40%葡萄糖溶液20~40ml，每天2次。因伤病员肺水肿不利于氧的吸收，最好加压吸氧或进高压氧舱。此外应用肾上腺皮质激素，有减轻炎症反应和消除水肿的作用。长期低量接触刺激性气体和毒气，可引起反复继发感染，逐渐产生肺水肿、肺硬化，可有支气管狭窄和肥厚；大量或高浓度吸入可能迅速死亡，或遗留气管、支气管狭窄。

第四节　颈部血管创伤

血管创伤是颈部创伤的主要致死原因之一，其中穿透伤最常见。根据受伤的部位不同，受伤的血管也不同。颈根部创伤主要有伤及主动脉、锁骨下动静脉、无名动静脉、颈动脉、椎动脉和颈内静脉。颈中段创伤主要伤及颈动脉、颈内静脉和颈内外动脉的起始端。颈上段和颅底创伤主要伤及颈内动脉颈段、海绵窦段、椎动脉、颈外动脉及其分支，以及颈内静脉和椎静脉周围静脉丛。颈部血管的毗邻结构如喉、气管、下咽、食管以及颈椎等常同时受伤。

穿透伤多以血管破裂、大出血为症状表现。颈部的钝性创伤由于外力和颈椎的挤压导致血管内膜局灶性损伤并导致血栓形成。颈部血管创伤的症状为休克、出血、逐渐增大的颈部血肿、气道压迫、神经症状和体征。开放性颈部大血管损伤时，可引起猛烈大出血，短时间内导致死亡。少数伤病员由于动脉的两端发生蜷缩和损伤血管痉挛，同时出血后血压下降，易致血栓形成而使管腔闭塞，也不一定发生严重出血而致死，可以进行抢救处理。

爆炸引起的损伤可分为直接损伤和间接损伤。直接损伤如高速弹头击中直径较大的血管，血管发生断裂，边缘整齐。低速弹头击中血管，血管会被挤压，发生弯曲变形，不发生断裂。如为爆炸性弹头碎片伤，多为盲管伤，碎片可嵌入血管内，有时周围组织也可以堵塞血管壁，暂时无大出血现象。在急救及清创时应特别注意，防止大出血而来不及抢救。弹头间接损伤是指弹头未直接损伤血管，而是在弹道内周围血管受到挤压和震荡，产生血管内膜损伤、血栓形成。

颈部血管损伤还可形成假性动脉瘤。颈部闭合性外伤、刺伤或弹伤，如伤道狭窄，血液不能外流可形成大血肿，压迫气管引起呼吸困难。颈内静脉损伤，伤后静脉腔不易收缩，伤口张开，血管腔内负压发生，使空气进入静脉腔形成空气栓塞。如同时损伤颈总动脉和颈内静脉，或颈内动静脉形成异常通道则形成动静脉瘘。因此，颈部血管损伤应高度重视，进行积极抢救及诊治。

一、颈动脉损伤

1.临床表现与诊断　头部创伤伤病员有活动性鲜红色大出血，伴有休克征象，即应疑有颈动脉损伤。首先采用压迫止血，同时输液、输血预防休克。如经过压迫止血，病情尚稳定，先做血管造影定损伤部位和情况，以确定治疗方法。必要时行紧急手术探查作为重要的诊断和治疗措施。

2.治疗方法与原则

（1）止血颈部创伤后有大出血，首先采用压迫止血，压迫颈总动脉止血是一种行之有效的紧急措施，用4个手指放在患侧颈后外侧，拇指压在胸顿乳突肌前缘平环状软骨平面，扣及颈动脉搏动后，用力向第1颈椎横突压迫。压迫有效表现为压迫以上部位颈动脉搏动消失，伤口出血明显减少。但压迫时间不能过长，否则可引起一侧缺血。颈部大血管损伤也可采用填塞止血，用纱布填入伤口内，压紧出血处，然后将健侧手臂上举作为支架，将患侧加压包扎，不可影响呼吸。

（2）血、输液补充血容量预防休克。如血液不足可输入代血浆、右旋糖酐。

（3）保持呼吸道通畅，必要时行气管切开术。

（4）保温、镇静、止痛。

（5）血管处理。

颈外动脉及其分支可以采用结扎术。颈总动脉、颈内动脉不宜行结扎术，40岁以上伤病员结扎有50%者可出现同侧大脑血循环严重障碍，引起偏瘫或死亡。一般采用血管端端吻合术，吻合时破损的血管壁应切除，防止术后感染和再出血。如不能吻合，可用静脉进行修补术。吻合或修补颈动脉时要求暴露更广泛，必要时可以将胸骨柄从正中切开，充分暴露血管近心端进行吻合或修补。颈内动脉近心端损伤不能结扎，如缝合困难，应将颈外动脉移植到颈内动脉进行修复。即将损伤的颈内动脉切去破碎断端，将颈外动脉的分支结扎切断，切断颈外动脉远心端，将颈外动脉近心端与颈内动脉远心端吻合。颈内动脉损伤段如靠近下颌后区暴露远端血管有困难时，可将下颌骨前脱位，使远端动脉伸长2~3cm再与颈外动脉近心端吻合。近颅底血管损伤时即使下颌脱位也很难暴露，可采用放射介入血管内放球囊栓塞血管。颈总动脉损伤，将颈外动脉的分支及远心端结扎切断，切去破碎的颈总动脉断端，将颈总动脉移植到颈内动脉进行修复。

二、椎动脉损伤

椎动脉临床分三部分，第一部分自锁骨下动脉起始部到第6颈椎横突椎管内；第二部分自第6颈椎到第2颈椎管内；第三部分自第2颈椎到颅外段。

1.原因　椎动脉损伤少见，系发生于颈后贯通伤，也有报道发生于颈椎按摩治疗时严重弯曲或旋转引起，临床由于缺乏神经症状，椎动脉损伤诊断很难，颈后血肿或血肿扩散到颈后可能是椎动脉损伤的主要症状。现在用血管造影发现的椎动脉损伤越来越多。

2.椎动脉损伤处理　损伤第一段采用单纯结扎术，即向锁骨上横切开胸锁乳突肌锁骨头，将颈内静脉和迷走神经向外分离，椎动脉位于颈总动脉的侧后方，找到椎动脉进行结扎。第二段在椎管内手术难度大，采用血管栓塞治疗。第三段也可以采用结扎止血。

三、颈部静脉损伤

1.原因　颈部大静脉主要为颈内静脉、颈外静脉和锁骨下静脉这些静脉损伤都可以引起严重出血，但主要危险是发生空气栓塞，尤其是颈根部静脉，静脉壁与颈筋膜粘连，损伤后静脉腔不易收缩，伤口张开，使空气进入静脉腔内。

2.临床表现　空气进入静脉内常伴有吸吮声，伤病员有恐惧感，同时有呼吸急促，脉搏快而不规则以及胸痛等症状。当大量空气进入心脏，心脏跳动立即停止，伤病员立即死亡。

3.治疗 大静脉出血的紧急治疗是暂时用手指或绷带加以压迫，然后转入手术室处理，手术时应将伤病员的头、颈、躯干以上部位置放低，同时给予加压呼吸，然后找出损伤静脉，在损伤处的静脉上下用丝线牢固结扎。据统计有少数伤病员（约为3%）将颈内静脉结扎后可能发生死亡，可能与对侧颈内静脉发育不全有关。因此，颈内静脉损伤时可采用静脉修补，端端吻合或血管移植等。发生严重空气栓塞时应立即行右心室穿刺，或自颈内动脉置入导管，吸出空气，有时可能挽回伤病员的生命。

四、外伤性动脉瘤

1.原因 当外界暴力如弹片、刺伤、动脉穿刺，插管或间接暴力如爆冲击波伤等作用于血管时，可使动脉管壁部分破裂或完全离断。间接暴力虽未直接作用于血管，但其产生的高压高速传递波也可使动脉壁震裂，动脉管壁损伤后则失去弹性，质地变软，持续受血流冲击，管腔向外膨出形成动脉瘤。如管壁全层有裂口，则与周围纤维组织包绕构成纤维膜内面由动脉的内皮细胞延伸形成内膜，血肿内为凝血块或机化物，与动脉管腔相通形成搏动性血性肿物，故称假性动脉瘤。

2.临床表现与诊断 颈部侧方有包块，多有搏动，有时在肿物表面可听到收缩期杂音。压迫住根部，颈总动脉搏动可以减轻或消失。肿块大有时可压迫食管或气管引起吞咽困难或呼吸困难。偶尔动脉瘤可破裂到咽喉部而引起大出血及窒息死亡。CT血管造彩或介入放射造影为最可靠的检查手段。

3.治疗

（1）介入放射治疗 放入导管，用弹簧圈或海绵进行血管栓塞为最安全有效的治疗。

（2）手术治疗动脉瘤 近端结扎术适合于外动脉系统，或切除外伤性动脉瘤，然后可采用端端吻合、静脉移植或人工血管替代等方法完成血管重建。

（3）动脉瘤包绕法 如动脉瘤无法切除时，可在瘤体外用涤纶布、丝绸等织物包绕，以产生无菌性炎症来防止及延缓动脉瘤继续扩大，然后再研究采用血管修补、移植或人工血管重建术或血管介入栓塞治疗。

五、外伤性动静脉瘘

1.原因 外伤性动静脉瘘主要由于相邻伴行的动静脉血管同时受损伤，在动静脉裂口之间形成血肿，血肿机化成纤维膜呈血管瘤状或损伤的动静脉裂口相互连接形成异常通道。左侧锁骨上方的刺伤或颈部手术时可造成胸导管损伤，临床表现为自伤口有乳糜样液体不断外流，24小时可流出1000ml以上，引起伤病员严重脱水。

2.临床表现 瘘口近心端静脉的血流量增加，可出现异常搏动。如瘘口大，集口处的动脉血压力大，血流可倒灌到远端静脉。动脉远端的压力降低，血流量减少，造成中心静脉压升高，中心动脉压降低，灌注周围组织的血流量少，如代偿不全，可出现心力衰竭等并发症。诊断行动脉造影，可确诊并明确瘘口部位、大小及其附近的血管扩张情况及侧支循环情况等。

3.治疗 小的动静脉瘘在行动脉造影时即可同时采用血管栓塞治疗阻塞瘘口，如瘘口大可以自颈部切开，结扎静脉，切除瘘口，动脉采用修补手术治疗。胸导管损伤治疗上一般采用局部纱布填塞，加强全身营养及抗生素治疗，后可逐渐自愈。如不能自愈，应打开伤口，于锁骨上找到胸导管的断端予以结扎。

第七章　胸部创伤的检伤评估与救治

比较严重的胸部外伤，死亡率极高，但是若能得到及早诊治，一些简单的急救措施就可能挽救大多数伤病员的生命。因此，胸部外伤的急救处理可以大大提高伤病员存活率，增加伤病员存活的希望。

现场对胸部外伤的伤情判断极为重要，极大程度决定了伤病员的生存与否。在受伤现场一般按照伤情由重到轻的原则进行诊治。首先查看无法呼救，或者明显呼吸困难的伤者，对于能够大声呼救的伤病员救治的优先级应低于前者。胸部外伤经常多种伤情同时存在，多种病理生理同时发生，彼此之间相互作用，极其复杂，对待胸外伤不能只关注一点，应该全面考虑伤情，尽量避免遗漏，例如肋骨骨折经常合并血胸、气胸、肺挫裂伤、肝脾破裂等，故只要判断该伤病员存在胸部外伤，在未明确诊断之前，均应按照重伤原则进行处理。如果必要而且条件允许，应该现场进行呼吸道插管和放置胸腔闭式引流管。

第一节　胸部骨折

一、肋骨骨折

Key Points

1.肋骨骨折需警惕合并其他脏器损伤。
2.连枷胸会出现纵隔扑动，导致循环、呼吸衰竭，需积极治疗。

临床上以第4~7肋骨骨折多见。如果1~3肋骨折，说明致伤外力较大，应警惕同时合并锁骨骨折、肩胛骨骨折、颈部和腋部软组织（如血管、神经等）损伤；如果8~12肋骨骨折，需警惕肝、脾等腹腔脏器和膈肌损伤。

1.临床表现　疼痛剧烈，在活动、深呼吸或咳嗽时加剧，疼痛导致呼吸浅快，不敢咳嗽。查体：胸壁可不伴明显视诊异常，局部有青紫、血肿、畸形，甚至胸壁伴有穿透伤等；连枷胸可见胸壁反常呼吸。触诊伤病员局部压痛明显，挤压胸部可使局部疼痛加重，可伴有骨擦音、骨擦感。听诊呼吸浅快，合并气胸呼吸音减弱甚至消失，合并肺挫伤有时可闻及湿啰音。

2.诊断 ①明确的外伤史；②上述的症状、体征；③胸片对肋骨骨折的诊断敏感度很高，但是不能显示前胸肋软骨的骨折；④胸部CT敏感性更高，对移位不太明显的肋骨骨折也可有很好的显示。

骨折的肋骨断端可刺破胸膜、肋间血管和肺组织，从而导致气胸、血胸甚至咯血等。肋骨骨折应警惕因疼痛而咳嗽无力导致痰液潴留，从而出现肺不张、肺部感染等并发症，尤其是老年人。如果致伤力量较大，肋骨骨折同时合并有肺挫伤，挫伤区域肺间质或肺泡水肿，分泌物更多，伤病员因疼痛不敢咳嗽，更易导致肺炎等并发症。

肋骨骨折中有一种特殊的类型，为多根多处肋骨骨折，这种骨折使胸壁局部失去完整肋骨的支撑而软化，伤病员吸气时整个胸壁向外扩张，胸腔负压增加，导致软化部分的胸壁向胸腔内凹陷；呼气时整个胸壁向内缩小，胸腔负压减小，软化部分的胸壁向外突出，这种呼吸叫作反常呼吸，这种特殊类型的肋骨骨折叫连枷胸。其病理生理为：吸气时伤侧因软化的胸壁向内凹陷，导致伤侧胸腔内负压小于健侧，纵隔向健侧移动，同理呼气时纵隔向患侧移动，称为纵隔扑动，这种纵隔扑动会影响腔静脉回心血流，导致循环障碍；同时呼吸时双侧胸腔的压力差，导致吸气时患侧肺的一部分气体经主支气管进入健侧肺，呼气时健侧一部分呼出的废气被吸入患侧肺，如此循环反复，严重影响肺的通气和换气功能。

3.治疗

（1）充分止痛　鼓励伤病员咳嗽、咳痰，可以降低很多肺部并发症的发生率，例如肺炎、肺不张等。止痛效果好有利于伤病员尽早下地活动，减少下肢深静脉血栓等并发症的发生。

（2）固定胸壁　可减少肋骨断端的相对活动，有利于愈合，同时可以在一定程度上起到止痛的效果，而且如果合并连枷胸，固定胸壁防止反常呼吸更加重要。常用的有胸带固定、胶布固定等。近些年胸壁外牵引固定术已经很少应用。严重的肋骨骨折，尤其是连枷胸，可选择手术进行肋骨断端的内固定。

（3）手术与操作　开放性肋骨骨折需要手术探查胸腔内损伤情况，彻底清创，同时固定肋骨断端，放置胸腔闭式引流，如果胸腔内污染较重，需要同时放置胸腔冲洗管和多根胸腔引流管。

二、胸骨骨折

Key Points

胸骨骨折可合并比较严重的心脏、大血管等损伤。

大多是暴力来自前方，直接作用于胸骨导致胸骨骨折。最常见于交通事故中的驾驶员被方向盘撞击胸部。绝大多数都是横断骨折，多发生于胸骨柄和胸骨体交界处，或者胸骨体部。如果合并胸骨旁多根肋软骨骨折，胸骨可能出现浮动，导致连枷胸。胸骨骨折一定要警惕易同时合并的心脏、大血管、气管、支气管损伤，警惕心包填塞等，以及不易觉察的钝性心肌挫伤。转运伤病员时尽量胸部过伸，避免胸骨断端刺入纵隔，伤及心脏、大血管等。

疼痛是最明显的症状，因疼痛伴有呼吸浅快，咳嗽无力等，活动、深呼吸、咳嗽等导致疼痛加重。查体可见胸骨处畸形，压痛明显。胸片、胸部CT等可明确诊断。

如果全身情况平稳，应尽早行胸骨复位，可在局部麻醉的情况下胸部过伸、上臂上举，同时医生将上方的骨折端下压进行手法复位，切忌暴力，防止损伤纵隔内重要血管等。如果胸骨骨折的两端重叠部分较多，手法复位困难，或者胸骨浮动的伤病员，可行手术复位并同时行胸骨内固定。

第二节　肺及胸膜损伤

一、气胸

肺组织、气管、支气管、食管等破裂，或者胸壁及胸膜损伤，胸膜腔直接与外界相通，均可导致空气进入胸膜腔，胸膜腔内积气，称之为气胸。气胸主要分下列三种类型。

1.闭合性气胸　胸膜腔与外界不相通，其内压力仍低于大气压，根据积气的量不同，分为少量、中量和大量气胸。伤侧胸腔内负压降低，故纵隔向健侧移位，根据病情轻重，伤病员从最轻的无症状到呼吸困难。查体伤侧可出现胸廓饱满，呼吸幅度降低，气管可能向健侧偏移，伤侧叩鼓音，听诊呼吸音降低。胸片可明确诊断。轻度闭合性气胸一般不需特殊处理。中度气胸需要细针穿刺抽气，或者放置细管抽吸积气，放置细管可多次抽吸，不能判断肺是否持续漏气的伤病员尤为适用，避免了多次穿刺抽气。重度的气胸一般需要行胸腔闭式引流。需要注意的是，伤病员出现气胸后，肺漏气如果为持续性，有可能刚就诊时为少量气胸，但是随着时间延长，发展为中量或大量气胸，甚至出现生命危险，所以临床处理中对受伤时间短的少量气胸的伤病员也应严密观察。

2.开放性气胸　胸壁存在缺损，呼吸时空气可以自由进出胸腔。此类气胸伤病员呼吸困难程度严重，需紧急处理。一般认为如果胸壁缺损大于3cm，胸膜腔内压力即等于大气压。开放性气胸的伤侧胸腔压力显著高于健侧，纵隔向健侧移位明显，健侧肺组织扩张受限也较严重；吸气时健侧胸膜腔负压增大，纵隔进一步向健侧偏移，呼气时健侧胸膜腔负压降低，纵隔向患侧部分回复，导致纵隔扑动，从而影响腔静脉回心血流，引起循环障碍。主要临床表现为：呼吸困难，口唇发绀，颈静脉怒张，有时可在伤侧闻及气体进出胸腔发出的吸吮样声音。查体可见伤侧胸壁创口，一般伴胸壁出血，伤侧胸壁较对侧饱满，气管向健侧移位，伤侧胸部叩诊鼓音，下部常因胸腔积血而叩实音，呼吸音消失。胸部X线片可见伤侧胸腔大量积气，肺萎陷严重，纵隔向健侧移位，绝大多数伴胸腔积液。一旦发现开放性气胸，应立即将其变为闭合性气胸，并迅速转运至有条件进行胸腔闭式引流的场所。一般选用无菌敷料或者尽量清洁的衣物在伤病员用力呼气末压迫包扎胸壁创口，隔绝胸膜腔与大气的相通。转运途中如果伤病员呼吸困难加重，应在呼气时开放敷料，排除胸腔内高压气体，并继续封闭创口。入院后给予吸氧、补充血容量抗休克、抗生素等支持治疗，尽快行胸壁创口的清创、并缝合胸壁创口，同时行胸腔闭式引流，如果不能确定胸腔内受损情况、胸腔内脏器损伤严重、怀疑胸腔内存在异物、胸腔内进行性出血等情况，需要尽早手术探查胸腔。

3.张力性气胸 发生率很低，但是一旦出现，可迅速致死，是胸外科绝对的危重急症。如果气管、支气管、肺损伤处或者胸壁和壁层胸膜破损处形成活瓣，每次吸气时气体能够进入胸膜腔，但是呼气时活瓣关闭，胸膜腔内的气体无法排出，导致胸膜腔内气体越积越多，压力越来越高，可明显高于大气压，伤侧肺组织严重萎陷，纵隔显著向健侧移位，健侧肺受压，上下腔静脉回流受限，呼吸循环均严重受损。同时胸腔内压力显著升高，其内气体经破口处进入纵隔或胸壁软组织，形成严重的纵隔气肿或皮下气肿。临床表现为极为严重的呼吸困难、发绀、大汗淋漓，很快出现烦躁、意识障碍等，容易出现血压下降等循环障碍。如果不紧急处理，一般迅速死亡。气管极度向健侧移位，颈静脉怒张，多伴有皮下气肿。查体伤侧胸部饱满，叩鼓音，呼吸音消失。胸部X线片可见胸腔严重积气，肺完全萎陷，纵隔移位明显，多伴有皮下气肿或纵隔气肿。一旦怀疑张力性气胸，应迅速用粗针头穿刺胸膜腔减轻其内压力，并在其尾部连接剪有小口的医用橡胶指套、软塑料袋、气球等，使之成为活瓣，能够排出胸腔内气体，而外界气体无法进入胸腔内。迅速转运至能够放置胸腔闭式引流的场所后，立即行胸腔闭式引流，如果漏气量大，肺仍无法复张，应行手术探查，早期封闭气管、支气管或肺漏口。

二、血胸

Key Points

1.血胸根据出血的血管不同，出血的量不同，处理原则不同。
2.进行性血胸需尽早手术止血治疗。

胸膜腔内积血称为血胸，如果合并积气，则称为血气胸。出血主要有以下三个来源：①心脏、大血管损伤，大多死于现场，极少数伤病员有送至医院进行紧急手术救治的机会；②胸壁血管，例如肋间、胸廓内动静脉等；③肺组织破裂出血。

血胸根据出血量的多少，而有不同的病理生理过程和临床表现，处理原则也不尽相同。但是需要注意，血胸如果为持续性，可能在刚就诊时诊断为少量血胸，但是随着时间的延长，发展为中量或大量血胸，甚至出现生命危险，因此在受伤初期发现的少量血胸一定要进行严密观察各生命体征，注意复查胸片和血常规。

（1）少量血胸 一般指胸腔内血量≤500ml，如果不合并气胸等其他损伤，多无明显临床症状，体征也不明显。一般不需特殊处理，但应密切观察。

（2）中量血胸 500ml≤胸腔内血量≤1000ml，可出现面色苍白、血压下降、呼吸困难等。查体伤侧呼吸运动减弱，下胸部叩浊音，呼吸音减弱。胸部X线片或者CT可明确诊断，注意卧位胸片可能漏诊血胸。治疗应尽早行胸腔闭式引流，解除胸腔内积血对肺组织的压迫，促使肺组织早期复张，而且可以同时观察引流液的颜色和量，评估是否进行性血胸。

（3）大量血胸 胸腔内血量≥1000ml，因失血量大，而且对肺组织压迫明显，常出现严重的呼吸和循环障碍。表现为：面色苍白、大汗、烦躁、脉搏细数、血压下降、呼吸困难、发绀等。查体伤侧呼吸动度明显减弱，肋间隙变平，胸腔饱满，气管向健侧移位，呼吸音减弱甚至消失，另外合并休克体征。血红蛋白严重下降。胸片可见患侧胸腔积液超过肺门平面。治疗应迅速建立多个静脉输液通路，快速补液，纠正休克；快速放置胸腔闭式引流管，引出胸腔内积血，解除肺组织压迫，改善呼吸；必要时行气管插管呼吸机辅助通气；上述处置的同时积极行术前准备，尽早手术进入胸腔探查止血。

1.凝固性血胸 当胸腔内积血发生凝固，称为凝固性血胸，通常是因为出血量较大，超过胸腔的去纤维化作用，所以临床上当胸腔引流管内出现血凝块时，通常意味着胸腔内出血速度较快，伤病员比较危险。

2.感染性血胸 如果胸腔内积血出现感染，称为感染性血胸，诊断依据如下：①有全身感染中毒症状，例如高热、寒战等；②抽出胸腔积血，加入蒸馏水稀释5倍，如果出现浑浊或絮状物，提示感染；③胸腔内积血红细胞与白细胞计数的比例，在无感染情况下与外周血相似，为约500∶1，如果感染，白细胞明显增加，比例可达100∶1。

3.进行性血胸 胸腔内持续大量出血，称为进行性血胸，一般有以下特点：①持续脉搏加快、血压降低，经抗休克治疗仍不稳定；②胸腔引流量连续3小时，每小时超过200ml；③血红蛋白、红细胞计数和血细胞比容进行性下降，而胸腔引流液的血红蛋白和红细胞计数与周围血相接近。上述三种特殊血胸均应及早手术治疗。

三、气管、支气管损伤

Key Points

1.气管、支气管损伤大多数都合并其他脏器损伤，伤病员常出现严重的呼吸循环障碍，病情较重，死亡率较高，需要尽早进行诊断和急救。

2.需首先处理危及生命的主要问题，然后尽早手术进行修补气道。

气管、支气管损伤分为由锐器、火器所造成的穿透伤，和由暴力撞击或挤压造成的钝性伤。大多数都合并其他脏器损伤，伤病员常出现严重的呼吸循环障碍，病情较重，死亡率较高。需要尽早进行诊断和急救，尽力挽救伤病员的生命。

1.穿透性气管、支气管损伤 分为腔外型和腔内型。腔外型由锐器、火器等导致，大多同时合并颈部或胸腔内大血管或者邻近脏器损伤，病情复杂，死亡率高。腔内型是由气管、支气管内的锐性异物例如义齿、钉子等刺破管壁，或者医源性损伤，例如气管镜检查、麻醉插管等，多不合并其他脏器损伤，临床上此类更多见。临床表现为发展迅速严重的皮下气肿，不同程度的呼吸困难、发绀、咳嗽、咯血等，合并其他血管或者脏器损伤，可能合并大出血而迅速出现休克。随呼吸有空气进出伤口，可伴吸吮声，伤口出血处可见气泡涌出，直径较大的气泡，一般提示气管破口较大，细小的气泡提示破口较小。开放性胸腔内气管、支气管损伤经常合并主动脉、食管、心脏、肺等损伤，引起严重的循环和呼吸障碍，死亡率极高。腔内型主要表现为纵隔及皮下气肿、呼吸困难、发绀等，如果纵隔胸膜破裂，可出现气胸，甚至张力性气胸，漏气量大，肺组织萎陷严重。诊断：有明确外伤或者医源性损伤史，上述典型症状，胸片或CT可见张力性气胸、纵隔气肿、肺萎陷等征象，如有机会支气管镜可明确气管、支气管损伤的部位及程度。

2.钝性气管、支气管损伤　损伤机制较复杂，较穿透伤更多见，多合并肋骨骨折，也可合并心脏大血管、食管、肺、腹腔脏器等损伤。临床表现主要为：呼吸困难、发绀、咯血、纵隔气肿，如果纵隔胸膜损伤，可出现气胸。支气管镜可明确诊断。

治疗原则为首先处理危及生命的主要问题，然后尽早手术进行修补气道。紧急止血、补充血容量、纠正休克。保持呼吸道通畅，积极行气管插管或气管切开，因为气管破口出血可能导致误吸，气管插管后，球囊可阻止上方的出血流入肺内；一侧支气管损伤可将气管插管插入健侧，球囊可阻止患侧的血流入健侧肺，而且防止通气时加重患侧支气管漏气从而加重患侧胸膜腔积气，压迫纵隔，进而影响健侧呼吸。尽可能争取手术机会，尽早手术止血、修补气管破损。只有很小的管壁裂伤而且无严重复合伤时，经胸腔闭式引流等保守治疗可治愈。

四、肺实质损伤

Key Points

1.肺挫伤范围越大提示伤情越重，需及时寻找和处理合并伤。
2.肺裂伤一般合并血气胸，尽早行胸腔闭式引流，必要时需要手术治疗。

肺实质的损伤，主要包括肺挫伤和肺裂伤，几乎所有的胸部钝性损伤均伴有不同程度的肺挫伤。

肺组织受到钝性外力后，出现水肿、出血、肺泡破裂，称为肺挫伤，是最为常见的肺实质损伤。病理生理改变：毛细血管通透性增加，炎症细胞聚集和炎症介质释放，损伤区域出现充血、水肿、肺泡萎陷，肺顺应性下降、肺不张等，导致通气和换气功能均受损。临床表现：呼吸困难，严重可出现发绀，甚至呼吸衰竭；咳痰增多，严重可出现咳泡沫血痰，甚至咯血。查体可闻及湿啰音。怀疑肺挫伤，应连续进行胸部X线摄片，X线结果多呈斑片状阴影，边缘模糊，范围越大，提示伤情越重；有时可见沿支气管周围出现的线状不规则片状影。胸部CT较胸片更加敏感。治疗原则：及时处理合并伤、保持呼吸道通畅、早期吸氧、合理镇痛以改善呼吸并利于痰液咳出，予广谱抗生素预防肺部感染，限制晶体液输入，解除支气管痉挛，严重的伤病员可给予肾上腺皮质激素，必要时行气管插管呼吸机辅助通气。

肺实质的撕裂称为肺裂伤，无论闭合性或开放性胸部损伤均可成为其病因。如果是钝性外力导致肺裂伤，提示外力较强大，除了肺裂伤外，一定注意其他合并伤。肺实质撕裂必然伴随血管、肺泡和支气管的破裂，导致血气胸。肺裂伤一般同时伴有肺挫伤。临床表现：咯血，血气胸（具体参见血气胸章节），严重出血可致休克。胸部X线可见血气胸，充分引流后，可见大块状阴影。治疗：大多单纯的肺裂伤可经胸腔闭式引流治愈；如果有活动性出血或者严重漏气需行手术探查胸腔，行止血、修补肺实质、切除受伤肺组织等操作。

五、肺爆震伤

Key Points

1.肺爆震伤经常视诊体表损伤程度较轻，而内脏损伤较重；而且可能伴有心脏、耳鼓膜损伤，也可伴有肝、脾破裂，骨折等。

2.根据肺爆震伤的程度不同，治疗原则不同。

肺爆震伤是前述肺实质损伤的一部分，但因有其特殊之处，故单独阐述。空气或者液体的冲击波作用于人体所造成的损伤，称为爆震伤或冲击伤。最大的特点是外轻内重，即视诊体表损伤程度较轻，而内脏损伤较重，肺是爆震伤最易致伤的内脏器官。肺爆震伤经常伴有心脏、耳鼓膜损伤，也可伴有肝、脾破裂，骨折等。肺爆震伤往往发展迅速，早期时生命体征尚能维持正常，导致医务人员忽视病情，而不久后伤情迅速进展，甚至死亡。所以在爆炸现场，一定不能忽视伤病员的爆震伤，尤其是肺部的爆震伤。

肺爆震伤可导致以下几种肺部病理改变：肺出血、肺水肿、肺破裂、肺大疱，较轻者可能只有肺出血存在，较严重者，多合并多种上述病理改变。肺出血最为常见，轻者仅脏层胸膜下斑点状、絮状出血；较严重可见多个肺叶内的大片状云雾影；更加严重者可见大部分肺组织实变，以两下肺为著。肺水肿也较为多见，伤病员咳红色或粉色泡沫痰。肺裂伤见于承受严重冲击伤害的伤病员，大多见于肺的纵隔面，也有两面同时出现者，仅限于肋面者少见，肺表面可见裂口，裂口出血，表面附有血块，伴血气胸。肺大疱多位于肺叶中央，近肺门处较少出现，大疱直径1~2cm，内为空气和血液，经常合并心脏冲击伤，伴有心内膜下或心脏肌层出血，甚至心脏的肌纤维断裂。

肺爆震伤的症状和体征在不同受伤程度的伤病员中表现不同。最轻者可能无明显症状和体征，有些仅有轻度而短暂的胸疼、憋气等。中等程度损害，伤病员可能在一两天以后出现咳嗽、咳粉色泡沫痰、血性痰等，部分伴呼吸困难，听诊可闻及双肺散在湿啰音。重度损害伤病员出现呼吸困难、咳血或血性痰，更为严重的伤病员可见口鼻喷出大量血或血性泡沫，可因窒息而死亡，查体伤病员可表现发绀、躁动不安等，肺可叩实音，呼吸音减弱或管状呼吸音，双肺可及广泛的湿啰音。

1.诊断　①存在上述的症状和体征。②胸部X线检查从轻到重可表现为：肺部纹理增粗、边缘模糊，散在斑点状或小片状阴影，大片磨玻璃样改变或云雾状阴影，大片密度增高阴影甚至实变影。③实验室检查：血常规多表现为白细胞增高，可伴有血红蛋白下降及红细胞计数下降；动脉血气分析可见氧分压不同程度的降低。

2.治疗　较轻伤病员不需特殊治疗，经休息等可很快恢复。较重伤病员需进行积极综合治疗。

（1）一般治疗　休息、吸氧、应用抗生素、镇静止痛、雾化祛痰、解痉药物解除可能存在的支气管痉挛等。

（2）抗休克治疗　补液，避免输入大量晶体液。但是输血、输液时应谨慎，尽量少输液、慢输液，防止增加心肺负担，加重心衰、加重肺水肿。有时很难判断到底是血容量不足导致低血压，还是心功能不全导致，最好监测中心静脉压，协助制定补液策略。

（3）气道管理　如果气道内有较多分泌物，应鼓励伤病员充分咳出，如果伤病员咳痰困难，必要时需要行气管插管，及时充分吸尽分泌物，有时需要每天定时应用气管镜充分吸出较深部的痰或血液。如果一侧肺部出血较严重，另一侧较轻，可行双腔气管插管或带Blocker的气管插管或者直接将单腔管插入健侧，防止患侧的血不断流入健侧，导致伤病员窒息，应尽快患侧止血后，再行双腔通气。如果合并严重上呼吸道阻塞等，需要行气管切开。

（4）防治肺水肿　可应用脱水剂如甘露醇、速尿等，糖皮质激素对肺水肿的治疗有积极作用，但要注意时间和剂量，因为外伤伤病员多合并巨大的感染风险。防治心衰，注意强心、利尿、扩张冠脉等治疗。

（5）呼吸机　正压通气模式有利于增加肺泡内压力，防止肺泡萎陷，并可能使已经发生萎陷的肺泡复张，而且可能减少液体向肺泡和肺组织间隙渗出，减轻肺淤血和肺水肿。

（6）出血　治疗出血应用各种止血药物，如果伤病员有严重的肺破裂伴有出血量较大，应尽早安排手术缝合肺组织裂口甚至行肺叶切除手术。

（7）合并症处理　严重的肺爆震伤可能合并心脏冲击伤，应与心内、外科密切协作，保护心肺功能。

六、肺部异物

Key Points

1.肺部异物大多有胸部外伤史。

2.合并感染、出血或者可能导致感染、出血的伤病员应积极手术。

胸部外伤尤其是盲管伤经常有异物存留于伤病员肺内，常见异物为：弹片、碎骨片，甚至木屑、石块等。如果不及时取出，极易引起肺脓肿等感染。如果临近较粗血管，局部感染严重，可能导致致命性大出血。

1.临床表现 ①疼痛 胸外伤本身可致疼痛；另外异物或炎症刺激胸膜、气管或血管周围的神经也可导致疼痛。②感染中毒症状 因异物导致感染，出现脓胸，伤病员出现发热，严重者出现感染性休克等。③咯血 肺内异物导致肺实质损伤，肺内出血，伤病员可伴有咯血；肺内感染侵袭肺内血管，也可导致伤病员咯血，甚至出现致命性大咯血。④咳脓性痰 肺内感染出现脓腔，有时脓液可被伤病员咳出。

2.诊断 ①胸部外穿透伤史，尤其是盲管伤。②存在上述临床表现。③胸部X线或者CT检查可见异物影像及肺脓肿征象，并可进行手术前评估，协助制定手术方案。④实验室检查，血常规、生化等，评估感染程度。

3.治疗 如果异物直径较小（不超过1.5cm），距离肺门或者心脏大血管较远，无明显临床症状，可暂不行手术，但需密切观察。肺内异物大多需要手术治疗，尤其是下列情况应积极进行手术：①合并感染或者咯血症状，②穿透伤道出血不易止血，③合并其他胸部问题需要手术，④异物直径较大，⑤邻近肺门、心脏大血管等处。尽量待伤病员全身情况稳定后尽早手术。术前根据胸部CT评估异物具体位置，制定手术方案，注意异物与肺门血管或者心脏大血管的关系，防止术中大出血。手术可酌情选择楔形切除术、或肺段、肺叶切除术。注意围手术期抗生素应用，预防或者治疗感染，常规应用破伤风抗毒血清。

如行手术彻底取尽异物，局部清创彻底，抗生素应用及时得当，预后大多较好。

第三节　胸部其他损伤

一、创伤性食管破裂

Key Points

胸部创伤性食管破裂的致伤外力强，病情危重，一般合并其他脏器的严重损伤。

食管位于后纵隔，因其解剖位置，外伤导致的食管破裂极为罕见。多因颈、胸、腹部的锐器伤、枪弹伤或爆震伤等所致。食管破裂如果位于颈部，可致颈部皮下气肿，颈部疼痛，吞咽或活动疼痛加重，可伴吞咽或呼吸困难。一般数日后出现感染，体温升高，颈部红肿热痛加重。如果破裂位于胸部，致伤原因本身更加危重，食管破裂后，可引起纵隔感染、皮下气肿等，突破纵隔胸膜后，出现液气胸，很快感染导致脓胸，病情一般可在短时间内恶化。颈部食管破裂可考虑保守治疗，包括禁食水、胃肠减压、营养支持、抗感染治疗等。如果为胸部食管破裂，除了上述处理外，应尽早手术治疗，如果破裂时间短于24小时，且食管无明显缺损，可充分清创后，一期缝合食管破口；如果受伤时间超过24小时，或者污染严重，或者食管壁有较大缺损，不能一期缝合，而应放置多根引流管及冲洗管。

二、膈肌损伤

Key Points

1. 膈肌损伤经常合并其他脏器的损伤，需坚持仔细排查彻底避免遗漏。
2. 膈肌损伤一般伤情比较复杂，需根据具体伤情选择合适的治疗方案。

膈肌损伤一般分为穿透性膈肌损伤和钝性膈肌损伤。钝性伤、刀刺伤、枪伤等造成的膈肌受损破裂为穿透性膈肌损伤，因常伴有胸腹脏器损伤故伤情通常较重，应警惕失血性休克等。冲击波、交通事故、高处坠落等外部挤压力量造成胸、腹部骤然变形，相应的膈肌两侧压力差骤然升高，而导致膈肌损伤，称为钝性膈肌损伤，致伤外力较大，也常合并其他脏器损伤，例如肝、脾破裂等。膈肌损伤左侧多见，并且胸腔及腹腔脏器都可能存在损伤，诊疗过程中切勿遗漏。

穿透性膈肌损伤，胸部一般伤及肺及心脏，腹部一般伤及肝、脾、胃、结肠、小肠等。所以除了胸壁及腹壁伤口出血外，一般合并上述脏器的出血，易导致出血性休克，另外合并血胸、血气胸、心包积血、心包填塞、腹腔积血、空腔脏器穿孔、腹膜炎等。钝性膈肌损伤的位置多为膈肌中心腱和膈肌周边附着处，因胸腔和腹腔的压力差，腹腔内脏器疝入胸腔。

1. 病理生理 膈肌破裂后破坏了胸、腹腔的完整性与稳定性，出血和胸膜腔负压消失导致回心血流量减少；伤侧胸腔压力大于健侧压力，纵隔向健侧移位，严重情况下导致上、下腔静脉扭曲，进一步导致回心血流减少；伤侧压力高，导致肺组织萎陷；腹腔压力高于胸腔，其内脏器疝入胸腔，压迫肺组织，致通气减少，且通气血流比例失调；膈肌破裂，导致膈肌呼吸作用减弱或消失，伤侧通气功能进一步下降；纵隔向健侧偏移，健侧肺组织受压，以及疼痛导致伤病员呼吸幅度下降，通气功能更加下降。疝入胸腔内的腹腔脏器可能发生嵌顿、扭转等导致缺血，进而导致实质脏器（例如脾脏）缺血坏死和空腔脏器（例如胃、肠）缺血坏死、穿孔，产生严重感染和中毒性休克等。

2. 临床表现 胸腹疼痛、呼吸困难甚至发绀，腹部出现急性腹膜炎、中毒性休克、失血性休克等。

3. 诊断 ①有外伤史及上述症状。②实验室检查，包括血常规可能出现血红蛋白下降等失血表现，如果合并胰腺或十二指肠损伤可能有血、尿、腹腔抽取液淀粉酶升高等。③X线及CT检查可见膈肌抬高、腹腔脏器疝入胸腔、胸腔积液积气、膈下游离气体、腹腔积液等。④B超对腹腔实质脏器损伤诊断率高，还可观察有无游离气体。⑤胸腹腔的诊断性穿刺，有利于判断胸腔及腹腔内出血、空腔脏器损伤等。

4.治疗 一般伤情比较复杂，需要根据具体情况而定。

（1）保持气道通畅，吸氧，必要时气管插管或呼吸机辅助通气。

（2）抗休克治疗，补充血容量，注意输液速度不能过快，并注意适当输入胶体液，防止可能存在的肺水肿加重，同时维持酸碱平衡。

（3）开放性伤口注意包扎、加压止血等，待手术彻底清创。

（4）行胸腔闭式引流，减轻患侧胸腔内压力，并判断患侧胸腔内出血、漏气等情况。

（5）腹腔肝、脾破裂或胃肠道穿孔、肺组织较大裂伤、胸腔持续出血、食管破裂、膈肌破裂较大，大量腹腔脏器疝入胸腔，或者疝入胸腔内的腹腔脏器出现嵌顿、扭转等缺血现象，均应尽早手术治疗。

三、创伤性急性呼吸窘迫综合征

Key Points

1.严重创伤尤其是肺部创伤的伤者需要警惕可能发生的创伤后急性呼吸窘迫综合征。

2.急性呼吸窘迫综合征一般急性起病，表现为严重的呼吸困难，一般需要机械通气辅助呼吸。

3.治疗需要尽早去除病因，积极纠正缺氧，保证组织灌注，积极防治并发症。

急性呼吸窘迫综合征（ARDS）的临床特征为进行性呼吸窘迫、顽固性低氧血症和非心源性肺水肿。ARDS不是一个独立的病理过程，而是全身炎症反应综合征（SIRS）在肺部的严重表现，是肺部的一种炎症过程，其直接后果是严重的低氧血症、肺顺应性降低、肺内分流和死腔增加。临床病理学方面包括肺泡-毛细血管屏障的严重炎性损伤、表面活性物质耗竭和充气肺组织的丧失。ARDS不是一种疾病，它是由许多临床和病理标准定义的综合征。一旦出现，死亡率极高。

可能导致ARDS的原因很多，创伤性ARDS的病因主要有严重创伤尤其是肺部创伤本身、休克、严重感染尤其是肺部感染、输液或输血过量、手术打击尤其是肺部手术、体外循环以及长期机械通气等。

1.**病理生理** 上述各种创伤性ARDS致病因素导致肺泡-毛细血管膜损伤、炎症、水肿等，可导致以下病理生理改变：①肺容积减少：肺泡膜表面活性物质减少，张力增加，肺泡塌陷；肺间质水肿压迫细支气管，和细支气管本身痉挛，以上均导致小气道塌陷，其远端的肺单位闭锁，功能丧失；同时严重的肺泡水肿也可导致渗出液填充肺泡，导致其丧失功能。②肺弥散功能严重受损：肺间质水肿，肺泡-毛细血管间隙增宽，氧弥散距离增大。③肺顺应性降低：肺泡膜表面活性物质减少、肺组织水肿和透明膜形成等均导致肺顺应性降低。④通气-血流比失调：由肺泡萎陷、肺组织不张、水肿等所导致，另外肺内微血管痉挛或狭窄、广泛细小肺动脉栓塞等可导致死腔样通气，加重比例失调。⑤肺血管痉挛和肺微小血栓形成导致肺动脉高压，加重缺氧，同时增加肺毛细血管通透性，加重肺水肿，形成恶性循环。

2.临床表现 受伤后急性起病的严重的呼吸困难，一般的吸氧通常无法缓解，而且呼吸困难进行性加重。需要气管插管呼吸机辅助通气。查体时可见伤病员发绀，肺部有时无明显体征，可伴有湿啰音，偶有干啰音。

3.诊断 ①有外伤史，符合上述的临床表现和体征；②急性起病≤7天；③影像学检查可见双肺存在斑片状阴影；④需排除心衰或者液体负荷过重的因素。

4.鉴别诊断 主要需要与心源性肺水肿相鉴别，但是两者非常难以区分，肺毛细血管楔压为有创操作，而且操作较复杂，不应纠结于早期诊断明确，尽早采取相应的抢救措施。

5.治疗 ①尽早去除病因；②积极纠正缺氧；③维持和改善有效循环血量，保证组织灌注；④积极防治危及生命的并发症。呼吸机辅助通气是治疗ARDS最重要的环节。一旦出现吸氧难以纠正的低氧血症，即使无法确诊ARDS也应尽快行气管插管呼吸机辅助通气治疗。机械通气可以使萎陷的肺泡复张，提高肺泡通气量和动脉血的氧合作用，缓解呼吸困难，改善伤病员的缺氧状态。同时应该注意呼吸机引起的肺损伤（VILI），VILI一般为容积伤。肺保护性通气策略已被证明可有效改善预后，即小潮气量、低平台压、高PEEP、个性化呼吸机参数设置等，严重伤病员给予肌松药、俯卧位通气等可降低病死率。必要时应用静脉体外膜肺氧合（VV ECMO），在准备使用静脉ECMO之前，可以吸入一氧化氮治疗。

第八章 腹部创伤的检伤评估与救治

第一节 腹部开放性损伤

Key Points

1.在院前救治中腹部大出血在积极抗休克的同时简单有效的进行腹部处理，能在"黄金一小时"内进手术室行探查手术是提高伤病员生存率的关键。

2.腹部闭合性伤的伤病员出现血压逐步下降和腹部逐渐膨隆则考虑有腹腔内大出血的可能，现场所能做的腹部局部处理是棉垫和腹带的加压包扎。

3.腹部开放性损伤现场很难发现明确的出血病灶，此时只能采用"模糊填塞"的方法进行处理。

4.连通腹腔的轻、中度腹部开放性损伤的处理原则就是将开放伤暂时性变为闭合伤，防止脏器外露，否则长时间的腹腔开放暴露会造成感染、肠破裂等不良后果。

一、概述

腹部开放性损伤即腹部损伤病灶与外界相通，根据伤口位置、是否进入腹腔及是否合并有腹部脏器损伤可分为五种情况。①仅有腹壁损伤，未进入腹腔不合并有腹部脏器损伤；②有腹壁损伤并进入腹腔，但不合并腹部脏器损伤；③有腹壁损伤并进入腹腔，同时损伤腹部脏器；④伤口部位位于腹部以外，如胸部、会阴部等，但进入游离腹腔并损伤腹部脏器；⑤伤口位于腹部以外，伤道亦未通过游离腹腔，但造成了腹部脏器损伤，多为腹膜外脏器，如肾、十二指肠、胰腺等。

二、致伤因素

高达20%的严重创伤伤病员被诊断出严重的腹部创伤，并伴有20%左右的高死亡率。引起腹部开放性损伤的致伤因素很多，而同一种致伤因素下，可能引起单纯腹部损伤，也可能引起严重的多系统损伤。腹部损伤的性质和严重程度因所承受的伤害机制以及作用力不同而发生差异。钝器伤例如直接外力打击、碰撞伤、坠落伤，最常见的受损器官是脾脏，其次是肝脏和空腔脏器（小肠多见）。穿透性损伤要评估是否穿透腹膜，如果穿透腹膜，可能会导致器官损伤。枪伤、锐器伤可以造成腹内任何结构的损伤，前者受损更加严重。下胸部的穿透伤也要注意穿透横膈膜并损坏腹部结构。

腹部开放性损伤多为锐性外力所致，和平时期约占腹部损伤的0.4%~1.8%。腹部开放性损伤系由锐性外力致使腹壁裂开或穿通。腹腔与外界相通，并伴有内脏损伤。多处或多脏器损伤约占80%。既有外来的污染，如尘土、泥石、铁片、木屑、衣服碎片和子弹、弹片等异物的存留，又存在内脏破裂外溢的消化液、粪便所致的腹膜炎，实质脏器和血管破裂引起的出血。此种损伤战时多为火器伤、爆炸伤、枪弹伤和刺刀伤等。

三、伤情评估

详细询问外伤史有助于确定潜在的腹内损伤。伤病员，其他乘客，警察或急诊医学人员可能会提供信息。钝器受伤的最常见机制包括车辆撞车、行人撞车、摔倒、职业伤害和娱乐伤害。对于有穿透性损伤的伤病员，可以包括受伤时间、武器类型、武器距离、撞击位置、质量和武器速度。在汽车碰撞中，碰撞速度、碰撞类型（前部碰撞，侧向碰撞，侧滑，后部碰撞或侧翻），使用的约束类型，安全气囊的展开以及受害者在车辆中的位置包括在内。仅对受伤伤病员进行身体检查的敏感性仅为35%，阳性预测值为30%~50%，阴性预测值为约60%。多达40%的腹膜出血伤病员在最初的身体检查中未发现任何发现。胃损伤伤病员由于胃中低pH值的泄漏而显示出明显的腹膜体征，而对小肠有穿透性损伤的腹膜体征可能很小。

为了判断的准确性，必须由经验丰富的外科医生进行一系列的腹部检查，和必要的影像学检查，对昏迷状态下的伤病员，如酒精或药物中毒、脊髓损伤等，更加注重全身检查。

对于血流动力学稳定的伤病员，进行CT扫描能快速了解腹部损伤的情况，对于血流动力学不稳定的伤病员，目前应用较多的是FAST，即通过超声检查对创伤进行集中评估。包括如下视图：心包视图，肝肾之间（Morison囊）和脾肾之间（脾肾隐窝）的空间以及耻骨上间隙，在评价腹部伤的伤病员中，具有较高的地位。血流动力学不稳定，且伴有FAST阳性是开腹手术的指征。但是，FAST阴性并不排除腹腔内出血。如果伤病员处于休克状态，则需要考虑重复进行FAST或其他检查。

四、危重伤病员评估

对于危重伤情的腹部开放性损伤的伤病员，在积极抗休克的同时进行腹部伤情的初步评估。

（1）致伤因素　爆炸伤多可涉及腹壁缺损、腹腔内实质及空腔多脏器损伤；锐器伤则主要根据伤口位置及伤道方向进行判断；枪弹伤则较为复杂，了解枪械及子弹的性质非常重要。

（2）伤口和伤道　需结合致伤因素进行判断，首先探查是贯通伤还是盲管伤，是否有出口；如为锐器造成，则伤道较直，结合出入口位置可较容易判断出合并哪些腹腔脏器损伤；但枪弹伤则伤道弯曲，不能单纯依靠出入口的位置判断腹腔脏器伤情，而需要结合伤口分泌物的情况。

（3）伤口分泌物　如伤口有大量鲜血涌出，同时伤病员血压迅速下降，抗休克补液无效，则伤病员多合并腹部大血管破裂出血；如伤口出血较多，但经抗休克补液后血压尚能维持，结合伤道可判断为肝脾等实质脏器出血；腹部胃肠等空腔脏器损伤则出血多不迅猛，但合并有消化液溢出，可将伤口分泌物涂抹于白纱布上进行分辨鉴别，同时伤病员会合并有较为剧烈的腹痛。

（4）自然腔道排出物　胃肠道出血可能造成呕血及便血，泌尿系损伤可有肉眼血尿，阴道出血则可能有子宫损伤等。

（5）掌上超声仪　如伤病员伤口无特殊分泌物，伤道无法探查清楚，但伤病员有内出血的表现，在抗休克治疗、等待转运的同时可进行掌上超声检查，初步评估腹腔内出血量，并探查腹腔内实质脏器的完整性，为后续的院内急救做好准备。

需要注意的是，伤情评估需综合考虑伤病员的全身情况、生命体征，以及腹部的查体情况；同时绝对不能因查体而耽误抗休克治疗的时机，应在抗休克治疗的同时进行伤情评估，对病情危重者尽快转运。

五、腹部大出血的急救处理

腹部由于缺乏骨性结构的保护，而在创伤中发生大出血的情况较为常见，其原因多为肝脾等实质脏器损伤或腹部大血管损伤。腹部大出血一旦发生则极其凶险，大概只有30%的伤病员能送抵医院，而70%则在现场或转运途中死亡。在院前救治中腹部大出血的处理须服从大局，在积极抗休克的同时简单有效的进行腹部处理，绝对不能耽误伤病员宝贵的转运时间，能在"黄金一小时"内进手术室进行探查手术是提高伤病员生存率的关键。

1.建立静脉通路、控制性液体低压复苏　急救人员到达现场后快速评估伤情，以深静脉穿刺或静脉切开方式迅速建立大静脉通路，输入平衡盐液或代血浆，维持收缩压在90mmHg左右，平均动脉压维持在60mmHg左右，这样既能维持心、脑、肾等重要脏器的血液灌注，又能避免快速大量补液引起的出血增加、体温下降及凝血功能障碍。同时注意给伤病员保暖，有条件者可应用具有加热功能的复温毯。如情况允许，尽量给予伤病员留置导尿。

2.腹部的处理　需要注意的是腹部大出血的现场处理很难发现明确的出血灶而实施确定性止血，不应因现场腹部处理而耽误宝贵的转运时间。

（1）腹部闭合性损伤大出血的现场处理　伤病员出现血压逐步下降和腹部逐渐膨隆则考虑有腹腔内大出血的可能，现场所能做的腹部局部处理是棉垫和腹带的加压包扎。

其原理就在于缩小腹腔内容积、增加腹腔内压力,在低压复苏的配合下,使腹腔内出血速度减缓,使伤病员生存的可能性提高。其具体方法是将厚棉垫垫于前腹壁,其范围于上腹部不超过双侧肋缘、下腹部不超过双侧髂前上棘,然后以多头腹带尽可能紧的进行加压包扎,以更好地使前后腹壁靠近,更明显的缩小腹腔容积,提高腹腔内压力。

(2)腹部开放性损伤大出血的现场处理 腹部开放性损伤虽有伤口存在,但由于受伤口位置和大小的限制,仍然很难发现明确的出血病灶,此时只能采用"模糊填塞"的方法进行处理,将长条形的无菌敷料逐步填入伤口内,填紧、压实,敷料头端露出伤口外,并明确计数填入的敷料数量。有条件者可采用带有止血材料的特殊敷料进行填塞。这种方法在外科临床中多用于肝破裂和盆腔骶前大出血的止血。在现场处置时如果伤口距离出血位置较近,则填塞止血的效果较好;如伤口位置距离出血灶较远,则效果不佳,此时在腹部再以棉垫和腹带进行腹外的加压包扎,可能会有一定的效果。这种腹腔填塞止血的方法可能会带来一些不良后果,如腹腔高压引起的脏器灌注不足而对其功能产生影响,腹腔感染、脓肿等。与止血带的应用相类似,腹腔填塞时间越长引起的不良反应就越多,一般情况下尽量在48小时以内撤除填塞行确定性手术治疗。

(3)合并骨盆骨折的腹部大出血的现场处理 交通伤、坠落伤容易导致骨盆骨折,而骨盆骨折后24小时内死亡的病例,则47%是由于并发的大出血所引起。骨盆骨折的出血多位于腹膜后,腹腔内没有或仅有少量游离液体,在现场无法进行确切的止血,只能以骨盆固定带固定骨盆,同时小心搬运,防止坠落等二次损伤。现场初步验伤时如发现髋部伤口、软组织挫伤、肿胀,骨盆变形,血尿、血便、会阴撕裂等,则应怀疑存在骨盆骨折,可做骨盆挤压分离试验进行证实。如高度怀疑存在骨盆骨折,则应该以全身抗休克为主,腹盆腔的处理仅做骨盆固定带固定和开放伤口覆盖即可。

六、腹部开放性损伤的救治

腹部开放性损伤的救治,主要关注的是腹腔脏器出血与腹腔内污染引起的腹膜炎情况。首先应给予伤病员静脉液体复苏,常根据需要使用等渗平衡溶液。但是,看起来有失血性休克的伤病员应接受损伤控制性复苏,直到可以控制出血为止。损伤控制复苏使用的血制品的血浆,血小板和红细胞的比例约为1:1:1,以尽量减少使用晶体溶液。一些血液动力学不稳定的伤病员必须立即进行探索性剖腹手术。对于大多数不需要立即手术但在影像学过程中发现腹部内损伤的伤病员,可以考虑观察,如果不确定要行手术治疗,可不必使用抗生素。

腹部由于体表面积大,且缺乏骨性结构的保护而在遭受创伤时多被累及。开放性腹部损伤由于有伤口连通腹部和外界,而使伤情的评估和早期处理相对容易,尤其是在无法及时转运伤病员时,对腹部开放伤病员进行适宜的现场处理,是提高伤病员生存率的关键。

轻中度伤情的腹部开放伤处理较为简单,如伤道未进入腹腔,则简单止血包扎即可;如伤道较深可疑进入腹腔,但腹部平软,无内出血征象,也仅需要包扎伤口,同时捆扎腹带；如伤口较大且有腹部肠管脱出，则可以用生理盐水冲洗后轻柔还纳回腹腔，同时以巾钳夹拢皮肤，暂时性关闭腹部伤口，同时扎紧腹带；如肠管不能完全还纳则以油纱条覆盖，再以无菌消毒碗覆盖，并扎紧腹带。连通腹腔的轻中度腹部开放性损伤的处理原则就是将开放伤暂时性变为闭合伤，防止脏器外露，否则长时间的腹腔开放暴露会造成感染、肠破裂等不良后果。

伤情危重的腹部开放性损伤伤病员死亡率很高，现场处理的时间窗正好位于"白金十分钟"或"黄金一小时"的框架内，对于伤病员救治成功与否至关重要。腹部危重伤存在3个死亡高峰：①伤后数分钟，约占50%，伤病员多死于凶险的大出血和创伤性休克，此类伤情发生时除非有经验丰富的医护人员在身边并且有必要的医疗设备，否则伤病员很难存活。②伤后6~8小时以内，约占30%，伤病员多死于大出血及休克造成的死亡三联征"酸中毒"、"低体温"、"凝血障碍"，此阶段救治以现场处理、院前和院内急救为主导；③伤后数天或数周，约占20%，伤病员多死于创伤的严重并发症，如腹腔感染、腹腔高压（腹腔间隔室综合征）、肠梗阻等，此阶段治疗以住院治疗、ICU为主导。因此，现场处理对于挽救危重伤情的腹部开放伤第2个死亡高峰至关重要（其核心内容为抗休克、保温、止血和控制污染），对于第3个死亡高峰的救治也起到很大作用。

1.抗休克

（1）建立快速输液通路　建立1条甚至2条能快速补液通路是危重伤病员救治成功的前提。通常采用深静脉穿刺、静脉切开、和骨髓腔穿刺。深静脉由于大出血和休克导致的血管塌陷而使穿刺变得困难；大隐静脉解剖位置恒定，但操作稍复杂，且不能用于合并下肢伤的伤病员。骨髓腔穿刺由于不受静脉塌陷的影响，选择胫骨、肱骨、胸骨为穿刺点，穿刺成功率高；且操作速度快，穿刺所用时间为（1.9±0.7）分钟，而深静脉穿刺为（8.6±2.9）分钟；骨髓腔输液能达到每分钟6~20ml，加压输液条件下能达到每分钟50~125ml，可满足抗休克快速补液的需要。

（2）损伤控制性复苏　输液通路建立后立即进行液体复苏，使收缩压维持在90mmHg左右，这样既能保持重要脏器的动脉灌注，又能防止血液过高加重出血；除应用传统晶体液复苏外，尽可能多的使用血浆复苏，有条件者可将血浆、血小板、凝血因子、浓缩红细胞以1∶1∶1∶1的比例顺序输入，纠正早期存在的凝血功能障碍。

2.防治低体温　低体温系指人体温度低于35℃，是创伤伤病员死亡的独立危险因素，其能降低心输出量加重休克酸中毒，并能使凝血因子活力减弱、影响血小板聚集，加重凝血功能障碍；而酸中毒和出血又能进一步降低体温，从而使死亡三联征陷入恶性循环而威胁伤病员生命。如果低体温时间超过4小时，将有40%的伤病员死亡；如果体温低至32℃，则伤病员死亡率可达到100%。因此在腹部开放性损伤中防止低体温，对于挽救伤病员生命是至关重要的。

复苏过程中大量输入未经加热的晶体液和血液制品是导致伤病员低体温的重要原因。据报道，成人静脉每输入1000ml室温液体或每输入一个单位4℃的血液制品，身体中心体温约降低0.25℃。因此采用加温输液防治创伤伤病员的低体温简单而有效，可在救护车上装备恒温箱加以实现，有研究发现，对失血性休克的伤病员输入36~37℃的液体，复温效果最为明显。另外，开放性腹部创伤的伤病员由于腹腔敞开，也会造成热量和水分丧失而加重低体温，因此，早期临时性关闭腹腔对于低体温的防治也有一定的作用。同时，给伤病员覆盖毛毯、复温毯、反光毯等，对保温复温也有帮助。

3.止血和控制污染 腹部开放性损伤由于有伤口存在，使现场通过伤口探查病灶部位进行早期处理成为可能，除伤道复杂的枪弹伤和弹片伤，以及冲击波效应明显的爆炸伤外，其他低速致伤因素导致的腹部开放性损伤多伤道较直、且损伤部位多位于伤道走行。如伤口较大则早期处理较为便利，如伤口较小，在危急情况下可能要延长伤口。止血和控制污染是腹部开放性损伤现场局部处理的核心内容，其核心理念依旧是损伤控制。其目的在于通过简单有效的处理使腹部损伤得以停止，为后续的进一步治疗赢得宝贵时间。

第二节　腹部脏器损伤

Key Points

1.所有外伤后表现为上腹部压痛的伤病员，均应考虑肝脏、脾脏、胰腺潜在损伤的可能。

2.可移动超声检查方便易行，判断腹腔积液敏感性高，可用作引导性穿刺。部分伤病员需要腹部增强CT、MRCP或ERCP检查。

3.肝外伤的手术原则是：彻底止血、清除失活组织，防止外引流防止继发感染。

4.脾破裂的治疗原则是"抢救生命第一，保留脾脏第二"，但是年龄越小越优先保脾。

5.对胰腺损伤早期诊断最有意义的是血清淀粉酶升高，动态监测可使敏感度增加。血清脂肪酶升高与淀粉酶意义相同，尿淀粉酶早期常不升高，对诊断意义不大。

6.胰腺外伤急诊手术原则：①注意多发伤的处理；②优先控制大出血，再处理其他腹腔脏器伤，最后处理胰腺外伤；③按不同损伤选择术式；④术后放置引流管；⑤注意加强围手术期支持治疗。

一、肝破裂

肝脏是腹腔内最大的实质性器官，位于右上腹部的深部，有下胸壁和膈肌保护，但由于肝脏体积大，质地脆，一旦遭受暴力容易受伤，且发生腹腔内出血或胆汁泄漏时，极易引起出血性休克或胆汁性腹膜炎，必须及时诊断处理。在钝挫伤和穿透伤后，肝损伤极为常见。在血液动力学不稳定的伤病员中，通过FAST检查可以诊断出肝损伤中是否有游离液体。FAST检查发现游离液体，特别是Morisson囊袋周围的液体，表明腹部器官出血。但是，腹部CT仍是诊断腹腔创伤的金标准，其可提供解剖学细节，高度准确地判断损伤。肝脏损伤程度分级见表8-1。

表8-1 肝脏损伤OIS分级

级别	伤情
I	血肿：包膜下，<10%肝表面积，不继续扩展 裂伤：包膜撕裂，肝实质裂伤深度<1cm，不出血
II	血肿：包膜下，占肝表面积10%~50%，不继续扩展实质内，直径<2cm，不继续扩大 裂伤：包膜撕裂伴活动出血或实质裂伤1~3cm，长<10cm
III	血肿：包膜下，面积>50%，或呈扩展性包膜下血肿破裂伴活动出血实质内血肿，直径>2cm，或呈扩展性 裂伤：实质裂伤深度>3cm
IV	血肿：实质血肿破裂伴活动出血 裂伤：实质破裂，占肝叶的25%~50%
V	裂伤：实质破裂占肝叶的50%以上 血管伤：肝周静脉，即肝后下腔静脉或肝静脉主干损伤
VI	血管伤：肝脏撕脱

FAST检查中的游离液体需要立即干预。非手术治疗包括血管栓塞治疗成功率较高，但对因肝损伤出血造成血流动学不稳定的伤病员，应及早进行手术治疗。

穿透性损伤后的膈肌损伤发生率为10%~15%，钝性损伤为1%~7%。由于右侧损伤需要更大的冲击力，因此膈肌损伤常见于左侧。膈肌损伤的主要症状与损伤本身有关，而膈肌本身引起的症状少见，因此，胸腹部区域的任何伤口，不能单纯依靠症状除外膈肌损伤，进行CT扫描必不可少。一旦确诊，就应该进行手术修复。修复急性膈肌疝的原则是将突出的器官完全复位至腹腔并闭合缺损以防止复发。

肝脏破裂伤，一旦诊断明确，应争取早期手术治疗，绝大多数有内出血和出血性休克，有的还合并其他脏器损伤。术前应积极抗休克治疗，对于出血量较大，虽经快速大量输血仍未能使血压回升的，应在积极抗休克的同时，剖腹探查，控制活动性出血。肝外伤的手术原则是：彻底止血、清除失活组织，防止外引流防止继发感染。止血是处理肝外伤的关键。对于规则的线性肝裂伤，可采用单纯缝合法。对于创面大而深的肝裂伤，应先清除失活组织，将创面的血管或胆管断端逐一结扎，避免聚集的血液和胆汁引起继发感染。对于出血明显，止血效果不理想的，还可考虑肝动脉结扎术。而严重碎裂性肝损伤出血难以控制，可考虑肝切除术，注意可不必严格按照肝脏解剖分区进行规则性切除，根据具体情况，切除无活力的肝组织，结扎创面血管和胆管断端，最后放置引流管。

二、脾破裂

脾脏位于左上腹后外侧、左半横膈下方和胃大弯的外侧。脾脏血供丰富，主要由腹腔干的分支脾动脉和胃左动脉分支胃短动脉供血。脾动脉沿胰腺上缘走向脾门，进入脾门前，脾动脉会形成多达6条分支动脉，沿脾脏横轴走形进入脾实质。脾组织结构脆弱，周围由胃脾韧带、脾肾韧带、脾膈韧带和脾结肠韧带支持而位置比较固定，在突发群体伤中比腹腔其他脏器更容易损伤。有慢性病变（如血吸虫病、疟疾、淋巴瘤）的脾更易破裂。据统计，脾脏损伤约占腹部损伤的40%~50%。脾脏损伤可导致大出血，其中单纯脾破裂的死亡率约为10%，若合并多发伤，死亡率更高达15%~25%。因此，在突发群体伤中应严格遵循检伤分类及危重伤病员的伤情评估标准，重视对脾脏损伤的诊断与处理。

（一）分类

1.按损伤性质分类

（1）闭合性脾损伤　多由暴力打击、撞击、高坠导致的钝挫伤引起，可伴有左侧下位肋骨骨折。

（2）开放性脾损伤　多由锐器刺伤、枪伤或爆炸伤等引起，往往伴有消化道、膈肌、胸膜以及肺等邻近器官的损伤。

2.按病理解剖分类

（1）中央型破裂　破裂位于脾实质深部。

（2）被膜下破裂　破裂位于脾实质周边部分。

（3）真性破裂　破裂累及被膜。临床所见脾破裂，约85%为真性脾破裂，破裂部位多见于脾上极及膈面，常由闭合性损伤引起。破裂如发生在脏面，尤其是邻近脾门者，如果导致脾蒂撕裂，伤病员可迅速发生休克，抢救不及时可致死亡。

前两种因被膜完整，可限制出血，故临床上无明显大出血征象而不易被发现，可形成血肿而最终被吸收。但有些血肿（特别是被膜下血肿）可在外力作用下转为真性破裂，出现典型的出血和腹膜刺激症状，称为延迟性脾破裂，多发生于初次破裂后2周以内，少数于数月后发生。

（二）临床表现

脾破裂的临床表现往往与出血量及出血速度密切相关，主要表现为：①左上腹疼痛、左胸壁痛或左肩痛（即Kehr征，指随着吸气而加重的左肩牵涉痛，其原因是左膈下的血液刺激膈神经所致）；②腹腔内出血的表现，包括面色苍白、脉率加快，严重时脉搏减弱，血压不稳，甚至休克；③体格检查可表现为左上腹或全腹压痛、腹壁挫伤、左下胸壁压痛、肋骨骨折导致的不稳定。需要注意的是，体格检查未发现明显异常也不能排除脾损伤。

（三）诊断要点

脾损伤的诊断主要依赖于：①左上腹、左侧胸廓或左侧腰部的创伤史；②临床出现内出血表现；③腹腔诊断性穿刺抽出不凝血；④实验室检查发现红细胞、血红蛋白和血细胞比容进行性降低；⑤对于诊断有困难者，可采用B超、CT、腹腔镜探查等方法帮助明确诊断，其中超声评估具有方便快捷无创的优点，已基本取代诊断性腹腔穿刺与灌洗。

（四）治疗

1.治疗原则 脾破裂的治疗原则是"抢救生命第一，保留脾脏第二"，同时年龄越小越优先保脾。可选择一种或多种保脾方法；对高龄、一般状态差、严重多发伤、凝血酶原时间显著延长者，建议施行脾切除术。

2.非手术治疗 非手术治疗主要适用于：①损伤较轻的单纯性脾破裂；②伤后血流动力学稳定；③神志清楚，有利于观察病情变化及腹膜炎体征；④没有腹腔内其他脏器的严重损伤。主要措施包括绝对卧床休息，禁食水，输血，补液，应用止血药物和抗生素等基础治疗，部分伤病员还可行选择性脾动脉栓塞术。非手术治疗过程中需动态观察血压、脉搏、血红蛋白、血细胞比容以及腹膜炎体征的变化，随时做好手术治疗的准备。

3.手术治疗 对于血流动力学不稳定、合并其他腹腔脏器损伤、不适合进行非手术处理的伤病员，以及非手术处理失败的伤病员，需及时手术探查，并根据脾脏损伤的等级、是否有合并伤、伤病员的临床状况和术者的经验来决定行脾切除术或保脾术。

（1）保脾术 若伤病员合并其他严重损伤，不能为保脾术花费太多时间。在需行损伤控制性手术的伤病员，往往存在低体温、酸中毒和凝血功能障碍，对再出血的耐受能力可能极差，因此保脾术更应慎用。目前，对于低级别脾损伤（我国分级Ⅰ~Ⅱ级）最适合采用保脾术，但在外科实践中，随着采用选择性脾血管栓塞等非手术治疗进行观察的伤病员的增多，使保脾术已成为一种不太常用的治疗手段，大多数非手术治疗失败的伤病员需行脾切除术。常用的保脾术包括：脾缝合修补术和脾部分切除术。

（2）脾缝合修补术 术中可配合局部电凝（包括微波、红外线光凝、激光、高热空气、氩气电凝以及射频等方法）或应用止血剂（如纤维蛋白组织黏合剂、微细纤维胶原胶、氧化纤维素、明胶海绵、ZT胶、PW喷雾胶等），根据脾脏损伤程度以及术者经验掌握合适的缝合深度及边距。为预防缝线切割脾组织，可用明胶海绵或网膜组织为垫，打结要均匀适度用力，如缝合修补失败，应及时采用其他术式，以免造成新的损伤或加重出血。

（3）脾部分切除术 根据脾脏损伤的部位及节段供血情况，可行脾部分切除、半脾切除或脾大部分切除。首先在损伤部位紧贴脾脏分束处理相应血管，同时观察脾脏缺血分界线，采用超声刀、LigaSure等能量器械沿缺血线离断脾脏组织，脾脏断面如有渗血可距离断面边缘0.5cm做U形绞锁缝合或电凝止血。

（4）脾切除术 主要适用于脾严重破碎或脾蒂断裂而不适合行保脾术者。虽然近年来，选择性保脾术越来越多，但脾切除仍是治疗脾脏损伤的主要手术方式。

（5）脾组织再植术 脾切除后，将自体脾组织异位移植到网膜囊中，能恢复部分脾脏功能，但尚不清楚需要移植多大体积的脾脏组织才能提供足够的临床免疫保护作用。该操作技术简单，但要求伤病员无重度合并伤，血流动力学稳定，且无酸中毒、低体温或凝血功能障碍，而急性损伤伤病员通常不能满足上述条件，因此对于急性损伤而行脾切除的伤病员通常不进行异位自体脾移植。

（6）腹腔镜脾手术 目前剖腹探查仍是腹部损伤的标准手术，部分特定的损伤伤病员可考虑腹腔镜探查来处理脾损伤，术中根据探查情况选择实施腹腔镜下的脾脏缝合修补术、脾部分切除术或脾切除术。但应考虑到持续的活动性出血可导致腹腔镜下术野模糊；气腹可导致静脉回流减少，加重伤病员的低血压以及潜在的气体栓塞等不利因素。

三、胰腺损伤

由于胰腺位置比较深，受到损伤的概率不高，在腹部闭合性损伤中，仅占的1%~4%，在穿透性腹部损伤中约占12%。由于胰腺毗邻上腹部重要血管及器官，因此胰腺损伤常合并有其他器官的损伤，包括胃、肝、小肠、十二指肠、大血管及膈肌等，单纯胰腺损伤较少见。胰腺组织损伤的机制可能是由于直接撕裂或钝力向腹膜后传递所致。当上腹部受到外力如方向盘、安全带等的冲击挤压，质软的胰腺被挤压到后方坚硬的脊柱，缺乏缓冲，可致胰腺损伤甚至断裂。由于胰腺位于腹膜后，损伤后常无明显临床表现，或因合并其他器官损伤而被忽略。因此，胰腺损伤的误诊、漏诊率较高，大多在因其他器官损伤手术探查时被发现。胰腺损伤常继发胰瘘、腹腔感染、出血等并发症，病情危重，总病死率高达10%~20%，早期诊断与处理是改善胰腺损伤伤病员预后的关键。

（一）临床表现

胰腺损伤诊断较困难，胰腺处于腹膜后位置，这导致体格检查不易发现胰腺损伤。胰腺严重损伤的伤病员可能出现Grey Turner征或Cullen征，但并不常见，对于伤情严重的腹部多发伤伤病员，往往在确定邻近器官（肝、脾等）损伤时忽略了潜在的胰腺损伤。因此，对于所有外伤后表现为上腹部压痛的伤病员，均应考虑胰腺潜在损伤的可能。当施行开腹探查手术时，也须仔细探查胰腺，避免遗漏。

（二）早期诊断

上腹部开放或闭合性损伤的伤病员，应高度警惕潜在的胰腺损伤。密切观察伤病员的临床表现，同时注意结合相应的实验室检查及影像学检查。

1.**实验室检查**　实验室检查可发现白细胞、血清淀粉酶、血清脂肪酶的升高，其中对早期诊断最有意义的时血清淀粉酶升高。Takishima等研究认为胰腺损伤后血清淀粉酶升高具有时间依赖性，3小时以后伤者的血清淀粉酶均出现不同程度升高。然而也有学者认为约30%的胰腺损伤伤病员血清淀粉酶水平可在正常范围。Bradley等发现73.4%的胰腺损伤伤病员血清淀粉酶立即升高，动态监测可使其敏感度增加至89.1%；血清脂肪酶的升高与淀粉酶意义相同，敏感度为81.8%；尿淀粉酶在胰腺损伤早期常不升高，对诊断意义不大。在对伤病员做诊断性腹腔穿刺时，也应同时检查穿刺液淀粉酶，有利于提高诊断率。淀粉酶的检查仅能提示胰腺损伤，而对胰腺损伤程度的判断和准确分级，还依赖于影像学评估。

2.**影像学检查**　由于受肠气影响，超声对胰腺探查效果有限，主要用于联合器官损伤的判断或腹腔积液、引导诊断性穿刺等。腹部增强CT最具诊断价值，诊断胰腺损伤的敏感度及特异度在80%以上，胰腺损伤的CT表现包括胰腺连续性缺失（断裂或撕裂）、胰腺实质水肿或血肿、胰周积液或活动出血、胰腺实质与脾静脉间积血等。有研究显示伤后早期（12h内）行CT检查会遗漏20%~40%的胰腺损伤，可能与胰腺周围水肿、胰腺断面模糊以及胰腺断缘距离过近等因素有关。另一方面，CT对胰管损伤的诊断缺乏特异性，必要时须重复进行或选择磁共振胰胆管成像（MRCP）或内镜逆行胰胆管造影（ERCP）等进一步确诊。

MRCP有助于评价胰管损伤的部位及程度，但由于检查所需时间较长，需要伤病员充分配合，扫描范围较局限等因素，限制了其在急性创伤伤病员中的应用。对初始检查未发现胰管损伤且病情较平稳的伤病员，进一步检查可以考虑MRCP，尤其是增强MRCP。ERCP对术前评估损伤分级、判断胰管损伤部位及程度最有价值，必要时还可进行治疗，如放置支架管或置管引流等，但对于血流动力学不稳定的严重创伤伤病员常难以耐受，同时有增加胆道感染和诱发胰腺炎的风险。因此，ERCP多用于伤情稳定、无其他严重合并伤的伤病员。此外，手术探查过程中常需行ERCP或胰管造影以明确胰管损伤的部位及程度。

3.手术探查　对疑有胰腺特别是胰管损伤的伤病员，手术探查是防止漏诊的重要方法。对有明确的其他器官损伤或腹腔内出血的伤病员进行手术探查时，在控制出血并处理已知的器官损伤后，均需对胰腺的探查。胰腺损伤的特征性表现包括腹膜后胆汁染色、小网膜囊内液体积聚、胰腺表面血肿、胰周脂肪组织皂化斑等。术中应充分切开胃结肠韧带以显露胰腺表面，游离结肠肝曲、横结肠和十二指肠以评估胰头、钩突和十二指肠后方状况，游离脾脏和结肠脾区以充分显露胰尾部，由胰腺下缘分离后方间隙以探查胰体尾部背侧。一旦发现胰腺损伤，需明确损伤的部位、范围、类型和分级，尤其应判断否存在胰管损伤，因为主胰管损伤是胰腺损伤后决定预后的主要因素。术中根据胰腺损伤程度采用不同的胰管造影：经胆囊管或胆总管置管属直接造影技术，有助于评估远端胆总管、近端胰管和壶腹部的完整性；胰管造影可术中行ERCP，亦可术中切开十二指肠，在直视下经乳头插管造影；远端胰腺断裂的伤病员，可以从胰腺断端找见胰管并插管造影，检查其近端胰管的完整性；对累及胰头部胰管的胰腺损伤伤病员，可以通过断裂处胰管向远近端分别插管造影，评估远端胰管和壶腹部的完整性。

（三）胰腺损伤分级

胰腺损伤的分级方法较多，目前应用最广泛的是美国创伤外科学会（AAST）1990年提出的分级标准，将胰腺损伤分为5个等级（表8-2）。

表8-2　胰腺损伤分级

分级	损伤部位和严重程度
I	不伴胰管损伤的轻微挫伤、撕裂伤或血肿
II	不伴胰管损伤的较大血肿、较深的挫伤或撕裂伤
III	肠系膜上静脉（SMV）左侧远端胰腺的断裂伤或累及主胰管的撕裂伤
IV	SMV右侧近端胰腺横断伤或累及壶腹部、主胰管的撕裂伤
V	胰头严重损伤伴主胰管损伤

胰腺损伤中约15%的伤病员合并胰管损伤，术前或术中明确胰管是否受损非常重要，必要时应施行切除、重建或修复手术。Ⅲ级以上的严重胰腺损伤伤病员一旦延误治疗，从破损胰管处漏出的胰液可致胰周炎症和脓肿形成，侵袭大血管可致危及生命的出血，是胰腺损伤后并发症发生率和病死率升高的主要原因。

（四）治疗

胰腺外伤时，应遵循如下手术原则：①注意多发伤的处理；②有限控制大出血，再处理其他腹腔脏器伤，最后处理胰腺外伤；③按不同损伤选择术式；④术后放置引流管；⑤注意加强围手术期支持疗法。

依据美国创伤外科分类法，不同损伤类型的具体手术方法。

（1）Ⅰ、Ⅱ型损伤　通过禁食、抑酸、抑酶等保守治疗手段，常可自行愈合，但伤病员可能出现胰瘘、腹腔感染、假性囊肿形成等并发症，一般经皮穿刺外引流或内镜下经胃穿刺内引流可治愈，挫伤或血肿形成者不予切开，裂伤者予以清创止血，不必缝合胰腺实质，避免导致坏死或形成脓肿。重点在于充分有效的引流，以降低腹腔感染和脓肿的发生率，可在胰周放置双套管引流，术后监测引流量及性状，当引流液淀粉酶水平低于血清值>48小时，可以拔除引流管。

（2）Ⅲ型损伤　一般主张行远端胰腺切除，近侧胰腺断端可缝合并放置引流管，尽可能找到主胰管进行结扎或缝扎，以降低胰瘘发生率。对儿童伤病员应尽可能保留脾脏，以免发生脾切除术后相关的严重感染。对成年伤病员，如远端胰腺与脾静脉间难以分离或分离过程中发生出血，则不必强求保留脾脏。当伤病员血流动力学不稳定时，建议同时行脾切除术以缩短手术时间。对于无污染的Ⅲ级胰腺损伤伤病员，也可以保留两侧胰腺，远侧端行胰腺空肠Roux-en-Y吻合，近侧端可以缝闭，也可与空肠肠襻端侧吻合。这种术式可最大限度保留器官（胰腺及脾脏），降低远期胰腺内外分泌功能不全的风险，但增加了手术时间和吻合口相关并发症发生率，不适用于全身情况不稳定的伤病员。胰管吻合修补术主要应用于刀刺伤等切缘整齐的胰腺损伤，但该术式技术难度大，术后并发症多，主要包括胰瘘和胰管狭窄，不推荐常规应用。单纯将胰腺创面与空肠行Roux-en-Y吻合后胰瘘的发生率较高，在手术难度与手术时间方面均无优势，不宜常规采用。近年来随着ERCP技术的进步，有应用ERCP技术放置支架成功治疗胰腺颈部断裂损伤的报道。亦有完全保守疗法成功治疗Ⅲ级以上胰腺损伤的报告；Ⅳ级和Ⅴ级胰腺损伤比较复杂，应以抢救生命为目的的损伤控制性手术理念为指导原则，而不应勉强行确定性手术治疗。如果十二指肠未受损伤且壶腹部完整，最简单有效的选择是清创止血、冲洗后放置多根引流管，术后待病情稳定后再行确定性手术。

Ⅳ型损伤　现多采用十二指肠旷置术，如伤及壶腹部，最好做胰十二指肠切除。

Ⅴ型损伤　胰头部严重毁损，死亡率较高，应以胰十二指肠切除为主，如病情危重，可先处理危及生命的损伤。

（五）术后并发症的处理

胰腺损伤伤病员术后并发症发生率高达30%左右，胰瘘最为常见，发生率为10%~18%。

通过术中充分有效引流，大多数胰瘘可以通过保守治疗或二期确定性手术治愈。使用生长抑素可减少胰腺损伤伤病员的胰液流出量，有助于减少胰瘘发生。长期胰瘘尤其是造影证实的与胰管相通的严重胰瘘伤病员，可行ERCP并放置支架治疗。创伤后胰腺炎是另一常见并发症，一般经保守治疗可治愈。约10%~25%的胰腺损伤伤病员并发脓肿形成，可在超声引导下行穿刺置管引流治疗。腹腔出血是术后严重的并发症，多与胰瘘相关，可致病情急剧恶化，首选介入栓塞治疗。如果造影检查未能明确出血部位，应立即再次开腹探查，此时腹腔水肿粘连，伤病员一般情况多较差，手术风险极大。胰腺假性囊肿形成是后期并发症，可据情况行内引流或外引流治疗。

四、肠穿孔

肠道占腹腔容积的60%以上，在腹部创伤中很容易被累及。战时的枪弹伤、爆炸冲击伤，和平时期的刀刺伤、交通伤等都可能会导致肠道损伤穿孔。单纯的肠道损伤一般不会引起致命性的大出血，但会导致严重的腹腔感染、脓毒症、多器官功能衰竭而死亡，是腹部创伤后48小时以外的主要死亡原因，其发生率约占腹部创伤的9%左右。如何在纷繁复杂的伤情中及时诊断出肠穿孔，并进行有效处理是腹部创伤救治成功的关键之一。在腹部开放性损伤中，由于需要早期行剖腹手术，仔细探查腹腔使肠损伤穿孔多不易遗漏；但在腹部闭合性损伤中则诊断较为困难，尤其是在多发伤、复合伤等复杂伤情的掩盖下，加之延迟性肠穿孔的可能，就使临床医生更要提高警惕，密切观察病情，避免延误诊断酿成不良后果。

（一）十二指肠破裂穿孔的诊断与救治

除十二指肠球部外，大部分十二指肠位于腹膜后位，位置隐匿，一般不易损伤，其损伤的发生率仅占腹部创伤的2.5%~5%，但由于其独特的解剖生理结构，一旦破裂穿孔将使大量的刺激性消化液溢至腹膜外从而危及生命，早诊断并根据病情进行适宜治疗是降低伤病员病死率的关键。

十二指肠破裂穿孔很少单独出现，多合并有结肠等其他腹部脏器的联合损伤，复杂伤情的掩盖和早期症状的不典型是延误诊断的主要原因，据报道，十二指肠损伤首次手术探查的遗漏率高达18.75%，延迟性二次手术使病死率大大提高。出现以下情形须考虑有十二指肠破裂穿孔的可能。①上腹部顶压伤，尤其是汽车方向盘撞击伤是造成十二指肠穿孔的典型致伤因素，交通事故时的紧急刹车使十二指肠水平部被方向盘顶向脊柱，瞬时压力可造成胰腺和十二指肠联合损伤，也可能会造成十二指肠降段和水平段交界处的穿孔，这是幽门的存在使十二指肠高压闭襻所致；②腹痛进行性加重，伴有右肩背部和右睾丸放射痛；③腹部CT可见右侧腹膜后组织模糊、积气、积液；④腹部X线透视可见右侧腰大肌影消失，胃管内注入造影剂可见外溢；⑤腹腔穿刺抽出黄色浑浊胆汁样液体，化验穿刺液淀粉酶升高；⑥剖腹探查术中可见右上方腹膜后血肿、横结肠及系膜挫裂伤，必须切开十二指肠外侧腹膜，以Kocher手法探查十二指肠及胰腺。

十二指肠穿孔的手术处理需要根据伤病员的全身情况和穿孔局部情况进行综合考

虑评估，选择适宜的手术方案：①伤病员病情危重，全身情况很差，且十二指肠肠壁缺损较大，局部污染严重。需要根据损伤控制原则进行快速处理，尽快结束手术，手术目的即为控制污染，转流消化液。采用的方法是：距离幽门3cm缝扎胃窦，理顺胃管转流胃液；结扎胆总管，胆囊造瘘，引流胆汁；十二指肠破口内放置T型管，荷包缝合，引流胰液；同时破裂口旁放置双套管引流。②伤病员全身情况差，但局部破口小，破裂时间短，肠壁无明显水肿。可直接全层加浆肌层缝合修补破裂口，同时覆盖大网膜。将胃管拖下至十二指肠降段，以引流消化液、减轻十二指肠肠腔内压力，促进肠壁修复。③伤病员受伤时间短，伤情不重，尚无休克表现。可根据破裂局部情况行确定性手术，如破裂口小，可直接缝合修补，并行十二指肠肠腔内减压；如破裂口大，肠壁水肿并有缺损，可行空肠襻—十二指肠破裂口吻合术或者缝合破裂口后行十二指肠憩室化手术，同时放置胆总管T型管，也要将胃管置入到十二指肠破裂口附近减压。术区放置双套管引流，以防止吻合口或修补处渗漏。急诊条件下一般很少实施胰十二指肠切除，除非有十二指肠和胰头、胆道等的严重联合伤，但在如此严重伤情的条件下伤病员对大手术的耐受性差，术后并发症高达60%，死亡率更是在30%以上。

（二）小肠穿孔的诊断与救治

小肠破裂穿孔在腹部创伤中较为常见，刀刺伤、枪弹伤、交通伤等都有较大可能造成小肠或其系膜损伤。肠穿孔由于具有典型的腹膜炎体征、腹穿有浑浊黄绿色液体、立位腹平片可见膈下游离气体等特点使诊断较为容易，但在某些情况下还要密切观察不要漏诊：①伴有伤情更为严重的其他部位损伤、失血性休克；②伴有腹壁挫裂伤无法进行腹部触诊；③某些特殊情况下的迟发性穿孔，如冲击伤、小肠系膜挫裂伤等，冲击伤所致的小肠延迟性穿孔可在伤后3~5天发生，也可能会延迟到伤后14天；④小肠多处穿孔，须仔细探查，避免遗漏，要注意小肠的对穿伤；⑤症状不明显的微小穿孔，穿孔可能被大网膜、炎性渗出物等堵塞，脱落后才有明显症状。

小肠破裂穿孔的处理以修补或切除吻合、腹腔冲洗为主，操作简单，手术时间短，符合损伤控制原则。如小肠破裂口组织新鲜、水肿不重，可行单纯缝合修补；以下情况下行受损肠段的切除吻合：①小肠短距离存在多个穿孔，分别缝合会发生肠腔狭窄者；②小肠系膜局部挫裂伤，可疑局部小肠血运障碍者；③小肠肠壁节段性挫裂伤，保留后有延迟穿孔的风险者。小肠穿孔处理完毕后须仔细彻底冲洗腹腔，减少污染物的吸收，可用大量的9%氯化钠溶液、双氧水、碘伏等，同时于盆腔、肝周等处放置引流管。围手术期静脉使用广谱抗生素。

（三）结直肠穿孔的诊断与救治

结肠由于肠壁薄、血运差，肠内细菌多而与小肠相比更易发生穿孔，且后果更为严重。结肠内容物流动性差，穿孔后产生的腹膜炎症状较为局限，使诊断更为困难，在以下情况下容易漏诊。①危重伤情的掩盖，并发失血性休克等情况下需要紧急处理出血，使腹部相关检查不完善；②伤病员存在意识障碍，无法获得相关病史；③损伤穿孔发生在结肠的腹膜后部分，腹腔内无明显污染。要求救治医生仔细追问相关致伤史并进行查体、伤道探查，行全腹部CT检查以明确诊断。穿透伤和钝挫伤都可能会导致结肠破裂穿孔，开放性损伤行剖腹探查时要注意伤道的走行和腹膜后血肿情况，注意探查重点部位的结肠，须切开侧腹膜将肠管完全翻起探查，避免遗漏。闭合性腹部损伤要充分考虑致伤因素，注意伤后腹痛及体温情况，查体有腹膜炎表现，肛门指诊有无血染等。腹部CT表现为腹腔或腹膜外炎性渗出，腹腔积气、积液。腹穿抽出黄色浑浊有臭味的液体。

　　结直肠损伤穿孔的处理也须结合肠道与全身情况进行综合考虑。如伤病员一般情况较好，无休克表现，且局部肠壁无毁损，污染较轻，可行单纯缝合修补；有肠壁毁损或脱系膜现象，则需要行肠段切除吻合，现在很多学者都主张所有的结直肠损伤均可行一期修补或切除吻合，而无须考虑其他危险因素。如伤病员一般情况差，合并有失血性或感染性休克，依据损伤控制原则须尽快控制污染、转流粪便，尽早结束手术进入休克复苏阶段。采用的方法以造瘘为主，可将损伤肠段外置行双腔造瘘，安全且方便快捷，但并不适用于直肠损伤。直肠损伤多行乙状结肠造瘘、远端封闭，即Hartmann手术，直肠的穿孔可不处理，只要并非肠壁节段性毁损，多能自行愈合。结直肠穿孔处理完毕后需要仔细冲洗腹腔、放置引流，围手术期应用广谱抗生素。

第九章 盆腔创伤的检伤评估与救治

第一节 泌尿系统损伤

Key Points

1. 泌尿系创伤一般都合并多脏器损伤，在多发腹部损伤及骨盆骨折时应注意探查泌尿系统损伤情况。

2. 泌尿系创伤应在稳定生命体征后，留置导管保持尿液引流通畅。

3. 男性泌尿及生殖系统损伤及远期功能减退或丧失易影响心理健康，应注意尽量保留器官功能，及时心理疏导。

4. 睾丸损伤时，只要睾丸动脉未断，都应当尽量保存。

一、院内诊断与治疗

1.肾脏伤的处置 轻度损伤首先经过超声或CT及时明确诊断，评估病情。包膜下血肿以及可自限性出血可保守治疗，严格卧床休息并监测生命体征。小裂伤可缝合；多数表浅裂伤不便缝合者，可用大网膜包裹肾脏；局部的碎裂伤可做肾部分切除术；无法修复的肾蒂血管伤、肾广泛撕裂伤，如确诊对侧肾功能良好者，可做肾切除术，手术后留置肾周引流管。

2.肾盂伤的处置 对于轻度尿外渗、可疑肾脏轻度损伤的小伤口可缝合；较严重的肾盂裂伤，可将肾包膜游离翻转，肾周脂肪贴覆缝合，并做肾盂造口术，留置肾周引流管及输尿管支架管。

3.输尿管伤的处置 轻度输尿管损伤小伤口可缝合；较严重的输尿管伤，可将上下断端充分游离，部分切除后做对端吻合术；或翻转膀胱瓣吻合。输尿管下段离断伤，可行输尿管膀胱吻合术，术后在输尿管留置支架管，在吻合口留置引流管。

4.膀胱损伤的处置 小伤口可保守治疗，留置导尿管持续引流2~3周。行膀胱造影需要修补的膀胱损伤可行膀胱缝合术并留置导尿管持续引流2~3周。复查膀胱造影无渗漏即可拔除导尿管。

5. 会阴部联合损伤的处置 会阴部战争伤口涉及前部泌尿生殖系统及后部肛门括约肌、尿道、肛门和直肠的病变，以及生殖器附件和盆腔神经的病变，留下的排尿、胃肠道和性后遗症，有时是永久性的。会阴和肛门直肠外伤以及复杂损伤的早期手术是治疗的金标准。外科手术治疗的基本原理仍然是：膀胱造瘘及末端结肠造口，保守清创肛门或尿道伤口的边缘，清除受污染的软组织和结缔组织空间。必须根据缺损以及脓毒症和出血情况考虑对尿道或肛门伤口边缘进行一线立即缝合。如果无法进行理想的修复，将尿道及肛门残端标记固定。

6. 阴茎损伤的处置 在战斗环境中，尿道和阴茎损伤通常与其他器官更严重的损伤有关，这决定了优先治疗顺序。最好的伤口护理方法是保守治疗。由于穿刺简单，没有明显的组织破坏，只需冲洗和敷料就足够了。治疗指南包括当明显有更大的组织破坏时对失去活力的组织进行清创。在一些伤口中，很难确定破坏的程度和失活的组织的数量。在这种情况下，使用多普勒超声可以帮助确定血管损伤的程度；否则，要在48小时后重新评估损伤。建议在枪伤中预防性使用抗生素。

尿道断裂或部分断裂时，早期应当争取行尿道修补吻合术或尿道会师术，并视情况做耻骨上膀胱造口术或留置尿管。阴茎大部断裂，仍有组织连接时，应当尽量保存组织。在这一系列手术中，最常见的手术方法是清创和外生殖器损伤的修复。

7. 睾丸损伤 由于睾丸包裹于阴囊内，故通常表现为阴囊损伤，血肿、疼痛等又使物理检查常难以判断是否有阴囊内容物特别是睾丸损伤，容易延误诊断和处理，最终导致睾丸切除。睾丸白膜内出血或阴囊内大血肿可产生局部高压，导致睾丸萎缩。双侧睾丸损伤更易忽略症状较轻一侧的处理或一侧睾丸损伤处理不当而引起健侧睾丸的萎缩，从而严重影响性功能甚至不育。因而对阴囊闭合性损伤和开放伤都应警惕睾丸损伤的存在，准确的诊断和及时有效的外科处理，可大大降低睾丸切除率，防止睾丸萎缩，保全性功能和生育能力。早期手术指征包括：①B超发现一侧或双侧睾丸破裂。②B超发现鞘膜腔中等量以上积血，即使睾丸白膜完整也须早期手术。③单纯阴囊血肿较大者，一般应早期手术探查，如血肿不大，应用B超严密随访，一旦发现血肿增大，立即手术。④单纯睾丸内血肿是否需手术尚有争论，极小的血肿B超监视随诊是可行的，较大者应手术为妥。⑤B超不能肯定诊断时，发现阴囊血肿形成，睾丸不能扪及，具备手术指征。睾丸损伤时，只要睾丸动脉未断，都应当尽量保存。已断的亦应当争取修复；部分破碎的，切除破碎部分，修补缝合。

8. 女性外阴损伤 女性外阴损伤包括撕裂伤和血肿。浅表、清洁，小于6小时的撕裂伤可以用可吸收缝线初步缝合。建议对明显失活的组织进行清创。应该检查和探查深部撕裂伤，以排除尿道、肛门、直肠黏膜或阴蒂周围的损伤。放置导尿管将有助于确定尿道损伤，并在修复附近损伤时保护尿道。如果发现尿道损伤，建议用细的（4-0或更小）可吸收缝线单层缝合，将导管留在原位。污染伤口建议使用抗生素（二代头孢菌素）。外阴外伤可能引起筋膜下（骨盆膈下）血肿。因为皮下外阴筋膜的深层没有附着在耻骨支的前方，血肿可以自由扩散到前腹壁。大多数外阴血肿都可以保守治疗。应使用外部压迫和冰袋冷敷，直到通过对外阴、阴道和直肠的系列检查确保止血。因血肿可能会妨碍排尿，故可能需要留置导管。大血肿可能需要切开并结扎出血血管（通常是静脉的）以避免皮肤坏死。

二、后期治疗与康复

肾挫裂伤伤病员在严格卧床保守治疗或行手术修补后，应定期复查超声及肾功能，以明确肾脏修复情况。肾盂及输尿管损伤的伤病员应根据伤情及治疗情况决定何时留置或拔除输尿管支架管，并定期复查超声以明确是否有肾积水及输尿管狭窄情况。耻骨上膀胱造瘘术的伤病员，在伤后20天左右，尿道伤基本愈合时，可将造口管夹住试行排尿。如排尿顺利，可拔去膀胱造瘘管；如不能排尿，尿道扩张无效，仍留置耻骨上膀胱造瘘管，再择期做尿道修补术。尿道狭窄的伤病员应定期行尿道扩张术。

对外生殖器的伤害会导致严重的长期泌尿、激素和性功能障碍，并伴随着对伤病员的心理压力。因此，对于男性生殖器损伤应是后期治疗和康复的重要方向。对于阴茎缺失的伤病员，国外有报道行阴茎移植手术，但由于伦理及伤病员心理承受能力等问题尚未解决，此项技术尚不成熟。对于阴茎勃起功能障碍的伤病员，除提供日常的用药指导外，严重者可后期可植入假体，以达到性交的生理及心理需求。提倡早期取精，以减轻后期睾酮治疗对精子发生的可能后果。由于近年来，对雄激素缺乏及其相关健康风险有了更好的认识，睾酮替代疗法的提供有所增加。伤病员通常患有不孕症或性欲减退，在诊断出雄激素缺乏后，临床医生接下来必须确定问题可能存在于下丘脑–垂体–睾丸轴的何处。原发性睾丸衰竭表明睾丸睾酮分泌不足。继发性睾丸衰竭可能代表垂体或下丘脑病理的一个主要原因。在继发性性腺机能减退中，使用促性腺激素可以恢复生育能力。原发性性腺机能减退相关的生育问题难以有效治疗。

第二节　女性尿道及生殖器损伤

女性尿道及生殖器包括尿道、阴道、子宫及其附件和外阴部，前方比邻尿道与膀胱，后方比邻肛门及直肠，组织结构复杂，血运丰富，一旦发生生殖的严重创伤，极易出现大量出血合并感染与泌尿系和消化系损伤。其创伤可由火器伤，锐器伤直接造成，亦可由骨盆骨折引起，单一器官损伤很少见，多为尿道、膀胱、生殖器官、直肠等多发伤。宜先治疗关键性损伤，暂时做简单的外生殖器损伤止血处理。

女性尿道伤的病理类型有撕裂、破裂、断裂及部分或完全缺失。生殖器损伤则以阴道破裂、子宫破裂和外阴撕裂较常见。女性尿道及生殖器损伤，特别是多发伤，出血严重，休克发生率高，易发生严重并发症及后遗症处理十分困难。

一、诊断

（1）伤病员有下腹会阴开放伤，骨盆骨折者，应考虑到同时合并生殖器及尿道伤。尿道及阴道流血是重要临床表现，部分伤病员有尿潴留或阴道漏尿。

（2）体格检查　对局部伤情的检查，应注意损伤的范围及程度，以及邻近器官的合并伤。阴道撕裂伤伤口常不规则，前壁伤易并发膀胱及尿道破裂；后壁伤常并发肛管直肠破裂，严重者可撕裂肛门括约肌或为阴道直肠贯通伤。骨盆骨折刺伤阴道者的阴道内可出现骨折断端。应常规行直肠指诊，有助于直肠伤的诊断。子宫破裂有严重内出血，伤后阴道流血不严重，而休克重，有腹膜刺激症状及内出血表现者，应行腹腔穿刺检查以助诊断。

（3）导尿或尿道探子检查　疑有尿道损伤者，用导尿管或尿道探子检查，可看到导尿管或探子经尿道伤部进入阴道，或插入后行阴道前壁触诊，能触到导尿管或尿道探子。阴道伤与膀胱相通者，导尿管放入膀胱后，注入无菌等渗盐水，可见到阴道内漏尿的部位。

（4）如创伤造成物体或弹片插入阴道导致损伤时，宜行B超、导尿做辅助检查，必要时做CT、核磁检查，勿遗漏阴道周围脏器的损伤。

二、治疗

1.急救及全身治疗　急救应给予有效的镇静止痛药物。阴道伤及尿道伤出血严重，给予有效地填塞或压迫止血或会阴包扎丁字带。有骨盆骨折者应妥善包扎固定以备后送。不能排尿者应留置导尿管。全身治疗应积极防治休克及抗感染。

2.初期治疗　女性尿道伤的治疗：女性尿道短而直，其正常的解剖结构及位置对保持尿道的排尿功能至关重要，创伤后若初期处理不当，极易发生尿失禁，尿道狭窄、闭锁，或尿道阴道瘘等严重后遗症，故十分强调创伤后应早期修复，保持尿道的有效长度、张力及正常解剖部位。单纯尿道撕脱伤、尿道回缩者，应先彻底清洗创口，清除异物后将尿道口牵出，用丝线固定缝合于原位，并缝合阴道撕裂伤留置导尿管。术后按期拆线，导尿管留置一到两周后拔出，多能治愈。尿道破裂或断裂者，应力争一期修补吻合，行耻骨上造口引流尿液。尿道与阴道伤贯通者应分别修补缝合，缝合时应注意两侧位置，应交错开，置于不同高度，以减少术后发生尿道阴道瘘的可能，术后两周能自行排尿后再关闭耻骨上膀胱造口。

3.女性生殖器的治疗

（1）外阴裂伤　根据损伤的程度、有无盆腹腔脏器损伤，又可为单纯皮肤撕裂伤、钝挫伤及复杂裂伤。正确及时地治疗外生殖器的裂伤，不但能促进组织器官的修复及成活，有利于外生殖器解剖和功能的恢复，而且可以挽救伤病员生命。对单纯皮肤裂伤进行局部清创缝合，而对于复杂裂伤在妥善处理合并伤的同时，要及时修复或切除威胁生命的受损器官，正确判断局部损伤程度，对于撕脱伤必要时可利用残存皮肤覆盖创面进行皮瓣移植。手术时应针对主要损伤，对严重损伤的尿道和直肠可考虑二期修复。靠近直肠的裂伤，缝合后应做肛诊，检查缝线有无透过直肠黏膜。

（2）外阴血肿　外阴组织疏松，在有明显症状之前可以大量失血。并不是所有的血肿均在表浅位置，如血肿在组织内部，位置较深，外表可能无明显体征，随着血肿的增大，可能出现排尿困难、疼痛加剧、肠蠕动减慢、休克等症状。目前小的血肿（会阴结构完整时）且位置比较表浅时，可以首选保守治疗，利用物理、化学方法压迫血肿局部，降低局部总血流量，减轻局部组织水肿，缓解疼痛，促使渗出的血液凝结，使血肿吸收。如有排尿困难、尿潴留时可留置尿管或留置耻骨上导管至肿胀消退。当血肿较大或增大迅速时，因逐渐增加的压力可能引起组织坏死，或失血过多引起休克，应及时手术治疗。国内多主张血肿>5cm时行手术治疗。亦可结合中药治疗。因此对于血肿是否进行外科干预应慎重考虑，也应结合其他情况，个体化选择治疗方案，小的血肿在期待能自发地痊愈的基础上可以密切观察，对那些迅速扩大的血肿或怀疑血肿隐匿性增大的情况，应及时手术治疗。血肿大且腔隙较深者，出血点不明显，术后可考虑放置皮片引流。

（3）阴道损伤　阴道血运丰富，愈合力强，故阴道裂伤后应尽可能进行一期缝合，清创时应尽量保留阴道壁组织，以免日后发生阴道狭窄。

如果仅有阴道黏膜创伤局部渗血，则可于阴道内填塞紫草油纱布条压迫止血，若有阴道黏膜裂伤口活动出血，应给予及时可吸收线缝合。如阴道损伤，造成阴道的破裂，应逐层缝合，为避免缝针不穿透直肠，应左手食指伸入直肠做引导。

阴道破裂伤与腹腔相通者，应行剖腹探查，然后再修补阴道裂伤。阴道后壁伤与直肠肛管贯通者，亦应分别修补并行乙状结肠造口。

（4）子宫损伤　子宫损伤时间在12小时以内，破口边缘整齐或修剪后整齐、年轻健康、无子女希望再生育者，可行子宫裂伤修补缝合术；如果子宫破口较大、撕裂不整齐、多处破裂、破裂时间较长、有明显感染者可行子宫次全切除术；如果子宫破口位于子宫下段儿，并向下延及宫颈阴道段者，可考虑行全子宫切除术。但全子宫手术应谨慎，如果伤病员情况允许，由高年资有经验的医师手术，也可试行修补术，有宫颈裂伤者可行经阴道经腹联合修补。

4.后期治疗　后期治疗主要是对伤后后遗症的治疗。尿道狭窄轻者可行间断尿道扩张术；狭窄严重或尿道闭塞者可行尿道内切开或瘢痕切除对端吻合。形成尿道阴道瘘者，择期行瘘管切除，分别修补尿道及阴道；尿道缩短而发生尿失禁者，可据情行尿道延长及悬吊术，尿道长段缺失的治疗很困难，可利用膀胱肌壁瓣行尿道再造术，阴道缩窄者可行阴道整形术。

第十章 脊柱损伤的检伤评估与救治

第一节 脊柱损伤的评估

> ### Key Points
>
> 1. 根据高级创伤生命支持指南最初评估由急诊科、重症监护、创伤科和神经外科人员共同实施完成。
> 2. ASIA评分系统应用最广泛的急性脊髓损伤神经学评估工具。ASIA量表是判定急性创伤性脊髓损伤后神经功能丢失的最有效和可靠的评价工具。
> 3. 经过最初的评估和稳定伤病员后，需进行影像学评估，脊柱影像提供关于损伤严重性、脊柱不稳定性和需要进一步稳定或其他确定性治疗的重要信息。
> 4. 胸腰段脊柱脊髓损伤的影像学评估推荐使用AO分型及Denis分型，而综合评估，推荐使用TLICS系统。

一、医疗机构的再次评估

当到达特定的医疗机构后，有已知或可疑的急性脊髓损伤（SCI）伤病员需立即评估伤情。最初评估由急诊科、重症监护、创伤科和神经外科人员实施，根据高级创伤生命支持指南。在整个初始手术、二次手术和附属评价过程中应保持脊柱防护。完成初始评估和最初的复苏操作后，转向关注脊柱情况的评估。在初次调查中所进行的基础神经检查未充分判定急性（SCI）的级别和严重程度。几种神经学评估工具被开发出来，以提供急性和可复制的措施来诊断急性SCI，并且判定神经功能随时间的变化。

二、影像学评估

经过最初的评估和稳定伤病员后，注意力转向辅助评估，包括对脊柱的影像学分析。结合精确的和可重复的神经学检查，脊柱影像提供关于损伤严重性、脊柱不稳定性和需要进一步稳定或其他确定性治疗的重要信息。

既往的初始评估将颈椎侧位X线片作为最初辅助检查（通常结合AP位胸部X线片和AP位骨盆X线片）。对于有SCI高度可能性的伤病员，或可在最初检查的辅助X线上看到脊柱骨折，需拍摄全长脊柱X线片。CT影像在检查已知或可疑SCI伤病员中优于X线平片。使用高质量CT影像作为已知或可疑SCI伤病员的诊断。在缺少高质量CT影像情况下，颈椎X线作为后备选择。

常用的脊柱骨折分类有Magerl（AO）分类系统、胸腰椎脊柱脊髓损伤程度评分系统（TLICS）系统。

Magerl（AO）分类系统基于损伤累及的解剖结构分型：A型（前柱压缩骨折）被再分为A1（嵌插骨折），A2（劈裂骨折）和A3（爆裂骨折）；B型（前柱和后柱牵张损伤伴有横向破坏）再分为B1（后柱破裂主要是韧带性），B2（后柱破裂主要是骨性）和B3（通过椎间盘的前柱破裂）；C型（轴向扭转引起的前后柱旋转损伤）再分为C1（A型损伤伴旋转），C2（B型损伤伴旋转）和C3（旋转–剪切损伤）。

不同于AO分类系统，TLICS分类系统不单纯基于影像学损伤形态，还增加评估了后方韧带复合体的完整性和神经功能状态，将三者分别量化评分，最后相加得到总分，以指导治疗（表10-1）。

胸腰段脊柱脊髓损伤的影像学评估，推荐使用AO分型及Denis分型（Ⅱ级）；而综合评估，推荐使用TLICS系统（1级）。

表10-1　胸腰椎脊柱脊髓损伤程度评分系统（TLICS）

	评分标准	分值
骨折形态	压缩型	1
	爆裂型	2
	剪切–旋转型	3
	牵张分离型	4
后方韧带复合体	无损伤	0
	可疑损伤	2
	断裂	3
神经功能障碍	无损伤	0
	神经根损伤	2
	脊髓或圆锥完全性损伤 ASIA A	2
	脊髓或圆锥不完全性损伤 ASIA B，C，D	3
	马尾神经损伤	3
总分	非手术治疗	≤3
	手术或非手术	4
	手术治疗	≥5

修正指标：极度后凸、椎体明显塌陷、外侧成角畸形、开放性骨折、软组织严重损伤、邻近多发肋骨骨折、多系统创伤、严重颅脑损伤、胸骨骨折

三、颈椎排查

为了判断影像学评估和继续脊柱制动的需要，存在可能脊柱损伤的伤病员可以分为：清醒和无症状者、清醒和有症状者、反应迟钝/无法评估者。在这些组中需要行不同的影像学检查和脊柱制动。

清醒伤病员必须满足严格的标准来确定为无症状者（表10-2）。这些标准根据两个有力和已证实的决策工具：NEXUS标准和Canadian C-Spine Rule。这些标准都有近乎完美的敏感度来识别颈椎脊柱损伤有无放射影像的可靠性。多个Ⅰ级医学证据研究已证明，这些方法可准确识别成人创伤伤病员中的明显脊柱损伤。因而，在清醒、无症状的创伤伤病员中无需影像学评估和持续脊柱制动。

表10-2　清醒无症状伤病员不戴颈托的依据

1	无颈部中线压痛
2	无局部神经功能障碍
3	正常警觉和心理状态
4	无中毒或干扰因素
5	无分心损伤（No distracting injury）

伤病员清醒但没有符合表10-2中列出的标准，被定义为有症状者。因为这些伤病员更有可能脊柱损伤，他们需要用高质量CT影像评估脊柱，如果没有CT则用多平面X线片。被发现有脊柱骨折的伤病员则根据损伤类型进行治疗。对于CT成像正常而持续颈部疼痛的伤病员存在明显的争议。一些研究者评估了在存有矛盾结果的伤病员中使用动态X线片（曲/伸位X线片）和磁共振（MRI）。关于清醒的创伤伤病员虽然CT结果正常但有持续性颈痛，应用动态X线片或MRI缺少Ⅰ级或Ⅱ级医学证据，而且Ⅲ级证据研究结论不一致，所以，在这一部分伤病员中不用围领（Ⅲ级推荐）。

反应迟钝或无法评估的伤病员先根据清醒、症状情况，高质量CT影像或X线平片（无法CT检查时）判断。与清醒有症状伤病员的处理方案一样，有脊柱损伤的影像学证据的伤病员根据损伤类型处理。迟钝/无法评估的伤病员有正常的CT影像时，是否去除围领存在明显的争议。在这类伤病员中使用动态影像是不确定的。伤病员无法主动屈曲或伸展颈部，而且可能造成被动活动时严重并发症。鉴于如果存在不稳定的脊髓损伤，其效用未经证实而且可能有灾难性神经损伤，动态X线不推荐用于迟钝或无法评估的创伤伤病员。在这个伤病员亚群中评估了应用MRI的研究有相似的混合结果。尚不清楚MRI在此类伤病员的初始评估中是否显著增加了CT影像的诊断效果。如果受伤超过48小时才做检查，MRI评估可能延迟拔管、延长住院时间、提示颈部软组织信号改变具有可疑的临床意义。关于MRI用于迟钝的或不可评估的创伤伤病员，缺少Ⅰ级或Ⅱ级医学证据，并且存在的Ⅲ级医学证据模棱两可，对此类人群中不戴颈托为Ⅲ级建议。

由于相对活动度大而且缺乏保护，颈椎是最常受伤的脊柱区域。组合力矩可能导致骨折/脱位型损伤，破坏一侧或双侧关节突关节。由此导致的移位或半脱位可能通过椎管减小和脊髓直接压迫而导致急性SCI。虽然颈椎骨折/脱位相关的SCIs造成发病率和死亡率最高，但它们通常可以早期闭合复位。

正确实施闭合复位，重建颈椎的生理位置，尽力减除脊髓压迫。历史上，徒手复位是在麻醉下（MUA）进行的。伤病员麻醉后，不使用辅助器械进行复位骨折/脱位。尽管在整个20世纪中期MUA均安全而成功，但在20世纪80、90年代，越来越多医师报告在清醒状态下以颅骨头钉或halo环辅助复位。在最近30年，复位过程中控制头颅的方法得到改进，推荐在复位过程中间断地检查伤病员的神经功能。

复位的时机比复位方法更受关注。颈椎骨折/脱位的早期复位更容易，并且神经功能得到改善。因此，关于闭合复位的MRI时机发生了广泛的争论。许多研究者担心在颈椎发生创伤性骨折/脱位型时很有可能发生椎间盘损伤，此时尝试闭合复位有可能进一步加重神经损伤。但目前尚无证据证实，在清醒的、可评估伤病员实行闭合复位时椎间盘病变可能造成神经损伤。实际上，一些作者报道了早期闭合复位后椎间盘病变发生改善。相应地，在清醒的、可评估的伤病员复位前行MRI检查似乎没有益处，而反应迟钝、无法评估的伤病员不能行MRI检查则可能增加了复位相关的并发症。推荐在这些伤病员中进行复位前的MRI检查。

第二节　开放性脊柱脊髓损伤的处理

Key Points

1.开放性脊柱脊髓损伤应急诊手术。

2.其处理原则是在快速准确判断病情的基础上，首先处理危及生命的损伤，再处理脊髓损伤，但应避免加重脊髓损伤。

在地震灾害中，开放性脊柱脊髓损伤并不少见。对于此类伤病员。现场救治时不应强行取出伤口内存留的异物，而应对伤口消毒后用无菌纱布包扎，尽快运送到有条件的医院行后续治疗。

开放性脊柱脊髓损伤应急诊手术。此类伤病员往往合并颅脑、胸腹部、四肢等多脏器损伤，伤病员可存在休克、昏迷等多器官功能紊乱，其处理原则是在快速准确判断病情的基础上，首先处理危及生命的损伤。再处理脊髓损伤，但应避免加重脊髓损伤。手术前须行影像学检查，确定异物的位置，有无邻近脏器贯通损伤。当怀疑有胸腹腔脏器贯通伤时，应开胸或剖腹探查，分离保护好脏器后在直视下拔出异物。手术清创时需小心操作，避免晃动外露的异物，存留的异物多卡于椎板或椎体间，应沿刺入方向轻柔地拔出，切勿在伤口内晃动，避免对脊髓的进一步损伤。常规行椎管减压。咬除棘突及椎板，清除碎骨片及椎管内血肿、控制活动性出血。硬脊膜应尽量予以修补，如确实无法修补，应用止血纱布覆盖创面。若脊柱稳定性已破坏，还需同时行脊柱内固定融合术。关闭切口前，使用大量生理盐水反复冲洗伤口，放置引流管，以减少术后感染的发生。

第三节　脊柱脊髓损伤的并发症

Key Points

1.并发症是影响脊髓损伤伤病员预后甚至生命的重要因素之一。

2.脊髓损伤常见并发症有急性肾衰、泌尿系统感染、肺部感染、压疮等。

3.抗生素的应用是控制感染、促进伤口愈合、降低中枢感染的关键。

4.急性脊柱脊髓损伤造成排尿功能障碍时，应立即留置导尿。

5.脊柱脊髓损伤时，应用低分子肝素结合物理方法预防下肢深静脉血栓以及栓塞并发症。尽早进行深静脉血栓形成的预防，预防时间持续3个月。

　　术后并发症是影响脊髓损伤伤病员预后甚至生命的重要因素之一。脊髓损伤常见并发症有急性肾衰、泌尿系统感染、肺部感染、压疮等。对于开放性脊柱脊髓损伤的伤病员，还应高度警惕中枢感染的风险。手术彻底清创、置管持续冲洗负压引流。术后抗生素的应用是控制感染、促进伤口愈合、降低术后中枢感染的关键。

　　术后伤口出现水性渗出，尤其在腹压增加时渗出明显或者渗出和头痛明显有关，通常提示存在脑脊液漏。脑脊液漏一旦发生，可能引起逆行性感染、脑脊髓膜炎。如发生中枢感染，应根据脑脊液药敏试验进行抗生素治疗。持续腰椎蛛网膜下腔引流已被成功用于脑脊液漏和脑脊髓膜炎的治疗，通过引流可降低脊膜外和脊膜内的压力差，从而促进脊膜愈合。

　　急性脊柱脊髓损伤造成排尿功能障碍时，应立即留置导尿。当合并尿道损伤等留置导尿的禁忌证时，可行耻骨上膀胱造瘘。当血流动力学稳定、出入量平衡时，可停止留置导尿，开始间歇导尿。间歇导尿后，当残余尿量<100ml时，进行系统的膀胱训练，若自发性排尿反射出现，可停止间歇导尿。

　　深静脉血栓的预防：脊柱脊髓损伤时，应用低分子肝素结合物理方法预防下肢深静脉血栓以及栓塞并发症。早期评估伤病员的出血风险，在条件许可的情况下，尽早进行深静脉血栓形成的预防，预防时间持续3个月。

　　压疮：胸腰段脊柱脊髓损伤伤病员均应进行压疮的风险评估及预防。

第十一章 烧伤的检伤评估与救治

Key Points

1.烧伤面积测算与深度判断是烧伤严重程度评估的基础，实际应用中面积测算可以将九分法与手掌法相结合。

2.烧伤检伤评估时，烧伤面积和深度是基本，应结合伤病员年龄、基础病、复合伤以及有无吸入性损伤等综合判断。

3.爆炸伤的诊断既要重视烧伤的存在，又不能遗漏重要脏器的冲击复合伤。首先应判明有无危及生命的复合伤，冲击伤的诊断一定要牢记其外轻内重和伤情变化快的特点。

4.爆炸伤的处理原则是在积极抗休克纠正低血容量的同时，防止继发损伤，处理危及生命的复合伤。

5.火灾现场急救的基本原则是尽快脱离热源、迅速检伤，给予伤病员适当的急救治疗和做好转运准备。

6.爆炸伤的综合治疗应在伤病员全身治疗的基础上，进行烧伤创面处理，二者相互影响，均应重视。

烧伤一般指热力，包括火焰、高温液体（水、油、汤、液态金属等）、高温气体、炽热固体等所导致的体表组织的损害。严重者可伤及皮下组织、肌肉、骨骼、关节、神经、血管，甚至内部脏器。

烧伤伤病员经过现场急救处理后，应该迅速送至附近医院，开展进一步的抢救治疗，根据医院专科的具体情况，决定是否后送。后送途中，注意监护生命体征，开展力所能及的急救治疗，如吸氧、补液等。

合并有危及生命的严重复合伤的伤病员，如心跳呼吸停止、大出血、颅脑损伤、胸腹损伤等，应该首选距离最近的医院，分秒必争的赢得抢救时机。伤病员到达医院后，在开展复合伤急救的同时，对于严重烧伤伤病员，特别是合并有头面部烧伤、吸入性损伤、肢体环形深度烧伤者，应积极联系烧伤专科人员协助治疗，以免因耽搁治疗时机带来不必要的、严重的、甚至致命性的并发症。复合伤病情稳定后，根据具体情况转往本院或其他医院烧伤专科治疗。

第一节　烧伤面积的计算

常用"九分法"与"手掌法"两种面积估计方法相结合评估。

一、中国新九分法

中国新九分法是目前我国应用最多的一种方法。按解剖部位将人体以"九"为单位估计烧伤面积，即头颈一个"九"，双上肢两个"九"，躯干三个"九"，双下肢（包括臀部）五个九再加一。为便于记忆，按自上而下，由远而近的顺序，将发部、面、颈；双手、双前臂、双上臂；躯干；臀部；双足、双小腿、双大腿的面积编成顺口溜："三三三，五六七，躯干前后二十七，两个臀部一个五，七加十三二十一"。儿童则因头部面积相对较大，双下肢相对较小，随年龄而变，以12岁作为年龄分界线，在计算面积时，相应加减年龄因素（表11-1）。

表11-1　中国新九分法

部位	占成人体表	占儿童体表
头颈	发部3 面部3 颈部3	9+（12-年龄）
双上肢	双手5 双前臂6 双上臂7	9×2
躯干	腹侧13 背侧13 会阴1	9×3
双下肢	双臀5 双大腿21 双小腿13 双足7	46-（12-年龄）

*注意：男性臀部占5%，双足占7%，女性臀部与双足各占6%。

二、手掌法

不论年龄大小或性别差异，如将手掌五指并拢，单掌面积约为体表面积的1%。这种计算方法，对于计算小面积烧伤很方便。如果伤病员手的大小与检查者相似，可直接用检查者的手来估计。

三、注意事项

估计面积时的注意事项：①计算烧伤总面积时，I度面积不计算在内，总面积后要分别标明浅Ⅱ度、深Ⅱ度及Ⅲ度烧伤各自的面积，以便治疗时参考；②不论哪种方法，均系估计，但求近似，并以整数记录；③大面积烧伤，为计算方便，可估计健康皮肤的面积，然后从百分之百中减去健康皮肤面积即为烧伤面积；④吸入性损伤不计算面积，但在诊断中必须标明其严重程度（轻、中、重度）。

第二节　烧伤深度的估计

一、四度五分法的组织学划分

1. **I度烧伤**　病变最轻，一般为表皮角质层、透明层、颗粒层的损伤。有时虽可伤及棘状层，但生发层健在，故再生能力活跃。常于短期内（3~5天）脱屑痊愈，不遗留瘢痕。有时有色素沉着，但绝大多数可于短期内恢复至正常肤色。

2. **Ⅱ度烧伤**

（1）浅Ⅱ度烧伤　包括整个表皮，直到生发层，或真皮乳突层的损伤。上皮的再生有赖于残存的生发层及皮肤的附件，如汗腺管及毛囊等的上皮增殖。如无继发感染，一般经过一两个星期后愈合，亦不遗留瘢痕。有时有较长时间的色素改变（过多或减少）。

（2）深Ⅱ度烧伤　包括乳头层以下的真皮损伤，但仍残留有部分真皮。由于人体各部分真皮的厚度不一，烧伤的深浅不一，故深Ⅱ度烧伤的临床变异较多。浅的接近浅Ⅱ度，深的则临界Ⅲ度。但由于有真皮残存，仍可再生上皮，不必植皮，创面可自行愈合。这是因为在真皮的下半部的网织层内，除仍存有毛囊、汗腺管外，尚分布着为数较多的汗腺，有时还有皮脂腺。它们的上皮增殖，就成为修复创面的上皮小岛。也因为如此，创面在未被增殖的上皮小岛被覆以前，已形成一定量的肉芽组织，故愈合后多遗留有瘢痕，发生瘢痕组织增生的机会也较多。如无感染，愈合时间一般需3~4个星期。如发生感染，不仅愈合时间延长，严重时可将皮肤附件或上皮小岛破坏，创面须植皮方能愈合。

3. **Ⅲ度烧伤**　为全层皮肤的损伤，表皮、真皮及其附件全部被毁。皮肤坏死、脱水后可形成焦痂，创面无水疱，蜡白或焦黄，触之如皮革，甚至已炭化，痛觉消失，皮温低，皮层凝固性坏死形成焦痂，痂下可见树枝状栓塞的血管网。因皮肤及其附件已全部烧毁，除局限的小面积Ⅲ度烧伤能靠周围健康皮肤的上皮爬行而自行愈合外，Ⅲ度烧伤一般均需植皮或皮瓣手术修复。

4. **Ⅳ度烧伤**　深及肌肉甚至骨骼、内脏器官等。早期，深的Ⅳ度损伤往往被烧损而未脱落的皮肤遮盖，临床上不易鉴别。局部外观表现往往同Ⅲ度烧伤，部分伤病员可见深部组织暴露，常需手术探查明确损伤深度和范围。由于皮肤及其附件全部被毁，创面已无上皮再生的来源，创面修复必须有赖于植皮及皮瓣移植修复，严重者须行截肢术。

临床上常用的浅度烧伤是指Ⅰ度及浅Ⅱ度烧伤，深度烧伤是指深Ⅱ度、Ⅲ度及Ⅳ度烧伤。

二、四度五分法的临床表现

1.**Ⅰ度烧伤** 又称为红斑性烧伤，局部干燥、疼痛、微肿而红，无水疱。3~5天后，局部由红转淡褐色，表皮皱缩、脱落，露出红嫩光滑的上皮面而愈合。

2.**Ⅱ度烧伤**

（1）浅Ⅱ度烧伤 局部红肿明显，有大小不一的水疱形成，内含淡黄色（有时为淡红色）澄清液体或含有蛋白凝固的胶状物。将水疱剪破并掀开后，可见红润而潮湿的创面，质地较软，疼痛敏感，并可见无数扩张、充血的毛细血管网，表现为颗粒状或脉络状，伤后1~2天后更明显。在正常皮肤结构中，乳头层与网织层交界处有一血管网，称为皮肤浅部血管网，并由此发出分支伸入每个乳头内。浅Ⅱ度烧伤时，它们扩张充血，故临床表现为颗粒状或脉络状血管网。浅Ⅱ度烧伤波及乳头层时，多为脉络状血管网，少有颗粒状。

（2）深Ⅱ度烧伤 局部肿胀，表皮较白或棕黄，间或有较小的水疱。将坏死表皮去除后，创面微湿、微红或白中透红、红白相间，质较韧，感觉迟钝，温度降低，并可见粟粒大小的红色小点，或细小树枝状血管，伤后1~2天更明显。这是因为皮肤浅部血管网已凝固，所见红色小点为汗腺、毛囊周围毛细血管扩张充血所致。因此烧伤越浅，红色小点越明显；烧伤越深，则越模糊。少数细小血管，则是位于网织层内及网织层与皮下脂肪交界处的扩张充血或栓塞凝固的皮肤深部血管网。它们出现，常表示深Ⅱ度烧伤较深。

3.**Ⅲ度烧伤** 又称焦痂性烧伤，局部苍白、无水疱，丧失知觉、发凉。质韧似皮革。透过焦痂常可见粗大的血管网，与深Ⅱ度细而密的小血管迥然不同。此系皮下脂肪层中静脉充血或栓塞凝固所致，以四肢内侧皮肤较薄处多见。多在伤后即可出现，有时在伤后1~2天或更长时间出现，特别是烫伤所致的Ⅲ度烧伤，需待焦痂稍干燥后方才显出。焦痂的毛发易于拔除，拔除时无疼痛。若是沸水等所致的Ⅲ度烧伤，坏死表皮下有时有细小水疱，撕去水疱皮，基底呈白色，质较韧。

4.**Ⅳ度烧伤** 皮肤及软组织呈黄褐色、焦黄或炭化、干瘪，丧失知觉，活动受限，须截肢（指）或皮瓣修复（表11-2）。

表11-2 烧伤深度鉴别

深度	损伤深度	外观及体征	感觉	拔毛	温度	转归
Ⅰ度	伤及表皮层，生发层健在	红斑，无水疱，轻度肿胀	痛明显	痛	增高	3~5天痊愈；脱屑，无瘢痕
浅Ⅱ度	伤及真皮乳头层，部分生发层健在	水疱、基底红润，渗出多，水肿重	痛	剧痛	增高	1~2周痊愈，色素沉着，数月可退，不留瘢痕
深Ⅱ度	伤及真皮层	水疱、基底粉白，创面微潮，水肿较重，时有小出血点，干燥后可见毛细血管网	微痛	微痛	略低	3~4周愈合，瘢痕较重

续表

深度	损伤深度	外观及体征	感觉	拔毛	温度	转归
Ⅲ度	伤及皮肤全层	创面苍白、焦黄或炭化,干燥、硬如皮革,表面肿胀不明显,粗大血管网	痛觉丧失	不痛,易拔除	发凉	周围上皮向中心生长或植皮方愈
Ⅳ度	伤及皮肤皮下脂肪层甚至肌肉、骨骼及内脏	创面苍白、焦黄或炭化,干燥、硬如皮革,表面肿胀不明显,伴深部组织功能障碍	痛觉丧失	不痛,易拔除	发凉	植皮或皮瓣等方法手术修复创面,同时处理深部损伤器官

*拔毛试验:即将烧伤部位的毛发拔出1~2根,一般用于鉴别深Ⅱ度与Ⅲ度烧伤。

三、烧伤深度判断注意事项

(1)人体不同部位皮肤厚度是不一样的,因而对同样热力所引起的损伤也是不一样的。如胸部、肩部、背部、腹部、臀部以及大腿外侧的真皮,较其他部位皮肤厚1~2倍;手背、足背、关节曲面皮肤较薄,烧伤容易偏深。

(2)同一部位的皮肤厚度,因年龄、性别、职业、工种等不同而不一样。小儿皮肤较成人薄,女性较男性薄。小儿烧伤往往容易估计偏浅,这是由于小儿皮肤较薄所致,例如深Ⅱ度烧伤渗出至浅层的液体较多,水疱较大,容易因水疱大而判断为浅Ⅱ度烧伤。

(3)烧伤原因不同,临床表现也不一样,如烫伤和火焰烧伤不一样;较低而持续的热力作用和闪灼性烧伤不一样;持续的热力烧伤往往很深;酸烧伤表面蛋白凝固变性,容易估计偏深;而碱烧伤往往因有继续加深过程,容易估计偏浅。

(4)皮肤的隔热作用较大,散热也慢。烧伤发生后,虽然脱离热源,但在一段时间内热力仍可继续渗透。由于烧伤后血浆渗出、组织水肿、外周阻力大、血液浓缩,毛细血管容易栓塞,有一个热力加深过程,因而早期估计深度往往偏浅,临床中需要多次估计,最后根据实际深度进行修正。

(5)电烧伤面积虽小,但深度较深,常常发生肢体坏死,应特别注意肢体的血运情况。化学烧伤尤其是酸烧伤,在伤后24~48小时确定深度比较准确。

(6)目前采用的烧伤深度判定方法,多偏重静止的方面,较易忽视皮肤生物学特性改变的动态方面。各种动态变化是受外界条件影响的,如冷而且干燥的环境,没有感染,血管网没有继发性栓塞,是促进烧伤皮肤再生的有利条件;局部温暖潮湿,有进行性栓塞,因感染而形成局部性坏死灶等,则不利于皮肤再生,反而可促进皮肤坏死脱落。因此,对烧伤深度的估计应随着临床治疗过程加以纠正或补充。

四、烧伤严重程度分类

(一)成人烧伤严重程度分类

1.轻度烧伤 总面积在9%以下的Ⅱ度烧伤。

2.中度烧伤 总面积在10%~29%或Ⅲ度烧伤面积在10%以下的烧伤。

3.重度烧伤 总面积在30%~49%之间或Ⅲ度烧伤面积在10%~19%之间，或总面积不超过30%，但有下列情况之一者：①全身情况严重或有休克者；②有复合伤或合并伤（如严重创伤、化学中毒等）；③有中、重度吸入性损伤者。

4.特重度烧伤 总面积在50%以上或Ⅲ度烧伤面积在20%以上者。

（二）小儿烧伤严重程度分类

由于小儿的生理解剖特点，小儿烧伤后，休克的发生率、创面感染导致脓毒症的发生率均较成人为高，因此小儿烧伤严重程度的分级和成人不同，分类如下。

1.轻度烧伤 总面积在5%以下的Ⅱ度烧伤。

2.中度烧伤 总面积在5%~15%的Ⅱ度烧伤或Ⅲ度烧伤面积在5%以下的烧伤。

3.重度烧伤 总面积在15%~25%或Ⅲ度烧伤面积在5%~10%之间的烧伤。

4.特重度烧伤 总面积在25%以上或Ⅲ度烧伤面积在10%以上者。

（三）按面积的烧伤严重程度分类

由于上述分类标准既不能反映我国救治大面积烧伤的水平，又不能反映烧伤的真正严重程度，故目前临床上多采用"小面积"、"中面积"、"大面积"和"特大面积"来表示烧伤的严重程度。

1.小面积烧伤 Ⅱ度烧伤面积在10%以内或Ⅲ度烧伤面积在1%以内者，相当于轻度烧伤。

2.中面积烧伤 Ⅱ度烧伤总面积在11%~30%或Ⅲ度烧伤面积在10%~20%之间的烧伤，相当于中、重度烧伤。

3.大面积烧伤 总面积在31%~79%或Ⅲ度烧伤面积在21%~49%。

4.特大面积烧伤 总面积在80%以上或Ⅲ度烧伤面积在50%以上。

第三节　烧伤伤病员入院早期处理程序

一般伤病员，应首选有烧伤专科的当地医院治疗，如当地医院没有烧伤专科，应在急救治疗的同时，联系会诊，使专科技术力量前伸，尽快开展正规的专科治疗，同时指导后送前的准备工作。

一、轻度和无休克表现的中度烧伤

1.进一步判断伤情 计算确切的烧伤面积，重点检查气道是否通畅、有无复合伤或中毒、有无需要切开减张的环形焦痂。

2.镇静与止痛 疼痛明显者，应酌情使用镇痛镇静药物，减轻伤病员痛苦。

3.创面处理 清洁、消毒和包扎创面，尽量避免创面感染；注意体位引流，减轻创面肿胀。

4.**基础病治疗** 对于合并有偏瘫、中风、糖尿病等基础病的伤病员，应重视综合治疗，特别是应加强糖尿病伤病员的血糖水平调理，以免影响创面愈合，在口服降糖药物效果不佳时，可及时改用胰岛素，待创面愈合后，再改用口服降糖药物。

二、重度烧伤、特重度烧伤和已有休克表现的中度烧伤

1.**"三管"通畅**

（1）保持呼吸道通畅 合并有吸入性损伤的伤病员，应密切注意呼吸道的通畅问题。条件许可时，可行纤维支气管镜检查明确诊断、指导治疗措施。

（2）建立有效的输液通道 若表浅静脉充盈不良，可行颈外静脉或锁骨下静脉穿刺，留置静脉导管快速输液。若穿刺不成功，不应耽误过多时间，要果断行静脉切开插管补液，最常选用的静脉是内踝前的大隐静脉，此静脉位置较恒定，操作方便，成功率高。若大面积烧伤伤病员入院时间较晚，一条静脉输液达不到要求时，可"双管齐下"，希望能在建立静脉通道后立即静脉推注液体1000~2000ml，以尽快补充血容量。液体推注的顺序是电解质溶液500ml，5%葡萄糖500ml，胶体500ml，循环交替输入。入院之初血液制品尚未到位时，先输右旋糖酐或血定安等代血浆作为胶体。

（3）留置尿管 根据尿量调整补液速度，根据尿色早期判断有无血红蛋白尿和肌红蛋白尿。

2.**实验室检查** 迅速抽血查血常规、血细胞比容、电解质、肌酐、尿素氮、肝功能，有条件者还要查血气、血液黏稠度、胶体渗透压和渗透浓度；同时查血型和交叉配血。

3.**复苏补液，抗休克治疗** 大面积烧伤早期补液应把握好时机、途径、成分、量、速度等问题。

（1）补液时机 越早越好。

（2）补液途径 应以静脉为主，口服为辅，早期适量分次口服补液有利于保护胃肠道功能。

（3）补液成分 晶体：胶体＝1：1，晶体、胶体和水分交替补充，选用晶体溶液应注意电解质平衡，生理盐水含氯离子偏高，可选用平衡盐溶液，胶体最好以血浆为主，可适量使用代血浆以及人血白蛋白。

（4）补液量 应在参考补液公式的基础上，根据伤病员具体情况调整，如气管切开、悬浮床会显著增加需液量；

（5）补液速度 前8h应输入第一个24小时总液量的1/2，条件允许时，可根据血流动力学检测指标调整补液速度，也可依据尿量的变化调整，一般成人维持尿量在60~100ml/h。婴幼儿和年老体弱伤病员对循环容量变化的承受能力较差，不足时易发生休克，补液过快又易发生肺水肿，因此应重视单位时间内补液速度，及时调整。

4.**早期药物应用**

（1）破伤风抗毒素 烧伤深度较浅、创面较干净、来院就诊较早的伤病员，发生破

伤风的可能性不大，不需要注射破伤风抗毒素；烧伤创面深、污染重、尤其来自农村或建筑工地的伤病员则需要预防性使用破伤风抗毒素，如皮试阳性，实施脱敏法注射。

（2）抗生素　大面积烧伤创面大，短期内无法覆盖，感染几乎是难以避免的。但烧伤后早期缺乏细菌学证据，主要是经验性用药，可参考病房细菌学变迁，选用广谱抗生素。

（3）碱性药物　大面积烧伤后，血流灌注不足，组织缺血缺氧，乳酸堆积，易导致机体代谢性酸中毒，特别是深度烧伤面积较大、有环形深度烧伤或电接触烧伤的伤病员，宜静滴适量碳酸氢钠（5%碳酸氢钠125ml，1~2次），一方面调整血液酸碱平衡，另一方面可碱化尿液，保护肾功能。

（4）氧自由基清除剂　组织细胞缺血再灌注，会产生大量氧自由基，加重组织损害。在充分补液的前提下，可选用甘露醇和维生素C等药物清除氧自由基。

（5）利尿剂　延迟复苏伤病员，在充分补液后，如果尿量仍然较少或无尿，可使用利尿剂，如速尿20mg壶入。

（6）脏器保护用药　大面积烧伤是伤在体表，害及全身。伤后早期即因血流灌注不足，组织缺血缺氧，而累及脏器组织。早期有针对性的使用药物保护脏器组织，对防治并发症的产生具有重要意义。

5.创面处理

（1）环形焦痂　环形深度烧伤，往往会因局部组织水肿，张力过高，导致深部组织坏死和（或）远端末梢血运障碍，颈部环形焦痂可能会影响呼吸道通畅，胸部环形焦痂可能会限制呼吸活动度，均应尽快切开减张。减张伤口渗出失液量会明显增加，注意增加液体补充，同时尽快手术封闭创面，防止感染。

（2）一般创面处理　在清洁、消毒后，肢体创面一般选择包扎，躯干创面可采用半暴露治疗。呈焦痂状的深度创面可暴露，外涂1%碘伏等药物，保持干燥抗感染，等待手术治疗。

6.营养支持与调理

（1）早期胃肠道喂养　大面积烧伤后早期，由于胃肠道缺血缺氧，吸收和蠕动功能下降，因此适宜分次少量进流食或半流食，如面汤、米汤、鸡汤、酸奶等。早期适当的胃肠道喂养对刺激胃肠道蠕动和防治细菌移位有积极的意义。

（2）胃肠外营养　严重的创伤和应激在短时间内会导致机体储备能量大量消耗，及时的营养补给对增强机体抵抗力非常重要。但是，大面积烧伤后早期，往往由于补液等急救，而忽视早期的营养支持，使伤病员处于"饥饿状态"。伤后第一个24小时，可以糖和适量的氨基酸作为主要营养来源，随后按照糖：脂肪：蛋白质=4：4：2的能量比例，计算伤病员需要量，以静脉营养为主，胃肠道营养为辅，逐渐向以胃肠营养为主或完全胃肠营养过度。

（3）营养调理　大面积烧伤后，由于剧烈的创伤应激导致体内促分解代谢物质，如儿茶酚胺、皮质醇、肿瘤坏死因子α等分泌增加，同时，体内促合成代谢激素，如胰岛素分泌相对不足，周围组织敏感性下降，导致机体发生以高分解代谢为特征的代谢紊乱现象。目前，临床上使用生长激素和胰岛素调理代谢，取得了较好的效果。可按照胰岛素：葡萄糖＝1∶4~1∶6，结合静脉持续泵入的方式，根据血糖水平随时调整胰岛素用量。

第四节 吸入性烧伤

一、概述与分类

吸入性损伤过去称为"呼吸道烧伤"，是由于热力、吸入有毒或刺激性气体引起的呼吸道和肺组织损伤。吸入性损伤在爆炸伤、烧伤中是影响预后的重要因素之一。据研究，烧伤伤病员合并吸入性损伤占总数的5%~10%，重度吸入性损伤可达80%病死率，是早期伤病员死亡的主因之一。主要致伤因素目前多认为是烟雾而非热力。其损伤机制可分为上气道损伤、下气道损伤、肺间质损伤、全身性中毒，能够导致气道阻塞、肺不张、肺部感染、肺水肿等改变。中毒（一氧化碳、氰化物）和缺氧及引起的呼吸功能紊乱是重要致病机理，热力和烟雾的直接损伤作用和继发的炎症风暴是引起病理生理改变的基础。环境和宿主是影响损伤严重程度的主要因素（如损伤原因、浓度、温度、持续时间、气体的可溶性及个体的反应等）。上气道损伤主要由于受直接热损伤和化学物理刺激引起微血管变化，引起上气道水肿，其通过热交换方式可一定程度阻止蒸汽等吸入性损伤和爆震伤。下气道损伤主要由于烟雾中的化学物质引起。烟雾等刺激引起早期的炎症反应，在吸入损伤数分钟内可引起血管通透性增加和支气管上皮破坏，导致肺水肿、氧合指数降低等，受刺激后气道内分泌物可明显增多，数小时到数天可迅速形成管型造成气道梗阻。后期可引起肺间质损伤，导致通气血流比失衡，最终致低氧血症、ARDS，甚至死亡。吸入毒性或刺激性气体还可导致缺氧、酸中毒等引起全身反应。

1.轻度吸入性损伤 指声门以上，限于鼻、咽和声门的损伤。多伴有面部的烧伤，可见鼻毛烧焦，鼻咽部疼痛，口腔红肿时可有水疱，口咽发红，可有咽干、咽痒，一般无声嘶和呼吸困难，肺部听诊无异常，X线阴性，血气分析正常。

2.中度吸入性损伤 指气管隆突以上，包括咽喉和气管的损伤。除常见的轻度损伤表现外，常有声嘶，刺激性咳嗽，痰中可见炭粒等，有时会咳出坏死的黏膜，上呼吸道发红、水肿，出现梗阻症状，可进行性加重至完全阻塞，引起呼吸困难、喘鸣等。纤维支气管镜检查可见声带水肿，气道黏膜充血、水肿甚至溃烂、脱落，X线表现多正常，梗阻严重时血气分析等可出现低氧血症、高碳酸血症等，但解除梗阻后可迅速恢复正常。

3.重度吸入性损伤 指支气管以下部位，包括支气管及肺实质的损伤。除轻度、中度吸入性损伤的征象外，一般同时有支气管痉挛、肺水肿、小气道阻塞表现，出现低氧血症和呼吸窘迫，咳出血性泡沫痰及坏死黏膜，常在伤后立即或数小时内出现严重呼吸困难，气管切开后不能缓解，进行性缺氧、口唇发绀，发生意识的改变，甚至昏迷；黏膜坏死脱落可致肺不张甚至窒息。听诊双肺呼吸音低，早期可闻及哮鸣音，之后出现双肺的干、湿性啰音。X线、CT可见肺水肿影像，纤维支气管镜检查可见支气管黏膜充血、水肿、溃烂，血气分析常提示低氧血症，早期呼吸浅快可为低碳酸血症，后期可为高碳酸血症。中－重度损伤易演变为ARDS。

二、临床表现

喘鸣和声嘶是早期最常见和有意义症状，往往提示喉部损伤、痉挛、水肿、气道狭窄等，存在气道阻塞表现。声嘶表示有后部的损伤，而喘鸣往往说明至少有80%的气道发生部分阻塞。损伤发生后迅速引起支气管炎，以刺激性咳嗽表现为主，此时支气管已经发生炎症水肿，并有疼痛感，早期为干咳，之后会出现咳痰、痰中带有炭末，出现肺水肿时可为泡沫痰，严重伤病员痰中出现脱落坏死黏膜，甚至气管－支气管管型，在6~8小时后可出现脓性痰，继发感染，早期多为革兰阳性球菌，随后出现革兰阴性菌。伤病员早期可有呼吸增快，重度吸入性损伤伤病员可有进行性呼吸困难，但无吸入性损伤时，严重创伤、烧伤也可因并发急性呼吸窘迫综合征出现呼吸困难，注意鉴别。伴有上气道梗阻时可有吸气性呼吸困难，浅快呼吸、呼吸费力、哮鸣音都是一些有意义的提示症状，如伤后肺部啰音突然消失，需要考虑并发肺不张或肺实变可能。重度吸入性损伤的呼吸困难表现有时被上气道梗阻所掩盖，当上气道梗阻解除后呼吸困难仍不减轻才注意到，对这种情况需要警惕。

三、诊断

一般具有以下情况应临床诊断为吸入性损伤：①于密闭室内发生的；②面、颈、前胸部烧伤，特别是口鼻周围深度烧伤的；③鼻毛烧焦、口唇肿胀、口腔或口咽部红肿有水疱或黏膜发白者；④刺激性咳嗽、口腔或痰中有炭末者；⑤声音嘶哑、吞咽困难或疼痛者；⑥呼吸困难和（或）伴哮鸣音者。有以上情况应及时开始预防和治疗，并应着重关注老年伤病员、小儿和烟雾暴露时间长的伤病员。一般来说颜面部烧伤者常伴有吸入性损伤，但上述这些不能覆盖全部情况，也有开阔现场发生的吸入性损伤，或部分伤病员面部烧伤并不伴明显的吸入性损伤。

四、检查

1.纤维支气管镜检查（FOB） 可以直视咽、喉、气管、支气管等部位的损伤程度，是临床诊断吸入性损伤最可靠的方法。一般无绝对禁忌证，但不宜用于心肺功能衰竭和休克伤病员，检查时应予以高频通气或吸高浓度氧，镜下见到气道的充血、水肿、炭末沉积、黏膜脱落等表现则有力地支持诊断。

2.辅助检查

（1）胸部X线、CT 是诊断和评估吸入性损伤病情的重要辅助检查手段。早期的X线和CT均可无明显阳性表现，如有早期的肺内渗出等，提示预后不佳。肺不张、气管周围斑片影、肺间质毛玻璃样改变等是吸入性损伤和其他类型肺损伤鉴别的要点。放射科医师评分（RADS）指胸部CT的1cm层厚上每4分之1象限最高评分总和，如有高RADS评分（每个层面>8分）则可为纤支镜检查结果作有力补充，可以提高临床诊断率和对病情严重程度评估准确性。RADS评分：0分，正常；1分，间质改变；2分，磨砂玻璃样改变；3分，肺不张。

（2）超声　可以同时检查有无血气胸、肺栓塞等及评估心脏、血管等。具有无创和反复检查等优势。是诊断和评估吸入性损伤的辅助手段之一，但颈胸等部位的烧伤、创伤常限制其临床应用。

（3）肺功能检查　对于低位的吸入性损伤较为敏感，损伤累计小气道和肺实质时，引起气道阻力增加，肺活量下降，肺顺应性下降，肺阻力增高，能间接反映梗阻情况，对预计病情发展有一定的指导意义。

（4）实验室检查　测定动脉血气、碳氧血红蛋白、血氰离子浓度、血乳酸等有助于判断病情程度和合并症情况。

五、分级

基于FOB的简化损伤分级系统有助于对病情评估和预后判断。

0级　无损伤，无炭末沉着、红斑、水肿、支气管黏液溢、气道阻塞。

1级　轻度损伤，小范围炭末沉着，斑片状红斑，无充血水肿、支气管黏液溢、气道阻塞。

2级　中度损伤，中度炭末沉着、红斑、充血水肿、支气管黏液溢、气道阻塞。

3级　严重损伤，严重的炎症反应，黏膜破溃，大范围炭末沉着、充血水肿、支气管黏液溢、气道阻塞。

4级　巨大损伤，黏膜脱落、坏死、支气管腔闭塞。

六、吸入性损伤的临床治疗

（一）气道管理

1. 氧疗　吸氧是吸入性损伤的基本治疗手段，及时纠正缺氧，根据病情选择正确的氧疗方式。包括鼻导管、鼻前庭导管、鼻咽导管、面罩、气管切开、气管插管等方法，但由于常有面部和鼻咽部的损伤，鼻咽导管和面罩吸氧一般不适用。长时间吸氧时，尽量在维持安全有效的血氧状态下降低吸氧浓度。

轻-中度吸入性损伤常规应用氧疗，必要时可以采取经鼻高流量氧疗（HFNC），但不建议行无创正压通气治疗（NPPV）。HFNC可以通过高流量的鼻塞持续为伤病员提供可调控且相对恒定的吸氧浓度（21%~100%）、温度（31~37℃）和具有湿度的高流量（8~80L/min），可以减少伤病员的生理死腔，能提供一定的正压支持，保证较好的气道湿化，并有很好的舒适度和耐受性，虽然HFNC在吸入性损伤中没有系统的研究，但其相对传统氧疗和无创呼吸机，对轻中度吸入性损伤有很好的治疗益处。吸入性损伤常合并头面颈部烧伤，NPPV不利于头面部创面治疗，容易造成气道梗阻等，因此不建议常规使用。

2.保持气道通畅,防治气道梗阻

(1)引流和雾化 分泌物引流是辅助清除气道分泌物的有效方法,可保持气道通畅,预防梗阻发生。行体位引流时,尽可能30°~45°半卧位、坐位或者颈部后仰体位,一般伤后96小时内没有气管切开或气管插管的伤病员不推荐进行翻身或者俯卧位。鼓励早期咳嗽,辅助排痰,需要注意吸痰时间不宜过长,严格无菌操作技术。对重度吸入性损伤,由于气道充满分泌物和坏死物等,单纯吸引难清除干净,可借助纤维支气管镜进行,若仍难以清除干净,可以借助支气管灌洗的方法,这也是重度吸入性损伤的重要治疗措施。

合理地实施雾化吸入治疗,能起到湿化气道的作用,并可辅助痰液等分泌物引流。雾化治疗可减轻呼吸道局部炎症反应、抗感染、降低痰液黏滞性、促进纤毛活动等。常用于吸入性损伤的雾化药物有吸入性糖皮质激素(布地奈德等)、支气管舒张剂(特布他林、异丙托溴铵)以及祛痰药(N-乙酰半胱氨酸等),也可吸入抗菌药物,但注意我国尚无雾化吸入的抗菌药物剂型。常用雾化治疗药物会有剂量和相互作用、配伍禁忌,使用时应注意。

(2)气管切开 由于气道梗阻常发展迅速,出现明显症状体征时,病情已很凶险,且组织肿胀明显,操作困难,因此气管切开应尽早实施,同时适当放宽适应证。

对有以下情况时具备气管切开指征,有严重的声门上水肿并伴有面部环形焦痂;有严重的支气管黏液漏;合并ARDS需要机械通气者;合并严重脑外伤或脑水肿的;气管插管时间超过24小时。对有气道梗阻可能的、血氧饱和度持续低于90%、吸入性损伤致双肺干湿性啰音的、低流量吸氧(<4L/min)时氧分压仍低于70mmHg或二氧化碳分压低于25mmHg或高于45mmHg的可行气管切开。一般对中度以上的吸入性损伤应尽早行气管切开术。建议对有头面颈烧伤伴明显颈部肿胀时应积极预防性气管切开或插管。成批伤病员时,有条件的应尽早行纤维支气管镜检查并行预防性的气管切开,可以快速建立安全有效的气道,并降低相关并发症和风险。对有胸闷、气促、咳嗽,呼吸增快,声嘶加重,痰中炭末多,颈、胸部环形焦痂,胸腹部外伤,合并颅脑、脊髓损伤、ARDS、肺部冲击伤(爆震伤)、中毒深昏迷,既往有肺部严重基础疾病、肺动脉高压及慢性房颤的伤病员应早期行预防性气管切开术。对肥胖者、小儿及高度怀疑困难气道伤病员也应早期行预防性气管切开术。一般在非紧急状态下不行气管插管术,而是直接行气管切开;紧急情况下可经口行气管插管,但一般不建议经鼻插管或者行环甲膜穿刺术,气管插管一般保留时间短,所以需要较长时间建立人工气道的,应行气管切开。

(3)机械通气 吸入性损伤伤病员往往出现不同程度的呼吸衰竭,治疗不及时则可出现危及生命的情况。对于中重度的吸入性损伤伤病员经高浓度吸氧治疗或经HFNC仍不能改善低氧血症,或存在增加呼吸做功的情况时,或经气管切开、焦痂减压及氧疗后仍不缓解呼吸困难时,应尽快行有创机械通气,改善通气功能和低氧血症。呼吸机的起始模式建议为容量控制或同步间歇指令通气模式。最佳的机械通气策略一般认为仍是保护性肺通气策略,参数设置为潮气量≤7ml/kg及平台压≤30cmH$_2$O,但重度吸入性损伤伤病员是否适用此种策略存在争议。气道压力释放通气、压力调整容量控制通气是限制平台压的较好模式。

对中重度吸入性损伤伤病员早期可采用较高PEEP（>12cmH₂O）治疗。调节FiO₂水平维持吸入性损伤伤病员脉搏血氧饱和度在90%~95%和PaO₂：60~80mmHg及以上。临床常用的肺复张手法包括控制性肺膨胀、PEEP递增法及压力控制通气。行肺复张可以恢复部分塌陷肺泡，改善有效肺功能单位，是纠正低氧和保证PEEP的重要措施。由于肺保护性通气采取小潮气量通气，能限制气道平台压，但不利于ARDS伤病员塌陷肺泡的膨胀。对中重度吸入性损伤病员有条件时应实施俯卧位通气（PPV），能有效降低重度ARDS病死率，并发症相对少，相对来说操作简单，但应严格遵照适应证，注意禁忌证，实施时应具备相应的操作、监护、护理等条件。

（4）体外膜肺氧合技术　重度吸入性损伤经常规上述治疗仍无法维持有效氧合或持续增加的二氧化碳潴留时，可考虑体外膜肺氧合技术（ECMO），可部分或完全替代机械通气的功能，有助于减少肺过度扩张造成的肺损伤，让肺得到"休息"。但实际临床诊治的研究较少，不作为常规措施，需要考虑创面出血、感染等情况，且需要有经验的ECMO团队实施。

（二）药物治疗

1.抗炎性药物　乌司他丁的确切疗效有待进一步临床试验验证。一般不宜常规推荐全身性使用激素，因其不仅不能改善肺部损伤和预后，而且有可能增加感染和应激性溃疡，但也有专家认为早期、足量的激素可以减轻气道水肿和肺泡渗出，对于糖皮质激素的选择和利弊存在争议，有待进一步研究。

2.诱导型一氧化氮合酶（iNOS）抑制剂　一般认为对吸入性肺损伤有作用，但应用哪种iNOS抑制剂更安全有效存在一定争议。一般不常规推荐作为吸入性损伤的治疗方法。

3.抗氧化剂　常用的有还原性谷胱甘肽、维生素C等，其针对氧化和抗氧化失衡，在机制上被认为是吸入性损伤的一种可行策略，有研究显示可以改善这类吸入肺损伤模型的肺功能和预后，但药物的具体使用及方法存在争议。一般不做常规推荐。

4.表面活性剂（PS）　PS在急性肺损伤中的重要作用，也对PS的替代治疗方法积极评价。临床上一般不常规推荐为吸入性损伤的治疗方法。

5.其他　可根据情况应用吡非尼酮、尼达尼布、乙酰半胱氨酸、低分子肝素或肝素类等行抗凝和抗肺纤维化，但应严格掌握适应证和禁忌证。间充质干细胞经外周静脉移植后其可能通过免疫调节及修复再生等机制治疗吸入性肺损伤，但需要更多的临床研究支持。另外雾化吸入沙丁胺醇，服用辛伐他汀、氨茶碱等是潜在的治疗方法。

（三）综合管理

1.镇静　对机械通气伤病员应个体化应用，一般不推荐常规应用肌松药，仅在重度吸入性损伤伤病员短期酌情使用。

2.支气管灌洗 吸入性损伤时，肺内残留致伤的物质，尽早行支气管灌洗，可以清除这些有害物质，并能减轻炎症反应，防治肺部的进一步损伤。根据病情定期行FOB检查和评估，必要时进行支气管灌洗，可以减少并发症、降低死亡率，对预后判断也有作用。

3.抗感染治疗 推荐早期行广谱抗生素抗感染治疗，定期进行痰液、灌洗液等病原学检测，及时明确病灶和病原菌，定期动态观察降钙素原、血常规、C-反应蛋白等感染指标，评估和指导抗感染治疗方案。机械通气时间较长时注意院内感染的防治。严格遵守各项无菌操作技术对预防感染至关重要。充分地清理呼吸道分泌物、促进创面的愈合亦都有利于感染的防控。

4.液体管理和监测 建议采用重症等技术进行连续的血流动力学监测，评估容量状态，及时评估液体负荷和肺水肿的情况，充分利用床旁超声、连续肾脏替代治疗等方法。早期需严密监测及必要的抗休克治疗，液体复苏控制在最低有效循环血量水平。

5.营养管理 一般在伤后的48小时内采取口服、肠内营养、肠外营养结合的方式。存在脓毒症、严重的低氧血症时尽量推迟或者避免肠内营养。肠内喂养时采用30°~45°半卧位，监测胃内残余量，警惕呼吸机相关肺炎等发生。定期评估营养状况，碳水化合物在成人和小儿伤病员中一般不超过5mg/（kg·min）。能量补充既要考虑全身消耗又要注意避免过度喂养，适当补充丙氨酰胺、γ-亚油酸、谷氨酰胺、二十碳五烯酸等。对于合并吸入性损伤的重症烧伤伤病员应动态监测血糖，成人伤病员控制在7.2~8.3mmol/L，有利于机体恢复。

6.其他 对合并颈、胸等环形焦痂的，由于会限制胸廓及膈肌活动范围，可行焦痂切开减压术，改善呼吸功能和减轻缺氧。对爆炸伤、烧伤中可能有一氧化碳中毒时，早期至少予以6小时的高流量氧疗，严重者根据情况应用高压氧治疗。氰化物中毒时可静滴羟钴胺素（70mg/kg）或输注硝酸钠（10mg/kg）和硫代硫酸钠（1.65ml/kg）解毒，但氰化物和一氧化碳中毒同时存在或可疑时则禁用羟钴胺素，以免增加高铁血红蛋白形成加重缺氧。

第十二章 爆炸伤的冲击波损伤检伤评估与救治

第一节 颅脑冲击伤

Key Points

1.救治颅脑冲击伤伤病员时一定要注意首先脱离危险爆炸地带至安全区域。

2.病情可能出现变化，有时需反复分检，以免遗漏病情突然加重的伤病员。

3.颅脑冲击伤多伴有其他器官系统的损伤，且表现常隐匿，注意全面的体检评估，必要时请相关科室协助诊治。

4.急救以及转运中应特别注意颅内压的变化。

5.颅脑冲击伤的临床表现常不典型，轻型伤病员可无明显临床表现。

6.颅脑冲击伤的致伤机制主要包括冲击波直接作用于机体的原发冲击伤，由于爆炸形成的抛掷物损伤人体造成的继发损伤，以及烧伤或吸入了有毒的烟雾等继发性损害等。

7.爆炸损伤的严重程度主要受到爆炸强度、周围环境、伤病员到达爆炸地点的距离等因素的影响。

8.严重的闭合性颅脑损伤及穿透伤伤病员，应尽早手术治疗。

一、概述

（1）颅脑冲击伤大多为由于原发性冲击波造成的全身损害的一部分，轻型颅脑冲击伤伤病员可能并无明显的临床表现，可能仅表现为头痛、记忆力和注意力减退、眩晕、焦虑抑郁等神经心理症状，以及对于声光敏感等不典型的刺激症状，若未及时进行针对性的检查和详细观察，容易被错误地认为是严重的心理疾病，而耽误对病情的诊治。

（2）严重颅脑冲击伤伤病员的颅内常见脑组织水肿、脑血管充血，并且其症状发展迅速。若伤病员发生蛛网膜下腔出血，则很有可能会出现较为严重的急性脑血管充血、严重的脑水肿以及血管痉挛等。

（3）伤后早期即迅速出现生命体征改变，当颅脑受冲击波损害后立即出现了呼吸暂停、心率减慢、平均血压下降和大量的脑电活动减少或消失等一系列的病理生理改变。

（4）颅脑冲击伤的致伤机制主要包括冲击波直接作用于机体的原发冲击伤，由于爆炸形成的抛掷物损伤人体造成的继发损伤，以及烧伤或吸入了有毒的烟雾等继发性损害等，致伤机制复杂。

因此，颅脑冲击伤常为爆炸事件所致多发损伤的一部分，多伴随着其他系统器官的破坏，虽然有时颅脑的损伤相对较轻，但是合并多个部位的组织破坏却会使伤病员的脑损害加重，若不及时进行详细的筛查，容易出现漏诊，导致更严重的后果。

爆炸损伤的严重程度主要受到爆炸强度、周围环境、伤病员到达爆炸地点的距离等因素的影响。爆炸所产生的压缩幅度大小与距离爆炸地点之间的距离的平方呈反比。应尽量地获取爆炸物的性质，伤病员与爆炸中心之间的距离，是否存在潜在的放射性物质或毒性物质泄漏等，以及在爆炸现场或者伤病员身上遭受伤害时的相关详细资料。

二、临床表现

1.轻度颅脑冲击伤　伤病员脑的高级认知功能如注意力、知觉、记忆力、语言逻辑、表述表达能力或执行能力受损，相关临床专科医生进行各项检查时可以发现其神经认知功能存在不同程度的损害；其他类似于急性脑震荡后综合征的临床表现主要有：头痛、恶心呕吐、眩晕、视觉模糊、睡眠功能障碍以及易怒、抑郁、恐怖等精神心理症状。此类伤病员的恐慌症状一般都在伤病员受伤后的几个星期或几天内就会开始改善，很少长期持续。轻型伤病员的临床表现非常不典型，容易出现漏诊，需特别注意加以充分重视。

2.中度颅脑冲击伤　伤病员可能出现长时间的意识丧失和认知功能受损，以及精神心理症状，并且还有可能在长时间内出现噩梦、失眠、警觉、容易遭到惊吓等。

3.重度颅脑冲击伤　可有急性颅高压的表现以及局灶定位症状（因不同的部位或大脑实质的受损而导致运动感觉功能障碍、失语、视野受损等）；若伤病员出现病理性呼吸、脉搏减慢而微弱、血压下降，则提示脑的各种功能都有可能陷入衰竭的状态；当伤病员发生皮肤苍白、脉搏快而细弱、血压监测不到、烦躁等创伤性休克的表现时，需要仔细考虑是否有其他疾病或者合并其他脏器损害。

4.合并有其他损伤　当颅脑损伤较重而昏迷时，病情急，伤病员不能主诉，医生可能忽视对其他部位的体检；而尚有部分清醒的伤病员多主诉头部症状，其他损伤少有提及，这也易被体检医生忽视。

三、评估

基本生命体征评估包括：体温，神志，血压，脉搏，呼吸，瞳孔等。神经系统综合治疗评级推荐使用格拉斯哥昏迷指数（GCS）的临床综合治疗评级。三项分值相加后即可作为参考总分，分值愈高，则其病情愈佳，3分以下则提示脑死亡或预后不良。根据总分将病情分为轻、中、重度。13分至14分为轻度；9分至12分为中度；3分至8分为重度。运动评分左侧右侧可能不同，用较高的分数进行评分。

应该注意颅脑冲击伤常为爆炸所致多发损伤的一部分，多伴有其他系统器官损伤，虽然有时颅脑冲击伤相对较轻，但由于合并多个部位的组织损伤却可能严重危及人员的生命和加重对脑部的损害。现场检查伤病员应该特别注意是否有开放性的创口、其他部位是否有损伤、伤口污染严重程度、四肢及其他躯干受到损伤的情况，尤其要特别注意是否有骨折、内脏受到损伤、脊柱受到损伤、气胸、血胸等其他危急事件。

四、检查

1.头颅CT扫描 显示骨折和脑出血较好，同时还能清楚地识别脑组织受损的程度、血肿的位置和尺寸。

2.头颅MRI检查 该方法可以同时显示少量的出血，对于弥漫性轴索损伤的判定效果明显优于CT。T2加权序列和液体衰减反转恢复序列成像可以帮助非出血性脑白质损伤的诊断，磁敏感加权成像（SWI）易于观察和发现微出血病灶，弥散张力成像（DTI）可用于分析伤病员脑白质损害范围和程度，功能性MRI（FMRI）对伤病员脑功能区的损害诊断也具有价值。

3.诱发电位 有助于对神经系统检查中无阳性体征和CT检查中没有异常的颅脑冲击伤伤病员的诊断。

4.脑电图检查 对于判定伤病员预后具有重要辅助作用。

5.腰椎穿刺术及颅内压的监测 腰椎穿刺术主要目的是测量颅内压，也可以用来诊断和治疗蛛网膜下腔出血与颅内感染。颅内压在一定的程度上可以直接反映颅内血肿和脑水肿情况，可以应用于临床指导诊治。

6.实验室检查 通过血常规、尿常规、血气分析、血生化、脑脊液检验等，对颅脑损伤伤病员的病情判断也具有一定指导意义。

7.其他部位损伤的检查 如胸腹四肢的CT，诊断性腹腔穿刺等。

五、救治原则

颅脑冲击伤的伤病员多数伤情比较隐蔽，表现为外轻内重，检伤时要利用GCS评分对病情进行仔细评估，根据其伤情轻重和伤病员伤情发展的过程做出相应的处理。

（1）对于GCS13~15分的轻型损伤伤病员，按其受伤后的主要临床表现可进一步细分为0级（15分）：伤后伤病员无昏迷、记忆力丧失、头痛、呕吐等症状；1级（14分）：伤后伤病员有短暂且明确的意识丧失（<5分钟），有或无记忆丧失和恶心、呕吐等症状；2级（GCS13分）：伤后伤病员有意识丧失（<30分钟）和其他精神心理性疾病。0级的伤病员只有局部头皮轻微挫伤、头疼、头晕等症状，可在家里持续观察6小时，若无任何中枢神经系统的症状，可嘱伤病员保持卧床，好好休息，无需进行脑部影像学检查及特殊治疗如药物和手术。1级伤病员应在伤后尽早进行头部影像学检查，尽

早排除或发现颅内血肿等，有其他临床症状者，至少卧床观察24小时，嘱伤病员延长卧床休息时间、保持呼吸道通畅、必要时可给予吸氧等治疗。定期复查伤病员的意识状态和病情，根据需要复查CT。2级伤病员有较高风险发生颅内血肿，需要密切地跟踪观察，要特别注意从中准确甄选出一些最有可能并发颅内血肿的高风险伤病员，及时将其转移安置到具有神经外科的医院并行手术治疗。

（2）对于病情严重的伤病员，需要依次按照顺序保持人体呼吸道通畅流通、充分的进行大脑血液灌注、给予人体足够的补充血液和降低体温、控制过高颅内压。

（3）对于严重的闭合性颅脑损伤及穿透伤伤病员，应尽早手术治疗。

目前没有针对颅脑冲击伤的特殊治疗，颅脑冲击伤的治疗与一般性颅脑创伤的治疗相似。

第二节　耳鼻喉及颌面头颈爆炸伤

Key Points

1.快速完善规范的耳鼻咽喉头颈创伤现场急救程序是提高救治成功率、降低死亡率、伤残率的重要环节。

2.喉、气管损伤可分为开放性和闭合性损伤，根据不同损伤类型和通气受阻程度，予以保障性急救和结构修复重建。

3.研判鼻面头颈出血、异物残留、颅底颅神经破坏及气道阻塞的因素对于生命体征的维持和及时高效施救至关重要。

爆炸伤是指可爆炸物质在极短的时间内，释放出大量能量，产生高温，并放出大量气体，在周围介质中产生高压，对人体所造成的损伤。爆炸伤具有创伤范围大、污染严重、救治复杂等特点，易燃易爆物所引起的人体颌面部的爆炸性损伤与常规外伤既有相同点，又有其独特的致伤因素。爆炸主要以高速破片、冲击波、化学烧伤3个方面对机体造成损伤，呈现出多发伤、复合伤、异物伤等特点。当爆炸发生于耳鼻喉颌面头颈部时，除引发牙颌损伤、鼻和鼻窦损伤、耳部损伤外，易伴发颅脑、眼与呼吸道的损伤，引起休克或窒息。

一、概述

耳鼻喉颌面头颈部部爆炸伤的损伤程度与爆距呈指数关系，同装药量呈正比关系。耳鼻喉颌面头颈部部解剖结构复杂，颌骨内多腔、窦等结构，当发生爆炸伤时，可表现为典型的高速破片和冲击波所致的复合伤的特点。

爆炸物在爆炸的同时，其表面的物质可接受能量形成高速运动的破片，高速破片致伤时，可在组织内产生压力波，压力波与冲击波在生物体组织内传播，并可进行叠加，形成2个压力波峰值。因此，其对身体组织（如脑、肺等）的损伤和局部表面皮肤的挫裂伤均较单纯的枪弹伤严重。冲击波可从爆炸中获得大量的能量，以半球形扩散，可造成组织的变形、移位。

由于耳鼻喉颌面头颈部解剖结构复杂，密度分布不一，软硬组织、血管、骨松质和骨密质的密度相差较大，且部分鼻窦、颌骨内有含气空腔，所以冲击波在进入这些组织时会产生严重的组织损伤。爆炸伤最容易受到损伤的是听觉器官，当听觉器官受到损伤时其他器官不一定受到损伤，当其他器官受到损伤时，听觉器官的损伤可能已相当严重。

爆炸时所致的瞬时高温气体、继发引燃物的高温等均会导致颌面部皮肤和黏膜的烧伤，使伤病员可能有火药残留引起的色素沉着。

爆炸伤造成身体多部位、多器官的联合损伤。外鼻突出于体表，较易受到损伤，因其位置突出，爆炸伤在颌面这个占身体表面积不足12%的部位其发生率却高于40%。耳鼻喉颌面头颈部爆炸伤可引起软、硬组织的损伤。软组织的损伤主要有2种，表现为高温气体对面部皮肤、口腔黏膜的烫烧伤，或者弹片和碎片的切割撕裂伤。硬组织损伤主要表现为颌面、鼻、鼻窦骨折和移位，可累及上下颌骨、牙槽突、颧骨复合体、鼻骨和眶周骨折，并以面中1/3骨折居多，骨折伴移位常引起面型畸形和咬合功能紊乱，还可伴发颞下颌关节功能障碍，严重者可造成呼吸困难、发绀等症状。爆炸所带入的泥沙、金属、木屑、煤渣等异物可深入组织内，造成伤道的感染。颌面部血供丰富，毗邻呼吸道，这些特点易导致伤病员受伤后大量出血，甚至发生休克或窒息。伤病员受爆炸伤后颌面部损伤严重，通常至口腔颌面外科首诊，但常合并有身体其他部位的损伤，主要为颅脑损伤、肺损伤和血管的损伤。颅骨骨折伤病员中，2%~7%可发生脑脊液（CF）耳漏。脑震荡伤病员中40%有耳部损伤症状；颅骨骨折未波及颞骨时，半数有感音神经性耳聋；头部外伤后大多有眩晕。喉与颈段气管战伤多为火器或碎片所致开放伤，常与颈部血管、咽、食管及其他颈部组织伤同时发生。颈部大血管伤常因出血剧烈致命，颈静脉伤尚有发生空气栓塞的可能。颈动脉伤以颈总动脉损伤最多见，常在短时间内出血致死。

二、检查

1.**全身检查**　首先要了解伤病员的意识情况，如意识清楚可通过询问了解伤病员的受伤经过、判断致伤武器及最可能受伤的部位，伤病员意识往往随伤情的变化会出现改变，如伤病员意识逐渐模糊、表情淡漠，可能存在潜在的出血，导致休克加重。如伤病员昏迷，通过对伤病员瞳孔的检查间接了解其大脑功能，注意伤病员呼吸道是否通畅，了解伤病员的呼吸频率、深度。对伤病员心率及血压进行监测，在控制生命体征平稳的情况下，迅速完成颅脑、心肺、腹部重要器官的检查评估。

2.**局部检查**　头颈部是检查评估的重点，通过触摸伤病员的头颅，了解有无颅骨塌陷及缺损，头皮创口有无异物存留及活动性出血（颞浅动脉受损）。通过间接征象初步判断有无颅底骨折的可能，如眶周淤血（熊猫眼征）、乳突后瘀血（Battle征）、外耳道血性流出物。颈部解剖位置特殊，是呼吸、消化、大脑供应血管的通道，位置相对暴露，在战争中缺乏保护易受伤，受伤后如不能得到及时有效的处理，往往会引起严重的后果。颈部是创伤重点评估的部位。检查时明确颈部损伤是闭合性损伤还是开放性损伤。开放性损伤包括贯通伤、非贯通伤。颈部闭合性损伤相对较少，往往是钝性打击或冲击所致，可能导致喉、气管黏膜的撕裂，食管空腔器官撕裂伤，引发咯血；如出现环状软骨、甲状软骨的骨折会出现声嘶、呼吸困难、吞咽困难及皮下气肿的表现。如甲状腺实质的断裂继而引发局部大的搏动性肿块、随肿块扩大压迫气管出现呼吸困难。颈部血管内膜损伤导致血栓形成，无颈部血管杂音，如血栓持续发展可能引发脑部神经系统症状。开放性损伤要明确创口的位置、深度。

咽食管漏在急救中往往容易漏诊，忽视了它的存在常引发局部、纵隔的感染，给后期治疗带来极大的困难。可以通过经鼻插管注入亚甲蓝来明确。喉部、气管因各种原因出现破损后，除出现声音、呼吸的改变，伤口处往往会出现气泡。

颌面部有无开放性创口，创口深度，是否有异物存留。张口是否受限，舌体是否受损，是否存在舌后坠及活动性出血，口腔内是否存在异物、血块。因急救过程中口腔是建立呼吸的重要通道，应迅速清理口腔内的异常存留物，防止误吸，便于直视下进行插管操作。检查下颌骨有无骨折移位，防止舌后坠出现。

爆炸伤中耳郭外伤极少危及生命，常不是急救的重点，但是在后期恢复中直接影响伤病员的外观，作为专科医生应该在首诊后进行评估，包括耳郭是否完整，有无皮肤挫裂、缺损及离断。外耳道有无出血、肿胀，鼓膜是否完整，鼓室内是否存在积液、积血。是否存在眼球震颤，外鼻是否存在撕裂，鼻骨有无骨折，鼻腔内有无活动性出血，上颌骨有无开放性骨折，对于非贯通伤要明确有无异物残留。对于涉及鼻咽、颅底部的异物不要盲目取出。

三、耳鼻咽喉头颈部创伤现场急救程序

耳鼻咽喉头颈部创伤急救是指在现场上利用简单的材料，对耳鼻咽喉头颈部创伤进行止血、包扎固定、气道管理、搬运后送、抗休克治疗及防治感染等初步急救处理的过程。现场急救技术并不复杂，所用器材也较为简单，如制式三角巾、绷带、止血带等，甚至可现场取材代替。

现场急救一般按以下基本程序进行。

1.快速验伤 主要检查伤病员意识、呼吸及有无出血、骨折、窒息等情况。

2.快速判断 是否存在化学及有毒物品。

3.快速处理 快速对损伤部位进行止血、包扎、固定。

4.快速解除呼吸道阻塞 快速解除伤病员上呼吸道阻塞、分泌物多等呼吸道阻塞因素，应先将咽喉部血液、唾液吸出，同时给予吸氧，取出异物。紧急情况下，可行环甲

膜切开术，待呼吸困难缓解后再改行正规气管切开术。

5.快速后送 准备好搬运工具，及时后送。

第三节 耳冲击伤

Key Points

1.爆炸冲击对位听单位的损伤应从传声感音结构改变、平衡器及附件震荡、听觉平衡功能恢复等方面进行评估与救治。

2.关注隐匿损伤的鉴别，如脑脊液鼻漏、脑脊液耳漏，迟发型面瘫和视力减退等，避免伤后严重感染的发生和感官功能暂时或永久性的损害。

一、概述

1.致伤机制 冲击伤又称爆震伤，是炸弹、气浪弹等武器或化工厂爆炸产生的冲击波对人体直接或间接作用而发生的损伤，冲击伤可以发生在陆地、空中、深海等空间位置。常见类型包括肺冲击伤、脑损伤、腹部出血、眼外伤以及听器损伤、挤压伤、创伤性肢体断离和烧伤。

冲击波有超压和负压两个物理过程，特征是高压和高速。冲击波超压和负压主要引起含气器官（如肺、听器、胃肠道）的损伤（如鼓膜破裂，肺和胃肠道出血、水肿），超强压还可以造成内脏器官破裂和肋骨骨折等，但体表一般无明显损伤，表现出外轻内重的特征。

2.病因与病理生理 冲击伤中的超压和负压导致外耳道与鼓室之间出现明显的压力差，可以损伤中耳和内耳（包括鼓膜、听骨链和耳蜗）。冲击波和声波同属压力波，因此也是通过外耳道作用于鼓膜、中耳、内耳。一般在冲击波的作用下，首先出现鼓室积血，其次鼓膜穿孔，再次听骨链骨折和关节脱位。鼓膜受到冲击波的作用，将出现血管充血、上皮下出血、血肿、上皮损伤，以及大小不等的单个或多个穿孔，甚至完全穿孔，穿孔部位大多在鼓膜紧张部。冲击伤造成的鼓膜穿孔多呈裂隙状、三角形或不规则形状，边缘不整齐且有充血或少量出血。冲击伤还可以撕裂中耳黏膜，并进一步造成听骨链各个环节的损伤。但颅骨对颅内的中枢神经具有较好的保护作用，在压力波的超压峰值达到185dB时，已经可以对内脏器官造成明显损伤，但听觉中枢在超压峰值达到190dB时，仍未发现各级听觉中枢的明显损伤。

胆脂瘤形成：当冲击波的超压导致鼓膜破裂，穿孔边缘向鼓室内翻，鼓膜上的鳞状上皮打碎，形成一些微小的上皮岛，散布在鼓室黏膜的各个部位，如果这些上皮岛能够在鼓室黏膜上存活并且不断增殖，上皮不断脱落，集聚，就将形成中耳胆脂瘤，或者在鼓膜的穿孔边缘、鼓室内形成胆脂瘤珠。

冲击波还可以对耳蜗造成损伤，包括机械性损伤和代谢性损伤两个机制。由于冲击波的爆炸常常非常突然，在镫骨肌和鼓膜张肌反射出现（10毫秒）之前已经把强大的压力波动传至内耳，造成内耳淋巴液剧烈波动，并产生强大的剪应力和挤压力，导致基底膜、前庭膜和血管纹等结构受到机械性损伤。声强达到130dB SPL以上，即可引起内耳的机械性损伤。当基底膜在冲击波的作用下伸展幅度超过其宽度的1/10，就有可能发生破裂，当其伸展幅度为其宽度的2倍，就必然发生破裂，随之而来的负压作用，有可能使穿孔裂口被撕得更大，鼓膜碎片也可能被吸到外耳甚至是体外。

除了机械性损伤之外，冲击波还会对内耳的血液循环的代谢造成一定程度的损伤。一般在耳蜗受到爆震伤之后，耳蜗血管纹、基底膜上细胞以及耳蜗淋巴液中一些与代谢相关的酶含量减少或活性降低，如琥珀酸脱氢酶（SDH）、乳酸脱氢酶（LDH）、苹果酸脱氢酶（MDH）、Na^+、K^+-ATP酶、Ca^{2+}-ATP酶、碳酸酐酶等，随之血管纹部位毛细血管的通透性增高，血液供应发生先多后少的炎症变化。这些代谢相关的变化都会导致内耳毛细胞的功能改变甚至死亡，在器官水平上表现为听阈的升高。

二、临床表现

1.外耳冲击伤　主要表现为耳廓挫伤、撕裂伤等机械性损伤为主，外耳道常出现出血、流液等现象。

2.耳痛、外耳道出血　冲击波损伤鼓膜和鼓室内结构，常导致不同程度的耳痛和出血，轻者常常因为耳聋、耳鸣而掩盖了耳痛，重者导致鼓膜大穿孔则会出现外耳道出血。

3.鼓膜穿孔　穿孔部位多位于紧张部，穿孔边缘不整齐，呈内翻或外翻状态，有出血、充血及水肿等，有时还可附着一些随爆炸波而来的泥土、碎屑等，穿孔大小依所受冲击波超压的情况而有所不同，小的穿孔呈裂隙状，大的穿孔可致鼓膜紧张部完全消失。鼓室内黏膜也可有充血、水肿、出血等变化。鼓膜穿孔可以分为4个等级。Ⅰ级：微小破裂，穿孔面积<25%；Ⅱ级：中度破裂，穿孔面积25%，或两个象限的多个穿孔；Ⅲ级：穿孔面积50%，或3个象限/多个穿孔；Ⅳ级：穿孔面积>75%。

4.耳聋、耳鸣　听力损失的程度因受伤程度而不同，可以表现为听力明显减退甚至完全丧失，冲击伤所致耳聋多为混合性耳聋，既有因为鼓膜和听骨链损伤导致的传导性耳聋的成分，也有因为内耳损伤导致的感音神经性耳聋的成分。部分伤病员鼓膜和听骨链损伤不明显，主要表现为感音神经性耳聋者。

5.眩晕和平衡失调　冲击伤可以导致迷路震荡，影响前庭功能从而出现眩晕、恶心、呕吐和走路不稳、偏斜等平衡失调症状。此时需要与冲击伤导致的颅内损伤而出现的呕吐和平衡失调相鉴别，后者往往有头痛、喷射性呕吐等颅内压增高的症状。一般鼓膜穿孔位于后上象限者，容易伴有眩晕和自发性眼震。如果耳廓损伤后出现真正的眩晕（观察到的眼球震颤），伤病员可能会有一个从镫骨凹陷到卵圆窗或圆窗破裂的淋巴管外瘘。这些伤病员也可能有耳鸣和听力损失。如果怀疑有淋巴管外瘘，应尽快由耳鼻喉科医生诊治，以防止内耳进一步受损。

三、诊断

听器冲击伤的诊断主要依据受冲击波致伤的病史和相应的听器损伤症状和体征、耳镜检查及听力测定而确诊。如，有明确的冲击波致伤史，有明显的耳鸣、耳痛和听力损伤症状，体征有鼓膜破裂和听骨骨折，就可明确诊断听器冲击伤；耳镜检查及听力测定有利于明确损伤的类型和程度，如听性脑干反应（ABR）测定可评价冲击伤后听力损失的类型及其预后。

四、治疗

（一）处理原则

冲击伤治疗的关键是早期、正确的诊断，救治原则与其他伤类似。但听器损伤并非致命伤，因此在治疗冲击伤时，必须得有整体观念，首先检查伤病员是否有可能致命的颅脑、肺和内脏器官损伤，以便争取抢救时机。

1.外耳冲击伤 重点在清创、包扎和抗生素治疗，处理原则类似平时外耳创伤治疗。

2.中耳冲击伤 治疗的关键在于防止感染和促进鼓膜愈合。中耳冲击伤导致鼓膜破裂时，要预防感染，清除外耳道血性液和随冲击波带入外耳道的异物、污物。禁止填塞、冲洗，或向耳内滴注药液。防止水灌入耳内，勿用力擤鼻，预防性给予抗生素，大多数耳膜外伤可以自行愈合，若观察2~3个月仍不能愈合，则需要进行手术修补鼓膜。如果中耳的听骨链结构也受损，则需要手术重建听骨链。

影响鼓膜愈合的因素主要有：①穿孔位置，位于后上象限的穿孔因为容易形成内陷袋及胆脂瘤，影响愈合；②穿孔面积，大于鼓膜总面积的30%则自愈率明显降低，大于80%则很难自愈；③早期处理，早期行贴补法，清除积血、坏死的鼓膜碎片，复位撕裂的中耳黏膜以及翻折的鼓膜穿孔边缘以封闭穿孔可以提高自愈率；④鼓室感染，明显影响鼓膜穿孔自愈。

3.内耳冲击伤 由冲击伤导致的感音神经性耳聋、耳鸣，需要给予镇静、安眠、缓解焦虑等对症治疗，同时给予激素、改善内耳微循环、营养神经、清除氧自由基、修复血管内皮的药物静脉滴注或口服治疗（如给予地塞米松、磷酸川芎嗪、低分子右旋糖酐、维生素B_1、维生素B_{12}、山莨菪碱等）。如果形成了永久性阈移，不能自行恢复，可以通过佩戴助听器、听觉植入手术来恢复听力，并掩蔽耳鸣。当听力损失达到70dB以上时，可以施行人工耳蜗植入手术治疗。此外，给予高压氧或高浓度氧吸入，可以防治压力波引起的耳蜗及听觉中枢损伤。

（二）各器官治疗

1.耳廓损伤 用皮肤和软组织最大限度地覆盖暴露的软骨。除非软骨严重受损，否则应予以保存。尽量减少缝合软骨或软骨膜。对于假单胞菌和葡萄球菌感染与暴露的软骨（特别是耳廓烧伤后），应用抗生素湿敷（如：环丙沙星）。耳廓血肿应切开引流，以防止软骨压迫性坏死。切口引流后放置引流管或引流片48小时。

2. 颅底、颞骨和脑神经损伤　颅底骨折通常是隐匿性的。存在颅底骨折的伤病员可见耳后淤血斑、熊猫眼及脑脊液鼻漏或耳漏。通过检查听力、面部感觉、面部肌肉运动和舌体运动以评估脑神经受损情况。外耳道内壁撕裂提示颞骨骨折。当怀疑颞骨骨折时，必须评估面神经功能和听力。

面神经功能评价及治疗：面神经功能的记录是在所有清醒的伤病员身上进行的，并且应尽早在恢复意识的伤病员身上进行。迟发性和突发性面瘫的鉴别对于判断面神经损伤的预后和治疗至关重要。创伤后立刻出现面瘫症状，则需要外科手术治疗，而伤后的迟发性面瘫及面神经电图显示神经变性小于90%，则意味着预后良好，一般不需手术治疗。

面神经分支在眼角外侧垂直线之前的位置被撕裂，不需要再手术，因为这些分支非常小，会在面部功能恢复良好的情况下自发再生。

手术治疗原则：伤后尽快仔细检查所有5个分支的面神经功能。

伤后3天内，在伤口内用神经刺激器定位离断的神经末端。离断的神经末梢应首先用三或四根细（9-0）尼龙缝线穿过神经外膜重新缝合。如果由于组织缺损而在面神经的断端之间存在间隙，可以取一段耳大神经作为插入式移植物来桥接间隙。

对于无法闭合的严重污染伤口，应将离断的神经末端定位并贴上标签，以便日后识别和修复。面神经颞支受损离断，将出现睑裂闭合不全，可以使用角膜润滑剂（每天四次）、保湿护目镜或睑裂缝合来预防角膜干燥。

3. 听器损伤的评价与保守治疗　任何有耳道出血或脑脊液的伤病员都应假定患有颞骨骨折。所有怀疑有颞骨骨折或听力气压伤的伤病员，无论是否有鼓膜穿孔，都应尽快接受听力测试（用听力计）。

（1）仔细检查外耳道，但如果有脑脊液或血液进入外耳道，则不要使用仪器。如果颞骨骨折，硬脑膜不完整，器械可能会将细菌引入脑脊液，导致脑膜炎。应在显微镜下观察，并以无菌器械用于耳道的抽吸和清创（显微镜下无菌清创）。

（2）对于干性鼓膜穿孔，其中绝大多数会自然愈合，但应跟踪伤病员，以防出现潜在的并发症或无法愈合。湿性或受污染的鼓膜穿孔应使用耳外用抗生素治疗至少10天（每天4滴两次氧氟沙星即可）。应指导伤病员保持耳朵干燥（避免水污染）（保持干耳，预防感染）。

（3）鼓室积血可伴有听骨和颞骨损伤。这些伤病员会有听力损失，如果可能的话，用音叉进行大体的听力评估。血鼓膜相关听力损失应该能在6~8周内自行恢复（评估听力指导治疗）。

使用512Hz音叉时，空气传导大于骨传导是正常的。骨传导大于空气，提示患耳存在传导性听力损失。将512Hz音叉系在额骨、鼻背或中切牙上（韦伯试验）。传导性听力损失的耳朵与感音神经性听力损失的耳朵相对于的另一侧耳朵将听到最大的声音。

如果瑞纳测试提示有传导性听力损失（即骨传导>空气传导），则音叉在有传导性听力损失的一侧应能听到更大的声音。

任何耳科冲击伤或颞骨损伤都可能导致耳鸣。期待治疗为主，因为耳鸣后的声音创伤通常会自愈，应评估和记录听力。

应避免噪声刺激，行连续听力评估和类固醇激素治疗。任何有声外伤的伤病员都应远离嘈杂的环境，并在14~21天内进行连续的听力检查以评估恢复情况。除颞骨骨折、巨大鼓膜穿孔或颞骨穿透性损伤外，大多数外伤性听力损失有望恢复。

如果在爆炸伤或听觉损伤后怀疑和记录了感音神经性听力损失，应考虑使用类固醇。强的松的剂量为1mg/kg是合适的。如果治疗5天后没有改善，类固醇需要停止使用。如果听力得到改善，则需减量并持续超过3~4周。注意类固醇可能会改变伤病员的情绪，损害判断力，或损害伤口愈合。

五、预后

鼓膜穿孔在不感染的情况下，大多数可以自愈。如果鼓膜穿孔较大，或者曾经合并感染，不能自行愈合，就需要进行手术修补。听器冲击伤常常会遗留耳鸣、耳聋甚至听觉过敏等情况，需要通过助听器、人工耳蜗、听觉掩蔽等手段进行治疗和康复。因为鼓膜损伤导致的中耳胆脂瘤形成，必要时还需要手术治疗。

第四节　腹部冲击伤

一、概述

冲击波导致腹部脏器损伤的机制是超压导致的组织变形和位移，在气-液平面和不同密度组织的交界处损伤严重，因此，肝脾等实质脏器的冲击波损伤要轻于胃肠道。冲击波的损伤程度和人距离爆炸点的距离的平方成反比，并和爆炸环境密切相关，比如水下和密闭空间都会使冲击波的高压传导衰减变慢，从而加重冲击伤，故使胃肠道损伤的同时可能会并发肝脾等实质脏器损伤；同时，除原发性冲击伤（一级爆炸伤）外，爆炸所附带的二级伤（抛射物伤）、三级伤（高处坠落伤）都会造成肝脾等实质脏器的单独损伤。因此，腹部爆炸冲击伤的救治除空腔脏器外，还须注意肝脾等实质脏器的损伤。

二、冲击波在腹部的致伤特点

腹腔中含多种器官组织，包括空腔脏器（胃肠道）和实质性脏器（肝、肾、脾、睾丸等）。爆炸冲击波极易累及空腔的胃肠道，引起胃肠道穿孔破裂，同时也可能造成实质性脏器的出血、局部性缺血、钝挫伤、撕裂伤等。腹部损伤的类型与多种因素相关，如人员与爆炸点的距离、相对位置，冲击波的强度、传播方向以及空腔脏器中内容物的多少等。

爆炸冲击波性腹部损伤的伤情具有以下特点。①具有一定的隐蔽性，诊断困难，爆炸冲击波性腹部损伤多为闭合性损伤，体表损伤不明显，体内脏器损伤严重，且目前尚无可靠的血清学标志物用于准确地诊断，剖腹探查术仍是能最终确定腹部损伤类型的唯一途径。②损伤发生率高，伤情严重，尤其是水下爆炸和密闭环境中的爆炸。③多脏器损伤比例高。④损伤的靶器官主要是小肠。

三、治疗

合并空腔脏器穿孔腹膜炎或者腹腔大出血的肝脾冲击伤伤病员，须紧急行开腹探查或腹腔镜探查手术。腹腔镜探查可吸出腹腔内少量积血，全面探查腹腔脏器，修补伴发的空腔脏器穿孔，完成血流动力学稳定的 I～Ⅲ 级肝破裂和几乎全部的脾破裂手术。开腹探查适用于腹腔大出血休克、术前 CT 评估为 Ⅳ～Ⅴ 级肝破裂需较长时间的清创性肝切除手术的伤病员。

腹腔镜肝破裂的止血方法：可在血凝块聚集处寻及破裂部位，首先用吸引器清除凝血块，纱条压迫出血点，清楚显露后使用双极电凝、PROLENE 线缝合、止血夹夹闭等措施止血，也可使用可吸收止血纱布填塞后以肝针缝合裂伤止血。如出血部位不易显露则要以纱布条暂时填塞出血点，游离肝周韧带后再行确定性止血。

腹腔镜脾破裂止血方法：一般情况下建议以保脾手术为主，如对小的线性包膜裂伤行电凝止血或缝合止血；如探查脾脏破裂处血凝块形成良好，无活动性血液溢出，则不必清除血凝块，仅在周围放置粗引流管即可；脾实质活动性出血的裂伤可使用带吸引器的电凝棒止血，然后再覆盖可吸收性止血纱布，效果良好。如脾脏实质毁损严重或脾蒂撕裂，则需切除全部脾脏，推荐使用腔镜切割闭合器离断脾蒂的方法，此方法方便快捷，脾血管闭合效果好。

开腹肝脾破裂的止血方法：伴有腹腔大出血的肝脾冲击破裂需于开腹前备好充分的红细胞、血浆、血小板等血液制品及抢救药品，有条件的手术室备好自体血回输装置。开腹后首先以手指控制肝门或脾蒂，吸净凝血块后行快速全脾切除术（此时伤病员病情危重并不适合行耗时较长且有术后再出血风险的脾部分切除）、Ⅳ～Ⅴ 级的肝破裂则须行不规则肝切除术。第二肝门附近的肝破裂处理最为困难，而肝的爆炸冲击伤的剪切波因会使不同密度组织错位移动又常撕裂此处，要分别阻断第一肝门和肝后下腔静脉后方能妥善修补。如肝破裂伤情复杂，伤病员又有严重休克表现，也可仅行肝周填塞止血后关腹，进入 ICU 抗休克治疗，待血流动力学稳定后再行确定性手术。

第五节　烧冲复合伤

烧冲复合伤不应理解为各单一致伤因素效应的总和，而是由热力和冲击波等致伤因素相互协同、互相叠加的综合效应。由于烧冲复合伤的这种复合效应，其结果是伤情重，并发症多，伤情进展快，因此，伤情判断和诊断十分重要。

一、诊断

1.轻度烧冲复合伤指烧伤和冲击伤均为轻度伤情，一般在2~3周痊愈。2.中度指中度烧伤复合中、轻度冲击伤，一般在1个月痊愈。3.重度指重度烧伤复合轻度或中度冲击伤，少数情况下中度烧伤复合中度冲击伤也可划分到此类，伤病员常伴有不同程度的休克，临床表现比较严重，伤情叠加效应较为明显。4.极重度烧冲复合伤指极重度烧伤复合不同程度冲击伤，少数情况下为重度烧伤复合中度或重度冲击伤，伤病员均发生休克，多于伤后1~2天内死亡，若治疗得当个别伤病员可能存活。

二、治疗

1.创面处理 烧冲复合伤创面的处理原则基本同单纯烧伤创面。因此，可视创面的大小、深度采用非手术或手术治疗方案。对于大面积烧伤合并冲击伤者，由于烧伤创面的存在本身就可导致并发症的发生，加之冲击波对机体的致伤作用更进一步加重了器官的损伤。因此，尽早去除坏死组织，封闭创面是救治成功的关键。依据创面大小，手术可采用一次或分次切除坏死组织，自体皮片移植或自体加生物敷料复合移植。

2.全身治疗 鉴于烧冲复合伤较单纯烧伤伤病员有伤情重、多器官受损等特点。因此，烧冲复合伤的治疗除了危重烧伤的治疗措施外，更应考虑冲击伤叠加效应的伤情和冲击伤本身的致伤特点，给予有所侧重的综合治疗。

（1）充分有效的液体复苏 严重烧伤时，由于血管通透性增加，血浆外渗，需要及时补充液体；重度以下烧冲复合伤时，不必过分担心常规静脉输液会加重肺出血和肺水肿。只要在密切监测尿量和注意胸部体征变化的前提下，辅以强心利尿药物，按实际需要量静脉补充液体是可行的。

（2）维护内环境稳定，保护细胞和改善器官功能 ①尽快纠正严重低蛋白血症、酸碱平衡失调及电解质紊乱，维持机体内环境的稳定。②防治DIC：针对伤病员高凝状态，使用低分子量肝素钙（5000U，每天2~4次）积极抗凝治疗；同时给予凝血酶原复合物、纤维蛋白原、血小板等，补充凝血因子消耗，肌注维生素K_1，促进肝脏合成凝血因子。③使用大剂量乌司他丁（60万U，每天4次），减轻胰腺损伤和炎症反应。④改善心功能：给予营养心肌药物及强心药物（如西地兰、1,6-二磷酸果糖、参脉等）。⑤保护肝功能：给予还原性谷胱甘肽、凯西莱（硫普罗宁）、肝泰乐等制剂。⑥预防应激性溃疡：给予H_2-受体阻滞剂、质子泵抑制剂等抑制胃酸分泌，并适当给予胃肠动力药物（如莫沙比利），适时使用生长抑素等。

（3）采用保护性机械通气策略，保护肺脏功能，纠正低氧血症 针对此类伤病员肺脏易出现损伤的特点，对于需要机械通气的伤病员，采用保护性通气策略，既保护了肺脏，又改善了机体的缺氧状态，可预防呼吸机继发性肺损伤的发生：①尽量使用压力控制或辅助通气，在保证基本潮气量的情况下，使吸气压力控制在30~35cmH$_2$O以内；②采用"允许性高碳酸血症"，以减少潮气量（6~8ml/kg），防止肺泡的过度膨胀，通气过程中，PaCO$_2$耐受水平通常可高达12.0~13.3kPa；③加用低水平PEEP（<10cmH$_2$O），

维持一定的功能残气量和肺泡的开放状态，避免肺泡反复关闭和开放产生的剪切力所致的呼吸机诱导的肺损伤。

（4）合理使用抗生素，有效防治感染　在病原菌不明确前，选用广谱抗生素，此后依据细菌培养结果及其对抗生素的敏感性，及时调整抗生素种类和剂量，适时使用抗真菌药物，防治二重感染。此类伤病员伤情重，抵抗力低下，难以做到短时间内和仅仅围手术期使用抗生素。故在较长期抗生素使用过程中，除给伤病员口服抗真菌药物预防真菌感染外，更重视随时分析判断有无真菌感染的可能，必要时静脉给予抗真菌药物防治真菌感染。

（5）合理营养支持、代谢调理　早期以静脉营养为主，适当给予支链氨基酸、中长链脂肪乳等，后期以胃肠道营养为主，适当给予生长激素、丙酸睾丸素等，以加速蛋白合成，促进创面愈合。严格调控血糖于生理水平，特别是当使用重组人生长激素时更应强化胰岛素治疗，以防血糖升高。除了注意糖和胰岛素输入比例外，更要重视使用微量泵持续输入胰岛素，将血糖值控制在 $5\sim8mmol/L$ 之间。

（6）加强免疫调理治疗，防治脓毒症　烧冲复合伤伤病员免疫力低下，易发生严重感染等并发症。积极的免疫调理治疗有助于改善机体抵抗力。这种全程的免疫调理治疗包括使用免疫球蛋白、血浆、胸腺肽和中药制剂人参多糖、黄芪等，以增强细胞和体液免疫的能力，亦是预防脓毒症等并发症的重要措施之一。

此外，整个治疗过程中，需认真、仔细地观察、分析，全面评估伤情，随时调整治疗方案。烧冲复合伤伤情重，并发症多，病情会随时发生变化，故在治疗过程中应结合伤病员的症状、体征和辅助检查结果，认真地、仔细地观察病情的变化，分析判断病情变化的原因，调整相应的治疗措施，更值得注意的是密切观察伤病员对治疗的反应。临床工作中，烧冲复合伤伤病员的病情变化瞬息万变，有时候某种治疗结果并非医生所期待的，因此，治疗措施的调整可能是随时的。

第十三章 枪弹伤的检伤评估与救治

第一节 颅脑枪弹伤

> **Key Points**
>
> 1.颅脑枪弹伤致伤的病理机制可分为原发伤道区，脑挫裂伤区，脑震荡区。
>
> 2.颅脑枪弹伤对脑组织的破坏比普通颅脑损伤要重。临床表现主要关注以下方面：生命体征，意识障碍，神经功能缺损，颅内压增高。
>
> 3.需特别注意，原发性休克导致的烦躁不安等表现可掩盖伤病员的意识障碍，导致误诊误判。
>
> 4.伤病员的Heaton的分级：Ⅰ级：清醒、未达到中度神经功能障碍，如轻瘫或偏盲等；Ⅱ级：昏睡、严重的神经功能障碍，如偏瘫；Ⅲ级：濒死或深昏迷、双侧瞳孔散大固定、呼吸困难且慢而不规则。
>
> 5.现场急救基本原则：维持呼吸道通畅，包扎止血，抗休克与脱水，抗感染。
>
> 6.枪弹导致的严重颅脑损伤常导致高颅压，抗休克与脱水应同时应用。
>
> 7.颅脑枪弹伤检查首选CT，不明确异物材质时禁用或慎用MRI。
>
> 8.颅脑枪弹伤清创术禁止沿创道寻找异物。应彻底清除外源性异物，不强行摘除深部细小碎骨片，细小的金属异物残留不是必须手术的指征。
>
> 9.颅脑枪弹伤清创术原则为变污染为清洁，变开放为闭合。
>
> 10.术后早期应常规抗感染和抗癫痫。推荐早期应用高压氧进行治疗。
>
> 11.注重复合伤的处理。

颅脑枪弹伤可按受伤部位和范围分为头皮软组织伤：非穿通性损伤和穿通性损伤。头皮或皮下软组织损伤：伤病员的头皮或皮下软组织严重损伤，颅骨完整，可能伴有严重的脑组织损伤。非穿透性损伤：伤病员的头皮及其他软组织受损，颅骨骨折，但硬脑膜完整，常伴有颅内软组织挫裂伤或颅内血肿。穿通损伤：包括头皮及其他皮下软组织损伤，颅骨骨折且硬脑膜破裂，常伴有较重的颅内软组织损伤和颅内血肿。根据枪弹在颅内经过路径和停留部位可分为。

1.盲管损伤 子弹从颅腔中穿入并最终停下来留在颅腔内，伤道内部可能会有较多的骨折片等异物，子弹就在伤道的最远端。若子弹击穿对侧颅骨内板后折回则被称为反跳伤，此种类型因贯穿脑组织，损伤严重。

2.贯通损伤 子弹贯穿颅腔并从对侧穿出，有入口和出口，且其出口比入口大。此种类型损伤范围大，损害严重，往往会累及重要的结构如静脉窦等。

3.切线损害 子弹与颅骨和大脑相切切过，脑内无其他的致伤物，浅部脑组织内可见骨折片，颅骨和大脑表面均可见致伤物经过所形成的沟槽。

火器性颅脑损伤机制可分为管道性损伤和膨胀性损伤。管道性损伤包括：原发伤道区：为致伤物直接投射造成的。脑挫裂伤区：原发伤道周围的由于空腔效应造成的脑组织参差不齐、范围广泛的挫裂伤区。脑震荡区：致伤物能量传递至挫裂伤外层所导致的脑震荡。膨胀性损伤：高速致伤物穿过脑组织瞬间产生的膨胀效应。

颅脑枪弹伤的临床表现与一般颅脑开放性创伤的临床表现类似，但是由于损伤机制的不同，颅脑火器伤对脑组织的破坏比一般颅脑损伤要重。通常可有以下表现：①生命体征紊乱：投射物击中颅脑的瞬时，由于压力波作用导致颅内压急剧升高，造成原发性休克。伤及重要结构可迅速出现中枢衰竭死亡。若未伤及重要结构或伤势较轻，原发性生命体征紊乱可在数十秒或数分钟后恢复，甚至不出现原发性生命体征改变。②意识障碍：致伤物的瞬间空腔效应导致伤者立即陷入昏迷状态，少数低速致伤物或致伤物未伤及重要结构时可无意识障碍。但需注意的是，原发性休克导致的烦躁不安等可掩盖伤病员的神志与意识状态的判断。③神经功能缺损：为脑功能区受损的表现，多见瘫痪、失语和感觉障碍等，如伤病员昏迷，神经功能缺损很难如实表现，应通过连续动态的观察来确定神经功能缺损情况。④颅内压增高：引起颅高压的原因，在损伤后早期多为脑水肿、脑血肿的形成。晚期多为继发颅内感染或脑脊液循环受阻。典型表现为呼吸浅慢，脉搏慢，血压升高，即"两慢一高"。

一、现场检伤抢救和转运

（一）现场急救

现场急救的基本救治原则与其他颅脑损伤类似。第一时间将伤病员转移至安全场所后，进行以下急救措施。

1.维持呼吸道通畅 及时清理口鼻与通畅气道，对于呼吸中枢受到损伤者尤其是合并颌面部受到严重损伤的伤病员尤其要注意发生呼吸道梗阻的可能，应采用口咽通气道、鼻喉通气道、气管插管或气管切开，甚至是环甲膜的穿刺等，若呼吸中枢功能受影响则应及时使用呼吸器来辅助通气。合并有胸腔损伤如气胸等也应及时采取对应措施。

2.包扎止血 将伤口周围头发剃（剪）除后，头皮活动性出血可采用压迫止血，有条件可行缝合止血。对创口内的出血不宜盲目填塞压迫，应适当抬高头部，用止血棉纱、明胶等轻压片刻待血凝结后予以包扎。若伤势严重，伤者呈濒死状态或中枢性休克，则就地急救，待病情稳定好转后方可搬动。

3.抗休克与脱水 颅脑枪弹伤伴有头皮损伤以及颅内大面积脑组织损伤，出血严重，如伤及静脉窦则可导致大量出血，应第一时间清洁伤口并包扎止血，及时开通静脉补液通道给予补液、镇静、止痛等对症支持治疗。枪弹所致的严重颅脑损伤常导致高颅压，在补生理盐水和补全血的同时应积极应用甘露醇等药物脱水，防止脑水肿加重以及脑疝的发生；

4.抗感染 不同于一般颅脑损伤，颅脑枪弹伤多造成颅内异物残留，大大增加了感染的可能性，应尽早应用抗生素。

（二）转运后送

战火中的转运后送不同于平时散发的意外伤害，将造成大批量伤病员，应该及时地判断伤情，按照伤情逐级后送，不能将其他人集聚到前沿救治场所。根据Heaton的分级，伤病员一般可以划分为Ⅰ级：清醒、未达到中度神经功能障碍，如轻瘫或偏盲等；Ⅱ级：出现昏睡、严重神经系统功能紊乱，如偏瘫；Ⅲ级：濒死或深昏迷，双侧瞳孔扩散性固定，呼吸困难且缓慢而非常不规则。前两级伤病员应及时后送至有条件的医院进行抢救，Ⅲ级伤病员应就地进行抢救，若病情有所改善并稳定后即可考虑送至后方医院进行抢救。

二、入院后的进一步评估

1.影像学评估 颅脑枪弹伤的影像学检查首选CT，X线现已不作为常规检查。CT对于各种颅脑损伤、骨关节损害以及各种多发性损伤的诊断都具有显著的优势，能快速准确地定位异物的位置并更准确地评估伤情。X线可对四肢合并伤进行评估并大体定位金属异物位置，但是对于颅脑及颌面部损伤的显示明显不如CT。由于子弹多为金属异物，在不明确材质的情况下禁止行核磁共振检查，可在异物取出后行MRI检查。血管造影术或CTA检查可在怀疑血管损伤或外伤性动脉瘤时使用。

2.生命体征评估与体检 同一般的颅脑损伤。应尤其注意伤口伤道的检查与评估，尤其是部分伤道出口位置隐蔽，可位于口腔、鼻腔、颈部软组织等部位而易误诊，这对于明确颅脑枪弹伤类型以利于指导后续治疗有重大价值。对嵌在伤口中的毛发、骨碎片和异物等勿动，需在手术室做好准备后再检查创口内部情况。对晚期颅脑枪弹伤伤病员，由于有感染的可能或者局部有脓性分泌物、坏死的脑组织等，需先通过影像学检查了解颅内情况，以避免盲目检查伤口导致感染扩散。神经系统查体应有的放矢，重点注意意识状态、有无颅内压增高以及神经系统功能缺损、有无脑疝迹象或一侧化体征，评估并记录GCS评分并动态检查对比以了解病情变化；清醒伤病员需了解语言、视力视野、感觉运动、小脑功能以及脑神经功能是否受损及受损程度。

三、治疗

1.手术治疗 通常不行彻底清创术，禁止沿创道寻找异物。仅在严重颅高压造成脑疝时行去骨瓣减术或开颅术。有研究表明，彻底清创术与未行彻底清创术的术后感染率并没有明显差异，若强行进行创道清创，易导致新发出血以及脑组织损伤。仅对出入口附近进行尽早彻底的清创，使污染的开放伤口变为清洁的闭合伤口并放置引流，对于深部或脑重要功能区附近的以及定位不明确的异物可暂时搁置，等伤病员的整体情况好转稳定后，再手术取出异物，尽量采取显微手术、立体定向术等创伤较小的方法，如用磁棒或异物钳等将异物取出。合并有颅内血肿者可行血肿清除术。若累计静脉窦，术前需做充分准备，并备2000~3000ml血液后方可进行清创。若为伤后3天以后就诊，创口多有感染，此时应以通常引流为主并加强抗生素和全身支持治疗，如感染较轻或待情况好转后，可行手术清创处理。

颅脑清创术的目的主要是清除肉眼所见的污染异物和碎化的脑组织并清除血肿。对于火器性颅脑损伤的清创术虽有争议但有以下观点是一致的：①有条件尽早进行，在战时前线对于危重伤病员行紧急救治；②应快速越级将伤者送至有条件的后方医院进行救治；③头皮颅骨等浅部创口需彻底清创，脑伤道只清除伤道内碎化坏死的脑组织，不对伤道周围挫伤组织进行清除，清除伤道内积血、血块并彻底止血；④伤道内异物中，应彻底清除头发、头皮软组织碎屑或泥沙等外源性异物，对于碎骨片随伤道碎化脑组织一同清除而不强行摘除深部细小碎骨片，金属异物可在不增加脑组织损伤的情况下清除且细小的金属异物残留不是必须手术的指征；⑤早期清创术后尽量缝合或修补硬脑膜及头皮软组织。具体相关操作细节参见神经外科专业书籍。

2.保守治疗 若影像学表明出入口处骨碎片不明显，且未见确切异物，伤口感染不严重，特别是儿童伤病员，可行保守治疗，仅行伤口处换药和其他对症支持治疗。

3.抗感染 头皮毛发，骨折片，异物等常被带入创道内，易导致感染，应用抗生素为必要救治措施之一，原则为广谱，敏感，有研究推荐使用易透过血-脑屏障的二代和三代头孢菌素。若为严重颅内感染，伤病员往往不能耐受多次手术且手术效果也不理想，此时用双氧水和庆大霉素注射液反复灌洗创道具有肯定疗效。

4.抗癫痫 颅脑枪弹伤后癫痫的发生率比单纯颅脑损伤后癫痫发生率要高很多，多篇文献报道颅脑火器伤后癫痫发生率可超过50%，尤其是伤后早期的癫痫易复发，因此抗癫痫也是必须的。早期应用抗癫痫药物既可控制癫痫发作又可预防癫痫，可在伤后1周内预防性使用苯妥英钠和卡马西平。颅脑清创术中最大限度地保留脑组织可以减少癫痫的发生率。

5.复合伤的处理 颅脑枪弹伤常合并面部、头颈部、胸腹部等多发伤，应及时和相关科室合作处理危及生命的伤情。对颅面与颌面部的伤口应同时进行颅面整复与颅底修复，严密修补硬脑膜以防止脑脊液漏的发生，减少术后感染的几率。

6.早期行高压氧等综合治疗 高压氧作为一种治疗重型颅脑外伤的有效手段之一，可以增加血氧含量，提高脑组织的有氧代谢，从而降低颅内压并且可以减轻脑组织水肿。有研究表明，高压氧可以明显降低颅内压。根据高压氧治疗原理，应该尽早应用高压氧治疗，有研究表明伤后早期24~72小时先开始高压氧治疗效果好于4天以后才应用高压氧治疗。高压氧治疗需严格掌握适应证和禁忌证，以下情况不适宜进行高压氧治疗：颅内高压没有得到有效控制；呼吸道分泌物过多；癫痫未控制；高热。

第二节　颌面部枪弹伤

Key Points

1.颅颌面枪弹伤的特点及分类。
2.颌面部弹道伤与火器伤急诊处理要点。
3.颌面部弹道伤与火器伤的治疗。

颅颌面创伤医生在处理颌面部弹道伤时面临独特而具有挑战性的困难。弹道伤造成的面部组织破坏是可怕的，大量软硬组织被粉碎性破坏，使得经验丰富的颌面创伤专家也难以确定正常的解剖层次。

弹道伤造成的软组织损伤一方面表现为组织的撕脱性丧失，并在接下来的数天至数周内继发坏死；另一方面表现为血管损伤，进而否定了早期行血管化或带蒂组织瓣修复重建的可能。而早期的修复重建能给创面下的骨组织提供适当的营养，促进损伤愈合。由于该类损伤多造成粉碎性骨折，需要行骨折切开复位术，进而加重了软组织的损伤。一个受损的软组织床可导致游离骨片的坏死、软组织下方的骨骼缺血性坏死、固定后的骨折块失去活力，并发展为软组织感染或骨髓炎，导致更多的面部组织丧失和瘢痕形成。包含骨骼和牙齿在内的硬组织丧失，给修复重建提出了独特的挑战，包括重建咀嚼功能以支持经口进食、重建面部骨骼正常的前突度及面部骨骼独特的立体外形、重建唇功能以及控制流涎。

除了考虑解剖重建外，由于颌面部存在特殊的血管和感觉神经，包括颈部的大血管、司运动和感觉功能（如视觉、嗅觉、听觉和味觉）的多个脑神经，使得颅颌面部弹道伤导致的灾难性伤害和终身残疾在处理时更加复杂化。

一、颌面部弹道伤与火器伤的概述

理解投射物导致组织损伤、破碎和拉伸的两个机制，是处理颅颌面部弹道伤的基础。面部枪弹伤可以由常规武器导致，子弹从圆柱形的枪膛射出，投射物撞击面部骨骼造成的毁灭性损伤，也可以由简易爆炸装置（IED）引起的炸弹爆炸和巨大冲击波导致。

枪弹伤的分类

枪弹伤分为穿透伤、贯通伤和撕脱伤。穿透伤是由枪弹击中受害者并留在体内造成的。贯通伤有入口、出口，通常不伴有大量的组织缺损。撕脱伤有入口、出口，通常在投射物离开受害者体内的通路上伴有严重组织缺损。

二、急诊处理要点

在 Emergency War Surgery 手册和美国外科医师协会高级创伤生命支持（ATLS）课程中强调的绝对优先权可以证明，创伤后早期需要优先考虑的是保护气道。快速评估创伤伤病员的气道阻塞迹象，应重点关注潜在的异物和面部、下颌骨或喉气管骨折，它可能导致气道阻塞。头、面、颈部的弹道伤直接影响 ATLS 方案中气道的初次评估和初期处理，因为骨不稳定和来自面部丰富血管系统以及颈部大血管的大量出血经常伴随这类损伤。严重的颅颌面部创伤可能会分散紧急医疗服务人员的注意力，使他们的注意力离开潜在的危及生命的损伤，浪费本来可以用于治疗、稳定潜在的致命损伤和为运送做准备的宝贵时间。

（一）气道管理

气道受阻通常继发于气道邻近组织的水肿，但也可能由于下颌骨前部结构完整性的丧失而导致。紧急情况下，用手支撑下颌骨的塌陷部分和口底附着可迅速解决后气道塌陷，伤病员也可以自行复位。向前牵引舌和（或）塌陷的下颌骨前部可以通过使用布巾钳或大号缝线穿过舌体或颏区组织来完成。面罩通气对于伴有面下 1/3 损伤的伤病员不大可能成功，并可能引起组织气肿。使用鼻咽和口咽通气道可以提供一些临时的帮助，但是当伤病员出现部分或完全的气道梗阻、意识水平降低、有明显的呼吸窘迫或有即将发生呼吸衰竭的证据时，气管插管仍然是紧急开放气道的首选。在给一位伴有面下 1/3 弹道伤的伤病员插管时，所遇到的挑战不容小觑，因为水肿、出血和浸渍的软组织可能会将气道完全阻塞。环甲膜切开术应当由现场最有经验的医生来完成，因为按照定义，紧急环甲膜切开术应作为确保气道安全的最后选择，而不是建立气道的首选。

气管插管成功后，需要决定是否行气管切开术以减少对咬合重建的干扰。基于颅颌面部损伤的性质或严重程度，或伴随的颅内损伤，如果预期需要长期插管，应考虑尽早行选择性气管切开术。如果预期需要多次手术治疗，面下 1/3 受伤，或者舌、口底、下颌下三角和颈部有广泛的软组织损伤，应认真考虑选择性气管切开术。Mahon 等近期的文献报道指出，如果确定伤病员不需要长期的呼吸机支持，则提倡使用颏下或颌下气管置管技术，气管切开的指征主要是减少咬合干扰。

（二）出血的救治

控制出血，尤其在邻近呼吸道部位，是保持呼吸道通畅、维持正常血流动力学状态的关键步骤。止血可通过多种措施来完成，包括使用压迫进行急性出血的止血，通过吸引清除积血以提高外科医生识别和结扎、钳夹或烧灼出血血管的能力。在难以实现初期止血的情况下，压迫联合应用止血敷料，比如 Quick Clot 或者 Combat-Gauze、高岭土浸渍纱布敷料在伊拉克和阿富汗战争中被军医广泛使用，能够有效减少或消除大血管出血，并且没有像之前使用其他止血材料时所遇到的末梢栓塞的风险。

由于邻近运动和感觉神经或者其他特殊结构，比如腮腺导管、悬韧带以及之前未受损的脉管结构，在头颈部应避免盲目钳夹，这可能造成医源性损伤。对于采用其他快速、微创措施不能控制的头颈部活动性出血，可能需要影像引导下的栓塞治疗或外科手术结扎邻近血管来控制出血。基于射入口和（或）射出口，或者面颈部组织的占位效应，如果怀疑有大血管损伤，则需要通过血管造影术对颈部的脉管结构进行影像学评估。必须对血流动力学状态进行评估和处理，并在必要时给予适当的液体复苏和成分输血。一个重要的临床要点是，一旦伤病员的低血容量得到纠正，平均动脉压得到稳定，之前得到控制的头颈部出血区域可能会再次出现活跃出血，需重视持续评估的重要性。据报告，两处或多处枪弹伤的发生率高达36%，而其失血量将持续增加但却容易被忽视，当视线不再局限于头颈部时，伤病员很可能需要接受剖腹探查术或胸腔手术。经验不足的医疗人员经常会被颅颌面部毁灭性的弹道伤所迷惑，把注意力从其他有潜在生命危险的损伤部位转移开。

三、治疗

（一）清创术

清创术是处理此类弹道伤的关键。对损伤组织的反复冲洗和清创是颅颌面创伤医生治疗此类损伤的重要手段。遗憾的是，许多外科医生将清创术这一术语等同于在手术室对受损组织的完全去除。失去活力的坏死组织需要切除，但是对反复冲洗目标的准确定义应该是去除污染。保留全部有活力的组织是处理颌面部枪弹伤的一个关键因素。一旦出现组织缺损，医生将面临两个选择——牺牲前后向突度以一期关闭创口，或者通过带蒂、微血管吻合移植转移额外的组织至缺损区域。避免组织移植应作为处理弹道伤的目标，正确地去除污染将有助于实现预期结果。

在对颅面部弹道伤进行手术重建之前，必须对其损伤范围以及所有功能和生理缺陷有一个全面的了解。在处理此类损伤时，一个严重的错误是，手术团队普遍要求迅速给伤病员提供决定性的重建治疗。在没有明确的手术计划或者外科专业会诊前，就匆忙地把伤病员送入手术室，必定难以达到令人满意的手术效果。对颌面部软组织的评估，可通过直接观察，以及对反复去除污染和清创术临床反应的评估来实现。水肿影响了上述评估方法的准确性，其常使剩余组织发生变形，增加了对剩余组织量的预估，掩盖了真实的组织缺损量。软组织细胞损伤持续存在、进展数周，并最终影响愈合完成后剩余软组织的数量和质量。在进行骨重建之前，有必要进行适当的影像学检查，以明确骨折的性质和程度。计算机断层扫描（CT）及三维重建对于获取上述信息很有必要。三维重建的精确度和清晰度在过去十年里明显提高，在治疗复杂的颅颌面部弹道伤时，应作为常规检查的一部分。

面部弹道伤伤病员的最终治疗目标是恢复功能和美观。许多遭受弹道伤的伤病员伴有明显的颅颌面结构撕脱性缺损。在处理这些撕脱性缺损时，一个极其重要的方面是，使用恰当的影像以形成一个阶段式的重建计划，并在任何重建治疗开始前都要考虑到最终治疗目标。在对软组织、影像学资料和立体光固化模型进行评估时需要考虑以下几点：哪些结构缺失以及哪些结构尚存；缺失以及尚存的结构对重建治疗目标的影响；哪些结构需要置换；这些结构如何置换（非血管化还是血管化组织）；为置换结构确定稳定点；软组织因素；移植材料的选择；移植计划对将来种植重建或牙科修复的影响。

（二）骨与软组织的修复重建

关于重建时间和范围还存在争论，主要是因为无论选择何种治疗，对于毁灭性的面部弹道伤，其治疗效果均令人失望。在最初手术治疗的时候，通过术前影像和术中评估的指导，残存的骨块至少应该被复位并以某种固定形式保持稳定。外固定与闭合复位不需要剥离骨膜，而剥离骨膜则是进行坚固内固定的必要步骤。在发生粉碎性骨折和存在众多小骨碎片的部位剥离骨膜，将会影响局部血供，并可能导致骨吸收、体积损失或坏死。

当骨折涉及上下颌骨的牙承托区时，则有必要早期进行颌间固定，以确保咬合关系得到正确恢复。在弹道伤中经常会遇到粉碎性下颌骨骨折，此时应用牙弓夹板应当小心。钢丝拧得过紧可导致双侧下颌角侧方移位，使伤病员的面部轮廓过宽，失去正常的面部突度。当存在复杂的颌骨骨折、正常的牙弓解剖丧失时，利用牙模型制作外科夹板也同样变得复杂起来。

许多作者提倡即刻或早期重建，采用血管化游离或带蒂组织移植。他们认为这样可以减少软组织瘢痕形成，进入骨缺损区或伤口挛缩的发展，这在后期很难修复。临床和研究经验均支持对严重组织缺损进行即刻组织移植，该技术的合理使用涉及对组织移植需要的准确判断和受植床的活力。对弹道伤采取手术创伤较小的治疗方法，选择去除污染和清创，闭合或开放复位骨折，使用自体骨移植二期重建残余缺损，包括或不包括延迟的组织移植。这种形式的治疗最适合于组织缺损极少的损伤，当用于面中部损伤或复杂的撕脱伤时，其外观及功能效果可能不理想。有人提倡使用牵引成骨或其他组织牵引技术治疗枪弹伤导致的面部组织缺损。这种治疗方法的优势在于：修复了缺失的骨和软组织量，且避免了从远处部位获取组织，防止出现与组织获取相关的并发症，避免了远处组织移植所固有的组织特性不协调。

由于撕脱和（或）坏死，枪弹伤经常伴随组织缺损，因此有必要进行组织置换。在软组织量充足的部位，有必要进行游离骨移植以恢复面部外形和功能。软组织量不足有时可通过常规的软组织扩张技术进行扩张。在软组织得到充分的扩张之后，则需要根据缺损的部位，进行骨移植以重建缺失的骨基或放置个性化制作的外科植入物。对于中等或大型软硬组织缺损重建，带蒂和游离微血管复合移植是公认的成功率较高的治疗选择。对当前文献的汇总评价表明，目前的趋势倾向于对缺损的软硬组织进行早期重建，使用血管化组织移植技术进行复合移植或游离骨移植。这种治疗方法的关键是，尽可能恢复面部的骨性突度和棱角，并且一定要在10~14天之内，在棘手的面部瘢痕挛缩形成或出现软硬组织感染之前完成治疗。

第三节 胸部枪弹伤

Key Points

1.胸部火器死亡率极高，致死原因一般为：出血、心包填塞、低氧血症（高碳酸血症）、心律失常、空气栓塞等，因此胸部的火器伤的处理应兼顾所有方面，同时注意是否合并除了胸部以外其他部位损伤。即使成功度过急性期，病情稳定，也不能忽视接下来的胸腔内异物、感染等问题。

2.胸部火器伤的现场急救处理是决定伤者是否能够存活的关键。

3.现场多个伤者合并多处损伤需尽快评估是否存在能短时间致命的伤情，例如气道阻塞、致命性大出血、心包填塞、张力性气胸等，并快速判断处理的优先级别。

4.大多数胸部火器伤需要紧急手术治疗，手术可能需要同时可以探查腹腔、对侧胸部、颈部等，故切口选择不能用常规的胸部后外侧切口，而是一般选用前外侧切口或者胸骨正中切口。

一、胸部火器伤概述

火器伤是由火器发射的投射物，如各种弹丸、弹片等所致的损伤，或者是由各种爆炸装置引起的冲击波或者烧伤等，是现代战争中最常见的外伤，也是战斗力减员的主要原因。

1.胸部火器伤致伤机理 和平与发展仍是当今世界的主题，但在中东地区及部分欧美发达国家，局部冲突以及枪击事件仍然频发。随着新的国际形势、战争模式的转变，胸部火器伤的相关研究也有了较大的进展。

不同的胸内脏器组织，火器伤致伤机理各不相同。火器伤相关异物（子弹、弹片等）进入人体，首先导致胸壁的穿透伤或切线伤，弹片击中肋骨可导致骨折，甚至造成肋间动脉出血，若止血不及时可导致失血性休克、血胸等。穿透胸壁后易造成气胸，若发生张力性气胸则危及生命，需要及时处理。一般情况下，大的弹片击中胸部，往往造成胸壁损伤严重，多根多处肋骨骨折可并发连枷胸。地雷的弹片致伤，在所有火器伤中污染最重，进入胸部的同时多带入泥土等污物，射中胸部多导致严重感染甚至脓胸。枪弹伤污染相对最轻。

肺部组织有其松软、含气量高等特点，对投射物可产生缓冲作用，因此枪弹所致瞬间空腔效应在肺组织表现不明显。既往的研究均指出肺组织枪弹伤多看不清瞬间空腔。但是因为肺脏血液丰富，子弹进入肺部的挤压，产生血管内液压效应，多导致距离伤道较远的地方出现多发小块肺不张、出血点和组织撕裂。肺脏枪弹伤数天后才能形成清晰的肺内伤道结构，有经验的战创伤外科医师才能够分清伤道、初期创伤性坏死区和分子震荡区。但是随着武器技术的进步和发展，不同的子弹对胸部脏器的损害程度亦不相同，不同的子弹类型及弹道方向所致的肺部损伤亦不相同（图13-1）。

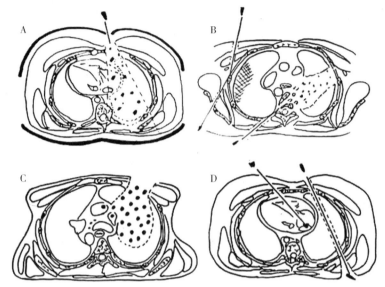

图13-1　胸部不同弹道类型

A.子弹与胸骨碰撞后破碎进入胸腔，形成扇形弹道；B.子弹被肋骨反弹形成弹射伤，
后方子弹与椎体碰撞后破碎进入胸腔，形成较宽的弹道；C.霰弹枪造成的筛状弹道；
D.子弹进入心脏形成子弹栓子，以及左肺枪弹贯通伤（未遇障碍物）

枪弹如果击中心脏及大血管，多导致心脏破裂、大血管撕裂等，预后很差，绝大多数伤者迅速死亡。但是动能不足的枪弹进入心脏，弹孔可能会收缩，子弹遗留在伤者心脏内或大血管内，形成特有的子弹栓子（如13-1D）。胸部火器伤中子弹栓子十分少见，在一项1960年至今的Meta分析研究中，描述了62名子弹栓子伤病员的栓子分布位置：右心房（9.7%），右心室（54.8%），肺动脉及其分支（32.3%），上腔静脉胸内段（3.2%）。

2.胸部火器伤伤情特点及分类

胸部的火器伤根据是否穿透胸部，可分为三类。

（1）盲管伤　仅有入口而无出口，异物存留于胸壁、胸腔内、肺组织内、心包、心脏、纵隔内、膈肌、食管、气管等；

（2）贯通伤　有入口也有出口的伤道，需警惕是否存在多个异物，虽有异物穿透而出，但是仍有部分异物残留于胸部；

（3）切线伤　致伤物只切过胸壁，伤道呈现槽状。该分类并不能提示伤情严重程度，在现场急救时仍应首先明确损伤的脏器，为紧急处理及后送提供帮助。

二、急诊及现场处理原则

火器伤的现场急救处理至关重要，是决定伤者是否能够存活的关键。胸部火器伤常导致出血、心包填塞、低氧血症（高碳酸血症）、心律失常、空气栓塞、大血管损伤甚至心脏破裂，均可导致伤者死亡。经统计在伊拉克和阿富汗战争中大血管损伤和肺损伤致死率极高。因此胸部的火器伤的处理应兼顾以上所有方面，同时注意是否合并除了胸部以外其他部位损伤，才有可能成功抢救伤者生命。即使成功度过急性期病情稳定，也不能忽视接下来的胸腔内异物、感染等问题。

1.评估与识别胸部火器伤　对于存在胸部火器伤的伤者的初始评估必须快速、有序，然而由于现场环境通常混乱、伤者创伤严重而使快速而正确的判断很困难。尤其是有多个伤者，而且很多伤者有多发伤的情况。所有伤者必须优先评估是否存在能短时间致命的伤情，例如气道阻塞、致命性大出血、心包填塞、张力性气胸等，如果存在上述可能，应尽快上述处理致命伤情。接下来需要寻找是否存在胸部火器伤者，如果有胸部火器伤，应马上进一步评估是否存在气胸和不可压迫的内出血，这部分伤者通常如果抢救不及时也可能很快失去生命。

2.止血及失血性休克的处理　哥伦比亚军事创伤的医疗策略认为控制急性出血是火器伤者最优先的初级救治，首先应立即尝试采用外部按压的方式控制局部急性出血；其次是使用局部止血剂，如铸模和热凝聚剂，以尽量减少伤者的出血量。胸部外伤通常出血量大，尽快压迫止血稳固包扎对于防止失血性休克效果显著，但是需要同时快速判断是否可能存在心脏压塞，不要因为压迫止血而导致心包填塞，同时也应判断是否会因为胸腔大量出血导致压迫心脏，上、下腔静脉，肺组织，导致循环呼吸不稳定。对于不可压迫的躯干出血（NCTH，即不能通过直接压迫或者简单的血液阻断等方式进行止血），如胸部大血管、心脏、肺组织等出血，抢救成功率极低，应尽量缩短从现场到手术的转运时间，尽可能保持低血压直到出血得到控制。快速补液抗休克等治疗过程中，最好使用高渗性液体，有条件的尽快输注全血或红细胞、血浆等成分血。

3.气胸的判断与处理　现场急救还应特别注意对气胸的快速判断、有效处理也是提高伤者抢救成功率的关键因素，对开放性气胸进行紧急封闭胸壁破口；如果判断有张力性气胸立即穿刺排气，改善伤病员呼吸功能。上述抢救过程中，注意伤病员是否存在气道内出血，保持气道开放，防止被血液等堵塞气道而窒息。如果因为血胸导致伤病员呼吸困难，应立即进行穿刺引流，但注意引流速度，控制排血量，以免很快出现失血性休克。尽早进行胸腔闭式引流对于气胸、血胸的伤者至关重要。

4.迅速转运后送　对于胸部火器伤应该除了现场急救，应该作为现场重症伤者优先尽早转运至有条件的场所进行生命体征检测、胸腔闭式引流、紧急手术等。大多数胸部火器伤者需要手术治疗。手术的目的包括：止血、修复心脏大血管损伤、修复肺损伤或者切除伤肺、防止空气栓塞、修复气管食管损伤（或者一期切除待二期重建）、修复胸壁膈肌等损伤、清创（包括弹片等异物）。

三、治疗

紧急手术对于胸部火器伤抢救成功率至关重要。克罗地亚战争数据显示63%的胸部创伤需要手术。手术入路一般不选择胸外科手术常用的后外侧胸壁入路，急诊手术经常需要探查其他部位的出血或者损伤，因此多选择前外侧胸壁入路或者胸骨正中切口，同时可以探查腹腔、对侧胸部、颈部等，达到快速手术止血、修复创伤、抢救生命的目的。

1.胸壁软组织损伤 火器伤若仅导致胸壁损伤，手术处理相对比较简单。根据弹片种类和胸壁伤口，一般不难做出诊断，但应注意有无弹片或子弹落入胸腔。胸部X线可以帮助判断有无骨折和其他并发症。伤口常规清创，取出异物，清除血肿，充分止血。胸壁软组织损伤一般为延期缝合，引流后常规应用破伤风抗毒素，给予抗生素预防感染。

2.肋骨骨折 枪弹伤或爆炸伤所致肋骨骨折多为粉碎性骨折，多发生在第4~7肋，1~3肋有锁骨、肩胛骨保护不易骨折，第8~10肋连接于肋软骨，有弹性缓冲，也不易折断，11~12肋为浮肋，骨折最为少见。骨折的治疗主要是止痛、保持呼吸道通畅、固定活动胸壁，纠正呼吸和循环衰竭，预防和治疗肺部并发症。

3.肺实质损伤 对于火器伤所致肺实质损伤，除了上述处理胸壁及肋骨损伤外，重点处理肺脏损伤。若局部组织水肿、渗出较多，诱发急性呼吸衰竭时，可大剂量、短疗程应用糖皮质激素。具体手术方式根据术中探查情况决定，对于弹片等异物进入或者穿透肺实质的情况，应该尽可能切除坏死组织，取出异物，充分止血。原则是尽可能切除毁损的肺组织，防止将来感染、肺不张等问题，同时要尽可能保留健康肺组织以保证伤病员将来的生活质量。肺损伤可能随时出现空气栓塞，需要高度警惕，术中应快速控制损伤，在损伤部位得到有效控制前可以先控制住肺门，应避免长时间的肺部血管修复等操作。如果有胸壁缺损，可应用肌皮瓣一期修复缺损，因为所有的胸部火器伤均认为是污染手术，所以不建议用人工材料修复胸壁缺损。术中还应探查气管、食管等的损伤，如果合并上述损伤也应对症修复，如果食管损伤范围广泛无法修复，可一期切除、旷置待二期重建。手术除了探查胸部较大的血管，还应注意保护胸部重要的神经，例如隔神经、迷走神经、喉返神经、交感神经等；胸部手术还应注意胸导管等的损伤，防止术后乳糜胸等并发症出现。留置两根以上的胸腔闭式引流管，如果胸壁肌肉损伤也较严重，应该放置引流管以引流肌肉、筋膜和皮肤之间的渗液。

4.气管及支气管火器伤 气管受到火器伤后，保守治疗基本无效，均应尽早开胸进行清创修复，修复时注意修剪断端，重建呼吸道的连续性，注意吻合时针穿过软骨环，缝线结扎在气管腔外。若气管断端感染较重，病变时间较长，断端回缩、肉芽组织形成，手术难度较大，常常需要二期手术或切除狭窄段气管重新缝合。若火器伤累积主支气管，手术也常需要早期进行。若需要二期手术的，也可清创后放置引流，择期手术。有报道显示，伤后6个月重建呼吸道，术后伤侧肺功能仍能够逐渐恢复。但重建之前应行通气试验。

5.创伤性膈肌破裂 若火器伤导致膈肌破裂，多提示严重创伤，往往联合腹部脏器损伤，需要及时手术。因胸腹腔相通，此时行胸腔闭式引流则可能导致腹部脏器疝入胸腔，间接加重病情。若存在腹腔脏器的火器伤，应及时启动科室间合作，寻求普外科医师的帮助，有效处理腹腔脏器损伤。

6.心脏火器伤 心脏的火器伤多导致心脏穿透伤，右心室是最常见的受伤部位。根据临床表现可分为三型：失血型、心包填塞型和亚临床型。一旦诊断或者怀疑伤病员存在心脏火器伤，应立即开胸处理，立即建立人工体外循环，行心脏修补术。若伤病员存在心包填塞、失血性休克，应立即行心包穿刺。对于伤及冠状动脉者，可根据具体情况而定，小分支可直接结扎或者缝合，较大者可以修复。

胸部火器伤即使早期抢救成功，后期可能还有感染、异物存留等问题，例如脓胸、化脓性心包炎、支气管胸膜瘘、食管瘘、肺脓肿、支气管扩张等问题，可能需要再次手术，还有一期食管切除旷置需二期重建等手术，这些二次手术大多难度很大，不易完全治愈，经常有伤病员数个月甚至数年迁延不愈。

第四节　腹部枪弹伤

Key Points

1.腹部枪弹伤常可造成腹部大出血和多脏器联合损伤、腹腔感染等，病情变化迅速，伤情复杂，治疗时容易遗漏病变，治疗难度高，死亡率高，容易造成战斗减员。

2.伤病员如血流动力学不稳定，或查体发现腹膜炎者，即须安排急诊手术探查，不可做过多检查而浪费宝贵的急救时间

3.肾下段的下腔静脉、左肾静脉、髂静脉、肠系膜下动静脉、腹腔干都可直接结扎止血。

4.肠系膜上动脉、门静脉、肾动脉、髂外动脉、肾上段下腔静脉等则必须进行重建。

5.肝脏枪弹伤的伤病员常表现为血流动力学不稳定以及"死亡三联征"。此时通常不宜行确定性手术，而是应在损伤控制理论指导下行简单的止血手术，同时清除腹腔污染。

一、腹部枪弹伤的概述

腹部由于所占躯干面积大、缺乏骨性保护等特点，使其在战时遭受枪弹伤的可能性大，其比例可能高达10%~50%。枪弹伤的致伤机制为子弹穿透组织的侵彻作用和后续的空腔效应，高能枪弹穿透组织时的首先是造成组织撕裂、骨折，形成伤处组织的物理损伤和出血、感染、剧烈疼痛；同时向侧面形成压力波，去震荡冲击侧面组织造成空腔效应导致二次损伤，其造成的瞬时空腔可达到弹道宽度的30倍。腹部枪弹伤常可造成

腹部大出血和多脏器联合损伤、腹腔感染等，病情变化迅速，伤情复杂，治疗时容易遗漏病变，治疗难度高，死亡率高，容易造成战斗减员。因此，较为全面的了解腹部枪弹伤的特点、掌握腹部枪弹伤急救基本原则，在腹部枪弹伤发生初期对伤病员实行有效的救治措施，对于提升腹部枪弹伤救治成功率、预防并发症、挽救伤病员生命具有重要价值。

1.腹部枪弹伤的特点　腹部枪弹伤在平时发生率较低，但随着近年来武器的先进性显著提升，发生多脏器复杂枪战伤的伤病员数量有所增加。通常情况下，腹部枪弹伤的致伤武器一般为小口径枪弹，例如外军用5.56mm、5.45mm枪弹等。此类枪弹初速度可以达到1000m/s，弹体较轻，当其击中人体组织后，弹体会在组织内翻滚、变形，会对人体组织造成严重的损伤。与此同时，腹部枪弹伤致伤机理与一般的创伤具有明显的差异，因弹道入口狭窄且长，弹道的侧方冲击力会造成腹部组织的大面积损伤，并且会在组织内留有异物，极有可能引发感染。因此，腹部枪弹伤处理较为困难，并发症发生率较高随时会威胁到伤病员的生命安全。

岳茂兴学者（2002）指出，腹部枪弹伤的致伤特点表现为"五高"，即内脏损伤率高、出血休克率高、感染率高、多器官功能障碍综合征（MODS）发生率高、死亡率高。张智丽及梁英学者（2011）在岳茂兴学者研究基础上进一步从救治方面对腹部枪弹伤的特点进行了分析。两位学者表示，腹部枪弹伤除了具有"五高"特点以外，还具有病史收集困难、诊断困难、治疗困难的特点。其一，通常情况下腹部枪弹伤伤病员伤情为重，无法通过与其沟通获得较为全面的信息，因此要想得到完整的病史资料十分困难，腹部枪弹伤伤病员隐蔽的症状以及特殊的体征也容易在救治中被忽视；其二，当前武器愈发先进，其对于组织的损伤机理与一般的创伤有明显的差异，会造成广泛组织的损伤，因此在对病情严重程度判断的准确性上难度较大；其三，腹部枪弹伤伤口处及组织内部一般会有异物。处理不当便极有可能造成感染，加之当前临床研究成果有限，因此处理与救治较为困难，并且难以有效降低伤病员的死亡率。

腹部枪弹伤的"五高"特点及诊断与救治的困难导致腹部枪弹伤伤病员时刻处于生命危险之中，因此要遵循急救与救治的基本原则，不断提升救治水平。

2.腹部枪弹伤的救治原则　当国内外对于腹部枪弹伤的救治原则尚没有统一认证。部分专家认为，腹部枪弹伤的救治应当以强制剖腹手术救治为基本原则。部分专家则认为选择性非手术治疗更适用于腹部枪弹伤的救治。实际上，两种救治原则均有其局限性。剖腹手术是二十世纪上半叶针对腹部穿透伤伤病员的常规救治原则，该原则应用的前提为腹腔损伤发生率高于98%。随着医学的发展，腹部枪弹伤强制性剖腹治疗原则的权威性遭到解构。

李一丁、王晓谦、洪流学者（2020）提出一种基于临床观察的腹部枪弹伤选择性非手术治疗原则。其研究表明，选择性非手术治疗原则适用于血流动力学稳定且无腹膜炎的腹部枪弹伤伤病员的救治，并且强调严密监控临床各项检查对腹部枪弹伤伤病员采取非手术治疗的重要性。通常情况下，可以将腹部枪弹伤分为腹部、背部、经盆腔及胸腹部四个区域。一旦决定采用选择性非手术治疗原则，就需要连续监测伤病员的体征，主要原因在于部分指征在最初临床检查阶段很有可能不明显或者比较隐匿，随着伤情的加重或治疗这些指征便有可能出现，例如弥漫性压痛、下肢脉搏减弱甚至消失、鼻胃管内出血等。除了对腹部枪弹伤伤病员进行必要的临床查体外，还需要对其进行胸腹部 X 射线、FAST、CT 等辅助检查，如果伤者后续出现血流动力学不稳定、腹膜炎等情况，则需要对其进行剖腹手术探查，如果伤者伤情稳定，则在观察 24h 后可指导伤者出院。

二、院前处理和急救

快速施救仍是救治成功的前提，伤后"白金十分钟"内展开救治效果最佳。但医护人员到达现场后应首先保障自身安全，待现场危险因素解除后方可接近伤病员，或者在有效掩护下将伤病员转移至安全区域方可实施救治。

1.**伤情评估** 按照 A（气道）、B（呼吸）、C（循环）、D（意识）顺序进行伤情初步评估。注意腹部查体，重点观察腹部伤道出入口，如伤口内有鲜血、消化液、内脏破裂组织涌出，即说明需要急诊手术。

2.**现场急救** 抗休克治疗仍是重点，通畅气道、气管插管给氧，快速建立多条静脉通道进行抗休克，早期即输入血浆以改善凝血。胃管、尿管尽早放置以评估上消化道和泌尿系的损伤情况。如伤道内出血不止可进行无菌敷料填塞，并给予腹带加压包扎。

3.**快速转运后送** 应急抗休克处理后应尽快组织快速后送，后送途中要严密观察病情变化，注意保暖和抗休克体位，并积极与伤病员交流沟通进行心理支持。

三、治疗

（一）腹部枪弹伤的院内治疗

在腹部枪弹伤的院内治疗中，伤病员如血流动力学不稳定，或查体发现腹膜炎者，即须安排急诊手术探查，不可做过多检查而浪费宝贵的急救时间。止血、清创、引流是急救手术的三项基本内容，损伤控制是其基本原则。但如血流动力学稳定、腹膜炎体征不显著者，则可进入选择性非手术治疗程序，前提是进行严密的治疗前评估，如腹部超声、X 线、CT、乙状结肠镜、排泄性尿路造影，诊断性腹腔穿刺等。

腹部枪弹伤由于穿透性因素的存在一直被认为是强制性剖腹手术的适应证，但强制性剖腹手术会伴有 22%~41% 的术后并发症，如伤口感染、切口疝、肠梗阻等，且随着检查手段准确性的提高，一部分无须剖腹探查的伤病员可被安全甄别，从而缩短了住院周期、节省了医疗费用，降低了伤病员的致残率。

（二）腹部枪弹伤的急诊手术

1.**切口选择** 采用剑突至耻骨联合的正中切口以获得腹腔脏器的充分显露，而伤道的出入口则另行清创缝合。不推荐经过伤道出入口的延长切口，因伤口多为污染创面，可能会造成腹腔感染、切口感染、切口疝等。

2.全面探查、避免遗漏 因枪弹伤的侧面冲击效应，可能有50%的几率造成远离伤道部位的脏器损伤，曾有报道称腹膜完整的腹部枪弹伤造成了小肠破裂，可见枪弹冲击效应的危害性。进入腹腔后首先探查可疑部位，如血肿处、大网膜粘连处、弹道周边等，注意十二指肠、胰腺、膈肌、直肠等腹膜外脏器的可疑损伤，可以切开网膜囊、十二指肠外侧腹膜、结肠旁沟腹膜等进行探查。

3.枪弹伤导致腹部大血管损伤的处理 腹部大血管损伤多指腹主动脉、下腔静脉、门静脉主干及其主要分支损伤。腹主动脉主干损伤伤病员存活率极低，多在院前死亡。剖腹后可见活动性出血多位于肝门、肝后、横结肠系膜上区和后区、肠系膜、肾周、盆腔。多以压迫或无创钳阻断血管后进行确定性止血，因伤病员多存在血流动力学不稳定，故尽量不做血管重建。如肾下段的下腔静脉、左肾静脉、髂静脉、肠系膜下动静脉、腹腔干都可直接结扎止血。但肠系膜上动脉、门静脉、肾动脉、髂外动脉、肾上段下腔静脉等则必须进行重建。如能排除胃肠道破裂造成的腹腔污染，以覆膜支架修复腹主动脉、肾动脉、髂总、髂外动脉等效果快速而确实。

4.实质脏器损伤的处理 肝脏枪弹伤具有出血多、组织损伤多、伤情复杂等特点。伤病员常表现为血流动力学不稳定以及"死亡三联征"（低体温、酸中毒、凝血功能障碍）。此时通常不宜行确定性手术，而是应在损伤控制理论指导下行简单的缝合止血、填塞止血、大网膜覆盖等简单的止血手术，同时清除腹腔污染，如伴有空腔脏器损伤行简单的造瘘术或修补术。急诊处理后将伤病员快速转入ICU进行复苏抗休克，待生命体征稳定后再于伤后3~7天行确定性清创及修复手术。确定性手术包括进一步坏死肝组织清创，通常行不规则肝切除术，以最大限度保留正常肝组织为原则。如肝门部胆道损伤要行胆管成型及胆肠吻合手术。

脾脏枪弹伤由于脾脏组织碎裂、出血多，而通常采取简单易行的脾切除术。脾片大网膜移植是术后保留脾功能的有效选择。脾脏枪弹伤通常会伴有左侧膈肌和左侧血气胸，要注意探查修补膈肌，及时行左侧胸腔闭式引流。

5.空腔脏器损伤 清除腹腔污染是损伤控制手术的基本内容，而胃肠道空腔脏器的破裂正是造成腹腔污染的主要原因。空腔脏器枪弹伤通常为对穿伤，探查时要注意肠壁对侧有无出口，由于组织损伤多且常有后续坏死情况发生，单纯修补通常并不采用，多采用肠段的切除吻合。小肠及右半结肠的枪弹伤即多采用此法。左半结肠由于肠壁薄，血运较差，肠内细菌多，故多以造瘘为主。十二指肠枪弹伤多伴有胰腺、胆道损伤，处理棘手，充分的消化液引流是其基本原则。由于清创造成十二指肠肠壁缺损多，实施空肠十二指肠Roux-en-Y吻合效果较好。在血流动力学不稳定的情况下实施急诊胰十二指肠切除伤病员的死亡率高，多不采用。

6.彻底清创、弹头取出 急诊剖腹探查要彻底清创取出弹头，以双氧水和碘伏水彻底冲洗腹腔，防止后续发生腹腔感染和出血、铅中毒等不良事件。

第五节 四肢枪弹伤

Key Points

1. 四肢枪弹伤现场急救需注意生命体征的评估，先救命后处置肢体损伤。

2. 止血是枪弹伤最重要的急救处置。

3. 存在四肢骨折的情况，需进行简单有效的固定，避免二次损伤。

4. 对于大动脉出血经加压包扎无效后，可使用止血带，并优先紧急后送。

5. 清创术是处置四肢枪弹伤的关键内容。早期充分清创对于四肢枪弹伤预后尤为重要。

6. 所有枪弹伤的伤病员，需要预防破伤风。

7. 对于明显污染或者损伤较重的伤口，需尽早应用抗生素。

8. 评估伤病员全身情况及生命体征，完善相关辅助检查，尽快进行相应专科处置。

9. 四肢枪弹伤在早期处置中，不必刻意探查神经损伤情况，即便是清创过程中发现神经损伤，也不应予以修复，可用肌肉覆盖损伤神经，手术记录其位置供后期手术时参考。

一、四肢枪弹伤概述

四肢枪弹伤是由枪弹击中人体四肢形成的损伤，多见于战时，偶见于刑事案件及军事训练意外损伤。相对于私人持枪的国家，我国枪支管理制度较严格，发生率较低。但因为枪弹伤的伤害不同于平时外伤，其损伤范围更广、损伤程度更重，所以对于枪弹伤在诊治方面要求更为复杂，及时有效的治疗方案就显得尤为重要。

通常枪弹伤主要分为贯通伤，盲管伤和擦伤等。擦伤为枪弹经过形成的皮肤表面缺损形态，多呈沟状；盲管伤为枪弹射入组织而无射出口；贯通伤则为贯穿组织的损伤，包含射入口、弹道及射出口组成。

（一）基本特点

对于四肢枪弹伤具有以下基本特点

1. 损伤广泛 四肢枪弹伤软组织是呈大块缺损破坏，损伤范围广，筋膜下出血、血肿，肌肉坏死等可延及整段肢体，并常见创道侧冲力所致的间接性骨折。

2. 伤道复杂 由于枪道和破片损伤范围广泛，可同时伤及多种组织和器官，其解剖结构多被破坏致伤道复杂。

3. 多处损伤 枪弹损伤的损伤面积多较大，所致多处伤的情况也大为增多，即使几个并不严重的单一伤合并在一起，同样会造成较大的缺损，因而残废率较高。

4.感染严重 枪弹伤污染多较重，由于形成的瞬时空腔负压作用，会促使周围环境的细菌异物等更深、更多地向伤腔内侵入，加上严重的组织损伤，更适合于细菌繁殖，会造成更严重的感染。

（二）救治原则

对于四肢枪弹伤的伤病员，快速评估施救是救治的前提，而正确的处置对于肢体的保留及功能的恢复尤为重要，总体来说，四肢枪弹伤需注重以下救治原则。

1.尽早清创 枪弹伤的初期外科处理主要是清创术，这是治疗四肢枪弹伤最重要的基本措施。

2.全面审视伤情 四肢枪弹伤常合并多脏器损伤和（或）一种脏器多处伤，需细致全面的全身检查，及时处理。

3.区分轻重缓解 对影响呼吸、循环功能，出血不止或上止血带的伤病员，优先处理。休克伤病员须在伤情稳定后再清创，如有活动性内出血，应在抗休克的同时行手术止血。多发伤时，应对伤病员危害最大的伤部优先处理。

二、急救处理

四肢枪弹伤的急救关键在于快速评估施救，尽快的完成评估处置及后送，对于肢体损伤的后期救治及功能恢复非常重要，主要包括以下内容：

1.评估了解伤情 重视全身检查及生命体征的评估，应检查伤病员有无休克及其他脏器、躯干损伤等，首先以抢救生命为主，其次在生命体征平稳的情况下处理肢体。

2.保持呼吸道通畅 对于呼吸道阻塞的伤者应尽快处理，去除一切影响呼吸的因素。

3.止血包扎 止血为枪弹伤最重要的急救处置，一般采用加压包扎法止血。方法是除去伤口表面异物，以无菌纱布填入伤口，加压包扎，按照四肢大血管走行部位，以纱布加压向骨面进行压迫止血。需注意一般采用加压包扎法止血，非必要情况不建议使用止血带止血。

4.固定 伤口局部固定，一方面有助于防止伤口进一步污染及有效止血，另一方面可以减轻疼痛，保持骨折相对稳定，避免二次损伤。对于存在肢体骨折的情况下，在转运前需对骨折进行简单有效的固定，上肢骨折用三角巾和绷带屈肘固定于胸前，下肢骨折可将双下肢固定在一起。

5.后送 尽快后送便于进一步治疗处置，应优先后送重伤病员，对大血管损伤的伤病员，应紧急优先后送。

三、治疗

（一）早期治疗处理

四肢枪弹伤的早期处理，应在急诊入院后、专科介入前尽早完成伤情检查及清创等处置，这对于枪弹伤伤口愈合及肢体预后非常重要。在早期治疗处置后进一步评估伤病员，联系专科进行救治。

1.重视伤情的检查 对于枪弹伤伤病员需重点关注伤情检查，根据伤口弹道等，判断可能存在损伤的其他部位或脏器；检查枪弹伤肢体血供及神经有无损伤；检查枪弹伤肢体骨折情况，有无异常活动等；尽快完善辅助检查如X线片必要时行CT等检查。

2.清创术 所有枪弹伤的伤口都是污染的，枪弹会经过衣物、皮肤、毛发等将细菌带入体内，如果经过腹部脏器，则污染程度更为严重，因此早期清创对于枪弹伤尤为重要，最好是在伤后6~8小时内进行。清创需注意做到创缘充分切除，创口充分引流，二期闭合创口。

3.预防破伤风 所有枪弹伤的伤病员，均需做好破伤风的预防。

4.应用抗生素 对于枪弹伤伤病员推荐早期应用抗生素，尤其是针对关节内枪弹伤以及明显污染的伤口，需尽早应用抗生素预防感染。

5.手术处理 四肢枪弹伤在清创处理的基础上，可能存在需进一步专科手术处理的情况，包括主要血管损伤、筋膜间隙综合征、不稳定骨折需内固定、枪弹仍残留在关节内、受伤肢体神经症状进行性加重等。在及时评估病情后，尽快联系专科进行相应诊治。

（二）院内治疗处置

1.骨折的处置 四肢枪弹伤骨折多数为粉碎性骨折、不稳定骨折，同时骨折感染的发生率也非常高，由于骨折软组织损伤广、污染严重等情况，对于四肢枪弹伤的骨折处置需要综合考虑分析。

处置方案一是不进行骨折早期内固定，采用夹板、石膏和牵引等临时外固定维持，先处理弹道和创面，后期再行骨折复位及固定治疗。其优点在于感染的控制，缺点在于早期护理、检查的困难，同时由于骨折早期未得到牢靠复位固定，一方面会增加伤病员症状，另一方面可能会增加二次血管神经等损伤的风险，甚至造成严重的并发症。

处置方案二是早期行骨折内固定治疗，但需考虑其相对适应证：全身情况好；受伤时间短，组织创伤及污染较轻；骨折严重不稳定；关节内骨折或邻近关节骨折。

总体来说，虽然早期内固定具有其牢靠复位固定的优势，但毕竟增加了创面内异物，在早期应用的感染等风险较大，因此目前对于早期应用内固定的指征把握仍较严格，需要对伤病员综合的考虑判断。

2.神经损伤的处置 绝大多数四肢枪弹伤的神经损伤属于神经失能，不必外科处置，可自行恢复，同时神经损伤的范围和性质在早期往往难以辨明，因此，在早期处置中，不必刻意探查神经损伤情况，即便是清创过程中发现神经损伤，也不应予以修复，可用肌肉覆盖损伤神经，手术记录其位置供后期手术时参考。视后期功能恢复决定进一步治疗方案，待伤口愈合1月左右可考虑神经损伤具体治疗方案，一般视情况包括：神经松解术、神经吻合术或神经移植术。

3.血管损伤的处置 枪弹伤导致血管损伤可以来自枪弹的直接碰击，也可以是瞬时空腔效应和压力波对血管牵拉等造成的间接损伤。对于枪弹所致四肢血管损伤，应尽量得到早期修复，特别是肱动脉、股动脉等，这对于肢体的存活影响极大。

对于血管损伤，多有严重污染和软组织损伤，在血管吻合前必须仔细清创，同时吻合口必须避开弹道由健康的组织进行覆盖，以供血管营养及防止感染。在血管修复后，应用石膏固定伤肢，以免因肢体活动刺激及牵拉血管导致吻合口断裂等情况发生。

第十四章　交通事故的检伤评估与救治

Key Points

1. 道路交通事故被称为"世界性公害"，是造成大量人员伤亡的全球性公共安全问题。

2. 道路交通事故中，主要受伤类型包括撞击伤、车轮碾压和挤压伤，最常见的受伤部位为颅脑和四肢，颅脑损伤是导致伤病员伤残的主要原因。

3. 现场治疗重点是控制颅脑损伤加重以及止血，入院后应迅速明确诊断，对颅脑损伤有手术指征者尽早手术解除脑受压，是减少重度颅脑损伤伤病员病死率和致残率首要措施。

4. 在解除重物的长时间挤压后可继发引起挤压综合征，其治疗以早期大量补液、降低骨筋膜压力、血液净化为主。

第一节　交通伤的院内救治

一、事故现场评估

（一）现场安全性评估

交通事故现场往往有多辆车辆或其他交通工具的损坏，伴随周围环境遭受破坏，如房屋、栏杆被撞击甚至坍塌的风险。因此施救人员在救人之前必须确定事故现场的安全性。

1. 在道路远端设置警示路障，防止后续有车辆避让不及时对现场造成二次伤害；

2. 确定车辆处于制动状态，注意有无汽油泄露的安全风险；

3. 了解事故车辆相撞和变形程度，确定伤者主要受伤部位，判断有无潜在的损伤；

4. 确定伤病员数量，及时汇报，确定是否需要增援人员。

（二）评估伤病员情况

交通伤现场的初次评估应快速评估有无危及伤病员生命的因素。可脱掉伤病员的衣服，寻找所有可能存在损伤的部位，同时防止低体温。常用的ABCD法简单快捷，仅需10秒钟即可对一名伤病员评估有无危及生命的致伤因素。

A（Asphyxia） 即窒息或呼吸困难，首先检查伤者的气道是否通畅，呼吸困难的常见原因为胸部穿透伤、张力性气胸、多发性肋骨骨折或上呼吸道梗阻；

B（Bleeding） 其次检查伤者是否存在活动性出血或失血性休克，短时间内失血量是否>800ml；

C（Coma） 即评估伤病员是否处于昏迷状态或存在颅脑外伤，伴有双侧瞳孔改变和神经系统定位体征；

D（Dying） 评估伤病员是否濒临死亡，呼吸心搏骤停，或者头颈胸腹任一部位的粉碎性破裂甚至断离。

如果伤病员出现上述任何一项或多项异常，提示伤病员的伤情危重，应立即给予优先救治。

（三）颅脑伤情评估

上述提到，交通事故伤中最常见的受伤部位是颅脑，且颅脑损伤后伤者的生命及预后都受到严重的影响。因此在保证伤者危及生命的因素解除之后，应早期、快速地进行颅脑损伤的评估及处理。

1.评估意识水平

意识水平是反映伤者颅脑功能最敏感的指标。为了在现场快速了解伤者的意识程度，通常用GCS评分来评估和表示伤病员的神经系统状况。通常认为GCS评分小于或等于8分是重度创伤性颅脑损伤。同时，在事故现场急救时，应快速排除低血糖、低血压、缺氧等原因引起的意识障碍，排除上述系统性异常的因素后，则高度提示其有颅脑损伤。

2.瞳孔反射

瞳孔变化是反映颅脑损伤程度及病情变化的重要标志。当单侧瞳孔扩大且对光反射存在，是颅内压升高早期信号。对于单侧瞳孔扩大且对光反射消失的昏迷伤者，需给予过度通气，通过脑血管收缩降低颅内压，且紧急转运至医院。双侧瞳孔散大且固定是脑干损伤的指征，病死率高达90%以上。如果双侧瞳孔扩大但对光反射存在，提示颅脑损伤是可逆的，应及时转运伤者去有条件的医院救治。如果瞳孔扩大但是无意识障碍，可能是由于眼外伤、视神经损伤或药物所致。另外，低温、低氧等也可以导致瞳孔扩大，颈交感神经麻痹等可使瞳孔缩小。

3.头颈部损伤情况

（1）检查头皮、颅骨、颈椎是否异常 快速检查头皮有无出血、畸形和疼痛等，有无撕裂伤、开放性颅骨骨折或凹陷性颅骨骨折等。临床中因为头发掩盖常不能正确评估撕裂伤的受伤面积和裂口大小。轻柔按压头皮判断是否存在不稳定性骨折。如果不存在则可以进行头皮压迫性包扎止血。

（2）判断颅底是否骨折 下列症状和体征提示伤者可能存在颅底骨折：鼻和耳出

血、鼻腔或外耳道流出澄清或血性液体、耳后瘀斑（Battle征）、眶周瘀肿（浣熊眼）。浣熊眼是前颅底骨折的体征之一，且可能出现脑脊液或血液鼻漏。

二、治疗

（一）现场治疗

在交通事故现场，主要死亡原因是颅脑损伤和失血性休克。因此现场治疗的重点是控制颅脑损伤进一步加重以及止血。

1.建立静脉补液通路。开放2条及以上静脉通路，及时补液以维持有效血容量和血压，纠正失血性休克，保持颅脑及其他重要器官的灌注。紧急情况下可输注生理盐水、红细胞等血液制品，除非伤者发生低血糖，一般情况下不输注葡萄糖溶液，以免低渗液体加重脑水肿。

2.维持呼吸道通畅。颅脑损伤后1h内，伤者常出现呕吐。对于仰卧、昏迷、脊柱活动受限的伤病员，容易因舌后坠、血或呕吐物等阻塞呼吸道，可通过倾斜脊柱板、清除口鼻腔分泌物、打开气道；并可选用口咽或鼻咽通气管、气管插管、环甲膜穿刺以及气管切开等措施维持气道开放。当GCS评分≤8分时，需要气管插管，操作中应尽量熟练，缩短时间，避免刺激导致颅内压增高。

3.降颅压。在救治现场应降低颅内压，预防脑疝的发生。可快速静脉点滴250ml 20%甘露醇，在15~30分钟内快速滴注，如果效果不好可静推呋塞米20ml。另外还应将伤病员的头部抬起15°~30°，以利于颅脑的静脉通畅回流，减轻脑水肿。

4.保护颈椎。颅脑损伤常合并颈椎损伤，且伤者常存在意识水平改变，无法有效评估颈椎情况。因此，在开放气道和转运途中需要对伤者实施脊柱活动限制，保持头颅、颈椎和脊柱位于同一水平轴线，避免脊髓二次损伤。

5.如果发现了体表活动性血管出血，应立即给予钳夹、结扎标记或加压包扎止血。

6.开放性颅脑损伤尤其是伴有脑组织外溢，可用无菌的甚至较干净的碗状容器扣于伤处并给予固定，尽早施行清创手术，清除摔碎组织、血肿等，修复硬脑膜和头皮创口，将开放伤变为闭合伤。

7.耳道或鼻腔若有脑脊液漏出，则不可堵塞，可暂时任其引流。

当伤者的血流动力学一旦稳定，就应立即转至医院神经外科进行救治。

（二）院内救治

入院后迅速行影像学检查评估伤情，明确诊断。对颅脑损伤有手术指征者尽早手术解除脑受压，是减少重度颅脑损伤伤病员病死率和致残率首要措施。

1.**颅内血肿的治疗**　颅内血肿是由于血管破裂后血液集聚于脑内或者脑与颅骨之间而形成。若不及时给予治疗，能够引起呼吸抑制，使伤病员致残或致死。因此早期诊断并及时治疗，对于保护伤病员的生命健康，具有重要的意义。颅内血肿按部位分类可分为硬膜外血肿、硬膜内血肿及脑内血肿。

手术治疗指征：有明显颅内压增高症状和体征；CT扫描提示明显脑受压的血肿；小脑幕上血肿量>30ml、颞区血肿量>20ml、幕下血肿量>10ml以及压迫大静脉窦而引起颅高压的血肿。手术方法可根据CT扫描所见采用骨瓣或骨窗开颅，清除血肿，妥善止血。血肿清除后，如硬脑膜张力高或疑有硬脑膜下血肿时，应切开硬脑膜探查。

硬脑膜外血肿多见于着力部位，而硬脑膜下血肿既可见于着力部位，也可见于对冲部位。所以，如因病情危急，术前未做CT检查确定血肿部位而需要行开颅手术挽救生命时，着力部位和对冲部位均应钻孔，尤其是额极、颞极及其底部，是硬脑膜下血肿的最常见部位。此外，此类血肿大多伴有脑挫裂伤，术后应加强相应的处理。

2.弥漫性神经轴突损伤的治疗　弥漫性轴突损伤作为创伤性脑损伤的重要损伤类型，预后不良，为当头部受到加速性的旋转暴力时，因剪刀动力造成的神经轴突损伤。受损轴突内发生的半胱天冬酶死亡级联反应是不可逆转的，会加速死亡，因此应早期进行干预。但目前治疗效果仍不理想，主要的治疗以非手术治疗为主，包括神经营养因子类、亚低温治疗、亲免素配体、钙蛋白酶抑制剂、聚乙二醇、黄体酮等。

3.其他治疗

（1）妥善管理颅内高压　正确摆放体位，将头置于正中位，抬高床头30°，有利于静脉回流及脑脊液循环。当颅内压<15mmHg，可进行体位改变或翻身。可采取镇痛、镇静、脱水、利尿、脑室引流、去骨瓣减压术、血管内低温治疗等措施降低颅内压。有研究显示低体温可以降低40%的颅内压和60%的大脑血流。使用甘露醇、高渗盐水脱水时，应记录每日出入量，密切观察血压和中心静脉压的变化，保持水电解质平衡。

（2）防止脑脊液漏逆行感染　创伤性脑脊液漏多数经非手术治疗在1~2周内可自行愈合。伤者可抬高床头15°~30°，患侧卧位，借重力作用使脑组织移向颅底，贴附在硬膜漏孔区，促使局部粘连而封闭漏口。将消毒棉球或纱布置于鼻或外耳道口处，浸湿后及时更换，切忌填塞、冲洗和滴药。鼻部流出脑脊液以及浣熊眼都是经鼻胃管安置、经鼻气管插管或吸痰的禁忌证，因为导管可能从破裂的筛板进入颅腔内；避免擤鼻、打喷嚏、鼓气等动作，以免导致颅内积气或逆行感染。

（3）合理通气　当通气不足时，血二氧化碳增加，导致脑血管扩张及颅内压增加；过度通气使血二氧化碳降低，导致脑血管收缩及脑血流减少。两者都会导致脑低氧，增加病死率。因此，维持良好的通气及充足氧供非常重要，不推荐使用预防性过度通气治疗，成年人呼吸频率维持在8~10次/分即可。但当伤者颅内压>30mmHg并且脑灌注压<70mmHg时，或脑灌注压>70mmHg并且颅内压>40mmHg，或出现脑疝时，可以使用过度通气治疗。此时，成年人呼吸频率可维持在20次/分，维持呼气末CO_2分压范围30~35mmHg。

（4）充分氧疗　在侵入性气道操作前，给予伤者吸入高流量氧气，避免伤者出现低氧状态。GCS评分≥9分的伤者应使用非再呼吸性面罩接受氧气治疗，维持伤者氧饱和度≥90%，理想状态≥95%，并且持续监控伤者是否有低血氧与换气不足症状。对于机械通气的伤者初期FiO_2应为100%，PEEP应设定在最低的程度，避免颅内压进一步升高。

（5）预防急性肾功能衰竭　急性肾功能衰竭是颅脑交通伤较常见的严重并发症，形成原因除神经源性肾功能损害、缺血性肾损害及某些毒性物质的肾损害外，短期内重复大剂量使用甘露醇，也可能造成急性肾功能衰竭。甘露醇可使肾小管上皮细胞肿胀、空泡变性及肾小管闭塞，还可使入球小动脉强烈收缩，引起肾缺血和肾小球滤过率的下降。

第二节　碾压伤

碾压伤是指人体被轮胎碾压而形成的伤害，在交通事故中对人体造成严重损害，导致死亡率较高。碾压分为有刹车碾压和无刹车碾压，可根据伤者受碾压的体身部位和事故现场的路面痕迹进行鉴别。

一、临床表现

交通工具由于重量较重、体积较大，其碾压常常引起多发性骨折，伴随血管、神经和肌肉损伤，并引起大面积皮肤挫伤、坏死、缺损，多伴有严重的创面污染，合并多脏器损伤和休克，有时人体表面会出现与车底凸起结构相符的特点。

二、治疗

（一）现场处理

监测血压、心率、尿量等全身情况，现场评估伤者病情严重程度。根据伤者情况积极抗休克，补充血容量。优先处理危及生命的重要脏器损伤如颅脑损伤等，骨折处暂予敷料覆盖包扎后，送至医院进一步处理。

（二）入院后处理

1. 损伤控制性手术（DCS）　对于严重创伤伤病员，采取分期救治的原则，损伤控制性手术在交通伤的治疗中起到了关键性的作用。

损伤控制性手术包括3个步骤：①一期简化手术，采用简单、有效且损伤小的手术迅速控制出血和清创；②充分的复苏：包括维持血流动力学稳定、通气支持、纠正低体温、凝血功能障碍及代谢性酸中毒；③二期确定性手术，待情况好转后再实施充分、合理的确定性手术，通常在首次手术后24~48小时或更晚实施。改变过去在早期进行复杂、完整手术，避免加重对严重创伤伤病员的打击，提高生存率。

确定性手术的内容包括：①去除填塞；②探查与重建；③关闭胸、腹腔。

2. 骨折的处理　清创并探查创面，对具有截肢指征的伤病员当即选择截肢手术。如有大血管损伤，应行Ⅰ期吻合术以保证肢体血供，神经损伤可Ⅰ期修复者应行Ⅰ期修复，神经断端损伤严重者可Ⅱ期修复。

3. 皮肤的处理　碾压伤常导致皮肤的坏死、缺失。清除坏死皮肤后，采取原位植皮法，运用负压封闭引流（VSD）泡沫覆盖皮片。对于皮肤缺失，仅行VSD泡沫覆盖，并行负压封闭引流，后期行皮瓣修复。

4. 营养支持　有效的营养支持是机体创伤、感染时合成代谢的必备条件，如伤病员消化道通畅，则优先保证肠内营养，肠内营养直接刺激肠黏膜，保护肠屏障，可预防肠源性感染；若伤病员消化道不通畅，则给予肠外营养，保证基本热量的供给，待消化道功能恢复后尽早给予肠内营养。

5.高压氧治疗 高压氧治疗机制是通过在高压环境下吸入100%纯氧，提高组织血氧饱和度，增强细胞活力及新陈代谢，从而使伤病员有力对抗疾病，逐渐恢复健康。

6.清创时机及范围的把握 损伤初期，坏死硬化的皮肤、皮下组织可阻挡细菌的入侵，因此可以适当保留，以免局部感染扩散至全身。当感染控制及引流充分后，坏死的皮肤及组织将变成细菌繁殖的培养基，为防止局部感染向深部发展应及时予以清除，且清创过程中应尽量保存神经及血管完好。术后保持敷料干燥清洁、负压引流通畅，行引流物的培养加药物敏感试验，根据药敏试验结果及时改用敏感的抗生素。去掉VSD泡沫后，根据创面恢复愈合情况决定下一步治疗。如创面有新鲜肉芽组织生长，创面缩小且干燥清洁，则可在皮肤缺损创面行植皮术。若有骨质外露，则可行皮瓣修复。

7.远期康复治疗 待伤病员生命体征稳定、患肢消肿，提倡早期功能锻炼。创面愈合6个月后可行肌腱Ⅱ期吻合，骨缺损、骨不连解除外固定后行植骨内固定术。

第三节 挤压伤

挤压伤是指重物长时间（文献报道最短时间为4小时）挤压肌肉丰富的部位，造成躯体肌肉的机械或缺血损伤。挤压伤大多发生于四肢，躯干部则较少见到。严重者在解除挤压后可继发引起以肌红蛋白尿、高血钾、酸中毒和急性肾功能衰竭为特点的并发症，即挤压综合征。

一、挤压伤的评估

（一）挤压伤局部表现评估

首先应注意受挤压的范围和持续时间，对致伤因素的分析判断，对外科治疗手段（如石膏、夹板、止血带等）使用不当致病的可能性分析。

（1）受挤压肢体肿胀、皮肤紧张，可见片状红斑、皮下淤血和水疱。

（2）触及局部较硬、压痛明显。

（3）存在肌肉无力，功能及活动受限表现。

（4）被动活动时，往往会引起剧痛。

（5）受挤压肢体远端感觉减退，动脉搏动可触及，严重者可减弱或消失。

（二）挤压综合征的评估

挤压综合征是具有挤压伤病史及临床表现，并出现严重肌红蛋白尿，少尿或无尿，创伤性休克、高钾血症、氮质血症、代谢性酸中毒等全身循环衰竭的临床表现。因此挤压综合征诊断需要在挤压伤诊断的基础上，通过临床相关检查进行评估诊断。

1.血生化检查 主要包括肾功能、电解质及血清酶等的测定，检测结果提示急性肾功能衰竭、高钾血症等。对于肌肉坏死则会使血中谷草转氨酶、肌酸磷酸激酶升高，同时因血清含大量肌红蛋白而呈红色，外观似溶血，肌红蛋白测定阳性。

2.尿液检查 尿常规检测可见尿液呈茶水或酱油色，镜检红细胞可有可无，但可见嗜酸性染色的肌红蛋白管型，尿液离心后检测提示为肌红蛋白尿。

二、挤压伤的治疗

1.补液 早期大量补液是治疗的基础，目的是改善微循环、稀释毒素及增加脏器灌注来纠正休克，保护器官功能。需要注意的问题：第一，补液必须在解除压迫之前开始，因此现场快速建立静脉通道至关重要；第二，对于儿童、老人、营养不良及心衰伤病员，需控制输液速度及总量，记出入量；第三，应用便携式设备及时监测心电图、血流动力学及电解质，以指导补液。

液体首选温热、等张及不含钾的晶体液。前2h的液体复苏，成人推荐以0.9%生理盐水1~1.5L/h快速滴注，儿童推荐15~20ml/（kg·h）；随后成人液体复苏减少为500ml/h，儿童减少为10ml/（kg·h）。对在伤后6h内液体复苏量达到3~6L的伤病员，应评估伤病员的生命体征变化、尿量及尿色后再确定随后液体治疗的量和速度，避免容量负荷过重。8.4%的碳酸氢钠加入半张盐水输注以碱化尿液，有助于缓解高钾血症、纠酸、清除肾小管中的肌红蛋白管型，防止肾小管阻塞。5%葡萄糖与生理盐水交替输入，可减少潜在的钠负荷过重风险。

2.药物治疗 主要包括抗感染、镇痛、维持电解质平衡等对症处理。但需注意的是由于肾脏损伤的潜在风险，具有肾毒性的药物应慎用，非甾体类消炎药（NSAIDs）应禁用。

3.骨筋膜室综合征的治疗 由于缺血再灌注损伤、肌肉水肿、出血等，遭受挤压伤肢体的骨筋膜室内压力将增高，可发展为急性骨筋膜室综合征。骨筋膜室压力持续>30mmHg是实施切开减压的指征，否则应采用甘露醇快速静滴，以降低骨筋膜室压力。若甘露醇等非手术治疗无效，或出现肢体远端动脉搏动消失等紧急情况，则应尽早切开，并辅助负压封闭引流技术（VSD），以避免不可逆的神经损害及肢端功能障碍。

4.血液净化治疗 挤压综合征院内救治的核心是血液净化。如伤病员出现严重高钾血症、急性肾功能衰竭和液体超负荷，血液透析治疗是挽救生命的主要措施。血液净化的主要方式有血液透析、腹膜透析或连续性血液净化，根据各个伤病员的病情进行个性化选择。

三、挤压综合征的预防

挤压综合征病死率较高，对于挤压伤的伤病员，积极预防干预尤为重要，主要包括以下几点。

1.伤后尽快补液，主要为乳酸林格氏液和胶体液。伤后第一天内可按每1%受压面积输入胶体液80~100ml，每受压1小时，每公斤体重补液3~4ml，加24小时所需量1500ml计算进行预防补液。

2.碱化尿液：早期应用碱性药物以碱化尿液，预防酸中毒，防止肌红蛋白与酸性尿液作用后在肾小管中沉积。

3.利尿：在血压稳定的情况下，可早期给予利尿，使在肾实质受损害前，有较多的碱性尿液通过肾小管，增加肌红蛋白等有害物质的排泄。

4.解除肾血管痉挛：挤压伤后，血液中肾素、组胺等收缩血管物质浓度增加，使肾血管收缩痉挛。可早期应用血管扩张药解除肾血管痉挛，增加肾血流。

5.切开筋膜减压释放渗出物，改善循环：早期切开减张，使筋膜间组织压下降，能有效预防或减轻挤压综合征的发生。

第四节　多发伤

多发伤，顾名思义，就是指在同一机械性致伤因素作用下导致身体两处及两处以上不同程度的损伤。多发伤并不像慢性病那样情况单一，它具有受伤部位多、伤情重、病情变化快、并发症多、死亡率高等特点，严重多发伤常导致严重的生理功能紊乱和机体代谢功能失调，导致"死亡三联征"：低体温、凝血功能障碍和酸中毒。多发伤伤病员伤情发展迅速，常常来不及预测病情发展方向，死亡率高，往往需要多个科室共同协作，是目前医务人员面临的一项重大挑战。

一、多发伤伤情评估

目前主要依据简明损伤评分和创伤严重程度（AIS–ISS）评分系统进行创伤严重程度评估。以ISS<16分为轻伤；ISS≥16分为重伤；ISS≥25分为严重伤，其存活率偏低；ISS>50分存活率更低。

二、治疗

严重交通伤病情恶化速度迅猛，损伤后不同器官的病理生理反应彼此叠加并相互影响，稍有延迟就可能失去存活的救治机会。

1.依据国际通用的创伤急救复苏ABC原则，对伤病员的疾病情况进行实时评估、稳定伤病员呼吸、进行常规检测、建立两条以上静脉通道、补充胶体液和平衡液。其中，充分液体复苏是关键措施，快速、足量的液体补给是挽救伤病员生命的重要措施，平均输液量（2600±800）ml，保持平均动脉压60~80mmHg、收缩压控制在90mmHg以上。限制性液体复苏是指对出血未彻底控制的休克伤病员，在手术前限制液体的入量和输入速度，使血压维持在机体可以耐受的较低水平，直至彻底止血。限制性液体复苏遵循先快后慢，少量多次输液的原则，平均输液量为（1500±500）ml，平均动脉压为40~60mmHg，收缩压为50~70mmHg。限制性液体复苏仅仅是对未彻底控制出血的伤病员采取的稳定病情的临时措施；此时还需同时采取控制出血、及早输血等治疗，以便尽早充分液体复苏。

2.严重多发伤应根据伤病员具体病情实施损伤控制性手术。具体参见本章第三节。

颅脑损伤合并其他内脏器官损伤需手术时，在开颅手术的同时应由另一组医生施行剖腹或开胸手术处理脏器损伤，以免失去挽救生命的时机。

第十五章　突发群体伤的心理干预

Key Points

1.现场救援人员夜以继日投入救灾工作，除了体力透支之外，很多悲惨场面也会造成视觉、听觉及触觉等强烈心理刺激，内心疲惫，若不及时进行心理干预，会引发各种心理问题。如创伤后应激障碍PTSD、适应障碍、抑郁障碍、自杀等，严重影响心理、社会功能和生活质量。因此，救援人员也需要心理干预。

2.心理危机干预在几天到4周内最为紧迫、最为重要。同时要注意，在干预中评估是进行干预的前提条件，更贯穿干预过程的始终。

第一节　心理危机评估

现场心理评估是心理救援工作的一项重要内容，快速、有效、人性化的心理危机评估在很大程度上决定心理救援工作整体的成败。心理评估应从认知、情感和行为3方面评估受助者的功能水平。认知评估包括侵犯、威胁和丧失3项内容；情感评估包括愤怒/敌意、恐惧/焦虑、沮丧/忧愁3项内容；行为评估包括接近、回避、失去能动性3项内容。对于群体心理健康状况测评，可视情况选用斯坦福急性应激反应问卷、创伤分离量表、军人心理应激自评问卷、简易自杀危险性评估问卷、焦虑自评量表、抑郁自评量表等。

第二节　心理救援方法

个体心理危机与突发事件的打击、人格特征、社会支持、生理因素等密切相关。心理救援人员应以危机干预理论为基础，综合运用各种方法进行干预，既要有评估、走访、座谈，又要有游戏活动；既要有团体干预，又要有个别干预；既要开展心理讲座，又要印制、发放心理自助手册；既有心理干预，又要有生理干预。通过综合运用各种方法，以求心理救援效果的最大化。根据以往的心理救援实践，将心理救援归纳为ABC法：（A）心理急救，稳定情绪；（B）行为调整，放松训练，紧急事件应激晤谈技术

（CISD）；（C）认知调整，CISD技术+EMDR（眼动脱取与再加工疗法）技术。

一、心理急救，稳定情绪

1.倾听与理解　以理解的心态接触重点人群，倾听和理解他们并做适度回应，或者以非强迫性的、富于同情心的、助人的方式开始与他们接触，不要将自身的想法强加给对方。

2.增强安全感　减少重点人群对当前和今后的不确定感，使其情绪稳定。

3.稳定情绪　运用语言及行为上的支持，使在情绪上被压垮或定向力失调的人们得到心理平静、恢复定向。

4.释疑解惑　识别出立即需要给予关切和解释的问题，立即给予可能的解释和确认。

5.实际协助　给重点人群提供实际帮助，比如询问目前生活中还有什么困难，处理现实的需要。协助重点人群调整和接受因灾难改变了的生活环境及状态，尽可能地协助重点人群解决面临的困难。

6.重建支持系统　帮助重点人群与主要的支持者或其他的支持来源（包括家庭成员、朋友、社区的帮助资源等）建立联系，获得帮助。

7.提供心理健康教育　提供灾难后常见心理问题的识别与应对知识，帮助重点人群积极应对，恢复正常生活。

8.联系其他服务部门　帮助现场救援者联系目前需要的或者即将需要的那些可得到的服务。

二、紧急事件应激晤谈

紧急事件应激晤谈（CISD）是通过半结构化的交谈来减轻压力的方法，采取个别或者集体自愿参加的方式进行。严格来说，它并不是一种正式的心理治疗，而是一种心理服务，服务的对象大部分是正常人。通常的做法是将灾难中涉及的各类人员按照不同人群分组进行集体晤谈。在晤谈中，人们公开讨论内心的感受，在团体中获得支持和安慰，从而帮助参加者从认知和情感上消除创伤体验。已有的经验发现，急性期集体晤谈的理想时间是灾难发生后24~48小时之间，6周后效果甚微，而以重建为目的的晤谈可以在恢复期进行。

通常在灾难事件发生后24小时内不进行集体晤谈。整个晤谈过程约需2小时左右。严重事件发生后数周或数月内进行随访。晤谈过程正常应该包括六个步骤，非常场合操作时可以把第二步、第三步、第四步合并进行。晤谈过程和具体的操作方法如下。

1.自我介绍　辅导者进行自我介绍，介绍集体晤谈的规则，仔细解释保密问题。

2.陈述事实　请参加者描述灾难事件发生过程中他们自己及事件本身的一些实际情况，询问参加者在这些灾难过程中的所在、所闻、所见、所嗅和所为，每个参加者都必须发言。

3.陈述感受　询问有关感受的问题：事件发生时您有何感受？您目前有何感受？以

前您有过类似感受吗?

4.描述症状 请参加者描述自己的应激反应症状,如失眠、食欲差、闪回、注意力不集中、记忆力下降、易发脾气等;询问灾难事件过程中参加者有何不寻常的体验,目前有何不寻常体验,事件发生后,生活有何改变,请参加者讨论这些体验对生活造成的影响和改变。

5.进行辅导 介绍正常的应激反应表现,提供准确的信息;讲解事件、应激反应模式;自我识别症状,将应激反应常态化,动员自身和团队资源互相支持,强调适应能力;讨论积极的应对方式;提供有关进一步服务的信息;提醒可能出现的并存问题(如过度饮酒);根据各自情况给出减轻应激的策略。

6.总结讨论 总结晤谈过程,回答问题,提供保证,讨论行动计划,重申共同反应,强调小组成员的相互支持,可利用的资源。

另外,晤谈操作中有一些重要的注意事项:①处于抑郁状态的人若以消极方式看待参与晤谈的人,可能会给其他参加者增加负面影响。②处于急性悲伤的人不适宜参加集体晤谈,如家中亲人去世者。受到高度创伤者可能给同一小组中的其他人带来更具灾难性的创伤。③有时可以用文化仪式替代晤谈。④不要强迫参与者叙述灾难细节。⑤晤谈结束,干预团体要组织队员进行团队晤谈,缓解干预人员的压力。

三、放松训练技术

常用的放松技术(RT)包括:呼吸放松、肌肉放松、想象放松。分离反应明显者不适合学习放松技术(分离反应表现为:对过去的记忆、对身份的觉察、即刻的感觉乃至身体运动控制之间的正常的整合出现部分或完全丧失)。

1.呼吸放松 坐在椅子上,将背部稍微挺直,离开椅背,腹部放松,手放在大腿上,闭上眼睛,感受身体与周围的接触(脚底与地板、屁股和椅子、手和大腿等),感受身体被地球重力吸引。注意与呼吸有关的感觉,不必深呼吸也不用刻意控制,建议以鼻子呼吸,感觉就像是"等着"呼吸自然到来,一旦发现自己浮现杂念,就将注意力放回至呼吸,产生杂念是很正常的,不必过度苛求。

2.肌肉放松 ①从脚开始,将注意力放在其中一只脚上,脚趾绷直,然后弯曲,伸直,放松,伸出脚趾,伸展肌肉,保持一会儿,然后放松脚趾肌肉,体会脚趾放松的感觉。然后换另外一只脚,重复以上动作。②将双脚的脚跟向外移动,保持一会儿,然后放松,体会脚跟放松的感觉。③踮起双脚,双脚脚跟离地,保持一会儿,然后放松,重复一遍,体会放松的感觉。④感觉到脚和脚趾放松的感觉,腿此时也处于放松状态,感觉腿部肌肉放松的感觉。⑤双腿伸出,感受其他腿部肌肉紧绷的感觉,将注意力集中在双脚,然后依次是小腿、大腿,然后放松。⑥保持有规律的呼吸,然后慢慢地深吸一口气,保持一会儿,然后再慢慢地呼出,重复四五次。⑦放松大腿肌肉,将注意力集中在大腿上,重复以上腿部肌肉的步骤,以此类推。还可以逐步向上放松腹部、胃部、胸部、脸部等部位的肌肉。

3.想象放松 回忆过去所体验到的轻松和愉快的情境，这幅图像可能是在山中湖边垂钓时的一片宁静的景色，特别要注意环境中的微小细节。追忆水面上轻轻泛过的涟漪等，追忆的细节越多，效果也越好。

四、聚焦创伤的认知行为治疗

聚焦创伤的认知行为治疗（TF-CBT）作为危机干预急性期的重要干预手段，有明确的循证学依据支持。结构化和短程高效为其突出的特点，是目前最有效的干预措施，美国、澳大利亚的相关指南里均有一致推荐。因TF-CBT包括想象暴露和现场暴露阶段，过早干预有可能给受害者带来压力或阻碍创伤的自然转归，建议至少在创伤事件发生后两周，危机相对稳定的情况下，由受过训练的精神卫生专业人员来进行。

在创伤急性期应给予支持性心理疗法，此时不宜采用让伤病员回忆创伤事件的认知疗法或暴露疗法，因为这些方法可使伤病员在不适宜的情况下再次体验创伤，从而加重病情。

简易TF-CBT包括：

（1）心理教育 干预师向受害者介绍创伤反应的知识，强调受害者对创伤经历所表现出的悲伤、麻木、愤怒、自责等情绪反应是正常的，给予受害者希望。

（2）放松训练 包括呼吸再训练、渐进式肌肉放松训练等，目的是缓解受害者的生理高警觉状态；呼吸再训练包括缓慢呼吸与呼吸控制，缓慢呼吸是指放慢呼吸的速率，呼吸控制是指伤病员在呼吸时多采用腹式呼吸，医疗人员同时检测伤病员吸入时次数，伤病员在呼吸时候要求尽可能的放松自己。放松训练指伤病员根据磁带要求放松全身肌肉群。

（3）焦虑管理 受害者通过自我对话练习来进行焦虑情境的管理，减少与应激有关的高唤醒状态。

（4）想象暴露 受害者在安全的环境下，反复回忆并描述创伤事件，并将自己所有的想法、感受报告给干预者，直至主观困扰下降。

（5）现场暴露 干预者按照受害者恐惧与害怕程度，逐级对受害者进行非威胁性的真实情境暴露，目的是增强受害者对主观体验的掌控感，减少回避行为。

（6）认知重建 识别并修正受害者的不良认知。

五、眼动脱敏与再加工疗法

眼动脱敏与再加工疗法（EMDR）是一种针对PTSD的心理治疗，EMDR并不需要伤病员口头揭露创伤经历的细节或者在治疗阶段完成家庭作业，他要求伤病员双目睁开，眼睛跟着治疗者的手指方向两侧快速移动，与此同时，要求伤病员想象看到创伤时的情景，同时有与创伤相关的认知和情感的语言化，伴有持续的眼扫视运动。在EMDR治疗中，伤病员想象一个创伤性记忆，或任何一个和创伤性记忆有关的消极情绪，然后要求伤病员大声清晰地说出一个和他们以前的记忆相反的信念。在伤病员回忆创伤事件的同时，他们的眼睛被要求随着治疗师的手指快速移动。治疗时，伤病员要求评估创伤记忆和重新建立积极信念的强度。治疗流程如下。

（1）病史采集　治疗师与伤病员一起讨论并完成个案概念化和治疗规划，建立治疗关系，收集病史。

（2）准备阶段　目标是取得知情同意，联系稳定化技术、加强治疗关系。治疗师向伤病员介绍治疗原理和治疗目标，并采用一系列稳定和技术（如安全之所、保险箱等）帮助伤病员达到一个稳定状态。

（3）评估阶段　治疗师需要引导伤病员选择需要被再加工的靶标（如图像、情绪、躯体感觉和伤病员对创伤事件的负性认知及其应该持有的正性认知），并取得对靶标的基准测试参数，即主观不适度（SUD）和认知有效度（VOC）分值；SUD是指创伤事件后伤病员体验到的心理痛苦或困扰程度，分为0~10级（没有困扰为0分，最大困扰为10分）；VOC是指创伤事件后伤病员对正性认知的评价，分为1~7级（完全不真实为1分，完全真实为7分）；此阶段的目标是确立靶标，取得SUD和VOC值。

（4）脱敏阶段　通过眼动实现的。由于EMDR的脱敏、资源植入和身体扫描3个阶段都涉及不同形式的双侧刺激操作，且与其他的程序性要素一起旨在提升伤病员对信息的加工，故将此3个阶段共同作为再加工组合；双侧刺激操作的形式包括双侧眼动、双侧音调和双侧手掌轻拍膝盖或肩膀等信号形式；此阶段的目标是使靶标体验再加工到一种适应性的解决方案，SUD为0分。

（5）资源植入　治疗师引导伤病员对靶标事件和适应性信念（即所希望的正性认知）保持觉察状态，同时提供几组独立的双侧刺激操作，然后评估VOC参数；此阶段的目标是继续对靶标进行再加工，把适应性信念整合进记忆网络，VOC为7分或达到"生态性适宜状态"。

（6）身体扫描　是标准EMDR治疗流程中最后的再加工阶段，是通过几组双侧刺激操作让伤病员聚焦于对所有残留的躯体感觉的再加工；此阶段的目标是验证任何残留的与靶标相关的困扰是否都已被完全再加工，直至伤病员只体验到中性或正性的躯体感觉。

（7）结束阶段　治疗师需要与伤病员对治疗效果进行简短讨论，并告知伤病员在治疗间隔期应坚持写自我观察日志，必要时需要采用稳定化技术以保证伤病员的稳定性和当前的适应状态。此阶段的目标是在每一次再加工治疗结束时，确保伤病员的稳定性和适应状态。

（8）再评估阶段　治疗师需要复查所有靶标，检查伤病员的整体功能状态及SUD参数，必要时需要根据伤病员的日志报告调整治疗规划。此阶段的目标是验证治疗规划的全部内容是否都已经过处理，以保证稳定的治疗效果。

六、支持性心理治疗

建立社会支持系统，这是做好心理干预的一个重要措施。面对突发灾难事件，受害者如得不到足够的社会支持，会增加PTSD及其他心理障碍的发生几率，此时，一个问候的电话，一条温情的短信，寸步不离的陪护等，都是重要的心理支持。相反，个体对社会支持的满意度越高，其发生的危险性越小。对现场救援者来说，从家庭亲友的关系与支持、心理工作者的早期介入、社会各界的热心救助到政府全面推动灾后重建措施，这些都能成为有力的社会支持，可极大缓解他们的心理压力，使其产生被理解感和被支持感。社会支持是心理危机发生后最大的支持因素，必须从心理学专业角度引导各类社会支持系统为现场救援人员提供全面、科学的社会支持。

社会支持包括三类：①信息支持，包括通过各种媒体提供心理干预信息等，让他们了解社会的关心和支持。加大媒体及各部门对现场救援人员的正面报道，积极宣传其工作成果和艰辛，建立高度关心关怀的人文管理氛围，建立组织中的工作互助网络。②物质支持。③情感支持。研究显示，强有力的社会支持是无可比拟的抚慰受害者精神创伤的良药。

七、心理宣泄

心理宣泄看似简单，实则很重要。宣泄就是疏散、吐露心中的积郁。救灾过程中，产生心理压力是正常的事情，而倾诉是心理压力释放的最有效途径。以小组为单位进行，首先是灾难场景回顾。"灾难发生后，你看到了什么？"，让小组成员回忆救灾过程中的所在、所闻、所见、所嗅和所为，该步骤的目的是让小组成员在一个相对良好和安全的支持环境中表达自己所经历事件。接下来是谈感受。"你想到了什么？你有什么感受呢？"，引导小组成员充分表达自己的感受，通过交流来减轻内心的不安。该步骤的目的是让小组成员在这个安全且可以值得信赖的环境中愿意暴露自己较长一段时间以来一直压抑的负性情绪，坦然面对和承认自己的心理感受，不刻意强迫自己抵制或否认在面对突发灾难事件时产生的焦虑、担忧、惊慌和无助等心理体验，而这不仅可以改变为此产生的羞愧感，而且由于治疗师和其他组员的支持和分享，可以有效地减弱对灾难经历的自责、抑郁、担心等其他负性情绪。最后是症状描述。让小组成员进一步描述自己的应激反应症状，例如睡眠问题、饮食问题、不停出现的闪回、注意力、记忆力等问题；除此以外，谈一谈灾难之后有何不寻常的体验，讨论这些体验对学习和生活所造成的影响。这一阶段的目的，一是继续使得组员能够将自己的变化与自己所遭遇的创伤进行联系，不断修通组员认知、情感和行为间的联系，修复组员内在心理结构与外界环境之间的联系，使之渐渐适应社会，开始新的生活；二是筛查出症状较明显、需要进一步做个别心理治疗的组员。

八、暗示诱导法

对于内疚哭诉者，最错误的做法，是叫他们不要难过，不要哭泣，其实最正确的处理方法是给他一面纸巾，让他大哭一场，告诉他已经尽了力，已经做得很好了。哭诉不是软弱，是正常的，从而引导他们走向积极的方面。

九、正念疗法

一般为期8周，每周一次，每次2.5~3小时。正念训练常伴随着注意、情绪调节及觉知能力三方面的改善，通过练习对于促进整个自我觉知的重新整合以及提高具有分离症状的个体躯体感觉和情绪意识尤为重要。既往有研究显示，正念疗法能显著降低PTSD人员的情绪状态及认知功能。

具体方法：首先为自己选择一个可以注意的对象，可以是一个声音、一个短语，或是单词，或是自己的呼吸、身体感觉、运动感觉。在选择完注意的对象之后，需要做的就是舒服地坐着，闭上眼睛，进行一个简单的腹部呼吸放松练习（不超过1分钟）。然后，调整呼吸，将注意力集中于所选择的注意对象。

在训练过程中，头脑中出现了其他的想法而使被试的注意力出现转移，只需要随时回到原来的注意力上就可以，不用害怕，不用后悔，也不用任何评判。对自己当下的各种身心状况保持耐心，与它们和平共处。

在像这样训练10~15分钟之后，静静地休息1~2分钟，然后再从事其他正常的工作活动。

（1）坐禅　观察随着呼吸而产生的腹部起伏运动，或者观察鼻端与呼吸接触的感受，当任何其他想法、情绪出现时，禅修者只是觉察它，然后将注意引回到腹部起伏的运动或鼻端；当疼痛或其他感受出现时，鼓励大家观察身体的疼痛和出现的其他感觉。

（2）身体扫描　平躺或卧位，引导注意力依序观察身体不同部位的感受，从左脚脚趾开始，最后至头顶。面对疼痛与身体其他感受的策略，与坐禅时相同，还可以幻想疼痛随着呼吸离开身体。

十、特殊人群的心理疏导

灾后儿童的心理变化：儿童的抽象逻辑思维处于较低水平，情绪表达能力远不如成人，对外部刺激的反应敏感，需要不能得到满足时，他们便会烦心、沮丧、自卑，同孩子及时交流，引导孩子承认现实，适度的宣泄负面情绪，帮助孩子转换视角，运用艺术媒介，比如绘画、音乐、游戏。

1.绘画治疗　绘画是潜意识的表达，通过投射技术来反映作画者的内心。儿童的表达能力不如成人丰富，图画传递出的信息比语言要丰富很多，绘画创作可以通过涂鸦、绘画、空间配置、颜色感受、艺术品创造等方法完成，一般有以下方式：不作任何要求的自由涂鸦；规定主题的画（如自画像、房树人等）；团体作画或对未完成的绘画进行增补的完形绘画（如添加人物、绘画接力等）。儿童可以通过艺术作品反映出自己的内心世界，通过对艺术作品的解读了解儿童的内心动态。

2.音乐治疗的具体实施方法

（1）聆听法：是一种运用非常普遍的方法，通过聆听特定的音乐以调整人们的身心，以达到祛病健身的目的。治疗师根据伤病员的情绪状态来设定特定的音乐旋律让人静心聆听，调整身心。

（2）聆听讨论法：由每人选择自己人生的各个阶段中特别有意义的歌曲，聆听音乐的同时回忆当时的情景，回忆常引起人强烈的情绪反应，促使人的心理发生变化。

（3）音乐想象法：由音乐治疗师诱导伤病员进入放松状态，在特别编制的音乐背景下开始想象，想象中要出现视觉图像，这些图像具有象征意义，在听音乐的过程中，治疗师引导伤病员诉说产生的想象，音乐结束后与伤病员讨论想象内容的意义。

（4）音乐冥想法：聆听古典音乐达到思想意识深度放松，有参与式音乐治疗，即引导伤病员直接参加到音乐活动中，以得到行为的改善，促进交流和改善人际关系。比如：地震后播放一些地震有关的歌曲，在孩子们倾听音乐的过程中再现情境，从中寻求一种内心的感受，在此过程中老师应引导孩子们说出内心的想象和感受，释放心中不愿提及的压抑的情感，发泄他们的悲伤情绪。歌曲结束后，使孩子们能正确面对现实的灾难，之后，再结合音乐冥想法即参与式疗法，设计一些以快乐积极音乐为主题的音乐活动，比如选择儿歌《春天在哪里》《七色花》等和一些积极向上的歌曲。在这个过程中还需要注意学生的年龄分化，例如：低年级学生我们要采用音乐游戏的方式，让他们在游戏中感受音乐；而中高年级学生则要注重教材的选择，我们可以脱离现行音乐课本，选择学生感兴趣并且积极向上的音乐作品进入课堂，而且形式可以多样化，鼓励学生自己创作作品，这也能起到心理宣泄的作用，同时也给我们了解他们的心理变化提供了重要依据，以便进行具体的治疗工作。

3. 游戏治疗 游戏是儿童一种内在自发本能的活动，游戏对于孩子而言，恰如语言对于成人——它是表达情感、探索关系、描述经历及表达愿望的媒介。在游戏中，儿童有能力导向自己的成长，表达他们的情绪及经验，自由地做他自己。常见的治疗技术包括：沙盘、隐喻与故事、表达性艺术、戏剧、桌游与卡牌等。儿童通过游戏演绎出自己的感受（在游戏治疗中，孩子们可以通过玩具来表达那些现实中不能说的话，或者表达那些难以言表的情感）。治疗师有机会了解儿童对此经验的反应、感受及想法，将这种觉察到的信息反馈给儿童，使儿童能够觉察自己的情感和经验，儿童能够重新整理自己的感受，使情绪得以缓解。